U0252000

高质量发展背景下的
大型综合性医院
人力资源合理配置

GAOZHILIANG

FAZHAN BEIJING XIA

DE DAXING

ZONGHEXING YIYUAN

RENLI ZIYUAN

HELI PEIZHI

四川大学出版社
SICHUAN UNIVERSITY PRESS

图书在版编目（CIP）数据

高质量发展背景下的大型综合性医院人力资源合理配
置／余淳等主编．— 成都：四川大学出版社，2024.4
ISBN 978-7-5690-6244-1

Ⅰ．①高… Ⅱ．①余… Ⅲ．①医院－人力资源管理－
研究 Ⅳ．① R197.322

中国国家版本馆 CIP 数据核字（2023）第 142978 号

书　　名：高质量发展背景下的大型综合性医院人力资源合理配置
　　　　　Gaozhiliang Fazhan Beijing xia de Daxing Zonghexing Yiyuan Renli Ziyuan Heli Peizhi
主　　编：余　淳　罗　琳　杨　翠　王　峥

选题策划：刘　畅
责任编辑：刘　畅
责任校对：谢　鋆
装帧设计：墨创文化
责任印制：王　炜

出版发行：四川大学出版社有限责任公司
　　　　　地址：成都市一环路南一段 24 号（610065）
　　　　　电话：（028）85408311（发行部）、85400276（总编室）
　　　　　电子邮箱：scupress@vip.163.com
　　　　　网址：https://press.scu.edu.cn
印前制作：四川胜翔数码印务设计有限公司
印刷装订：四川五洲彩印有限责任公司

成品尺寸：170 mm×240 mm
印　　张：24
插　　页：2
字　　数：513 千字

版　　次：2024 年 4 月 第 1 版
印　　次：2024 年 4 月 第 1 次印刷
定　　价：98.00 元

扫码获取数字资源

四川大学出版社
微信公众号

编委会

主　编◎余　淳　罗　琳　杨　翠　王　峥

副主编◎李大江　黄文霞　伍咏梅

参　编（按姓氏首字母排序）◎

柏　森	曹　玥	柴　桦	陈　捷	陈茂勇	陈　念	陈泊瀚	陈文静	陈雪芹
程春燕	程　福	程琳芝	崔欢欢	崔金波	崔　军	刁凯悦	董娱菲	杜　晨
杜　鑫	冯海欢	郭林佳	何金汗	何晓俐	胡　雯	胡晓坤	胡晓林	胡洋洋
黄丹丹	黄文霞	黄　月	姬文洁	季弋力	贾　丹	贾　雪	江　涛	江　雪
姜静媛	蒋婷婷	蒋　艳	蒋耀文	雷飞亚	李柏宏	李碧蕤	李大江	李　卡
李玲利	李　念	刘灵鸽	卢添林	罗嘉玲	罗　琳	马赛尔	孟　莎	彭　茜
乔　甫	秦　莉	卿　平	屈　文	任春娟	任宏飞	任　蓉	任　馨	沈　阳
石红霞	税章林	孙　麟	孙晓明	汤海涛	唐　磊	唐米琦	田亚丽	田　言
王绍涵	王　艳	王禹婷	王　峥	文黎敏	吴　琼	伍丹婷	伍　艳	伍咏梅
徐庆丰	徐　耘	薛　晖	羊　丹	阳雅雯	杨　翠	杨　帆	杨　芳	叶志宏
余　淳	袁　加	曾利辉	张凤英	张洁媛	张　猎	张茜惠	张瑞琦	张文燕
赵淑珍	赵智亮	周　然	周晓敏	周韵佳	朱　燕			

秘　书◎张瑞琦

目　　录

第一章　概　述

第一节　新时期大型综合性医院面临的
发展形势：机遇和挑战

　　人力资源是世界各领域公认的最核心的战略资源，人力资源的发展深刻影响着各个领域的发展。世界卫生组织（WHO）在第 57 届世界卫生大会上确定了 2006 年世界卫生大会的主题报告为卫生人力资源，同时明确卫生人力资源将作为 2006 年至 2015 年 WHO 的重点工作。当前，全球卫生人力资源仍然面临着短缺危机，卫生工作人员数量不足和接受教育程度不充分，影响着卫生保健工作的开展，诸如疾病的预防、治疗以及促进健康等工作，WHO 号召对卫生人力资源发展趋势进行监测，把卫生人力资源规划纳入各国卫生管理部门的整体卫生人力资源管理。这显示出了世界范围内卫生人力资源发展规划的紧迫性和重要性。

　　公立医院是我国事业单位的重要组成部分，承载着国家生物安全、国家战略安全、人民生命安全和健康的使命，具有很强的公益性。

　　公立医院也是我国医疗服务体系的主体，近年来特别是党的十八大以来，公立医院改革发展作为深化医药卫生体制改革的重要内容，取得重大阶段性成效，为持续改善基本医疗卫生服务公平性可及性、防控新冠病毒感染等重大疫情、保障人民群众生命安全和身体健康发挥了重要作用。大型综合性公立医院，把提高医疗服务能力、保障人民生命健康作为第一要务。医疗服务多元化发展为公立医院提供了发展的机会，可以结合实际情况和自身特点，利用现行政策，享受政府的支持帮助，为医院高质量发展谋划长久的发展之路。国家推进临床服务价格调整，充分体现服务成本和医务人员的技术劳动价值，提高了医院的成本补偿和收益能力。后疫情新常态下，为提升医疗服务效率，智慧医院和 AI 智能医疗得到长足的发展，如远程视频交流、虚拟门诊服务、医用 AI 机器人（辅助外科、辅助诊疗、胶囊内镜、辅助康复、计算机化人体模型、导诊、远程医疗、医院物流）等日新月异，其优势和便捷受到医院、患者及家属赞誉，使医院突破了传统的就医会诊模式，进入到自动化、信息化、高效化的新医疗服务模式。借助 AI 系统的迅猛发展，势必节约人力资源，未来将取代低级别、重复性、单一识别以及有危险性的工种；借由 AI 机器人的使用，为患者提供高质量、个体化的循证治疗方案，延长职业工作年限等，从而降低成本，增加可靠性，减少人为错误，最终使患者受益。

在新形势下，公立医院既要满足社会对医疗的需求，要求医院提供安全有效的医疗服务，又要维持自身可持续发展，这对大型综合性医院的管理和服务提出巨大挑战。我们既要清醒地认识到面临的形势，准确把握规律，又要勇于抢抓发展机遇，积极应对挑战。随着我国社会、经济、科技的快速发展以及人民群众健康需求的增长，我国的卫生人力资源现状已不相适应，尤其在此次新冠疫情下，医务人员短缺的问题尤显突出。卫生人力总数量不足、分布和结构有待改善，质量和能力仍需提升，卫生人力，包括公共卫生人才，麻醉、儿科、重症、病理、中医、全科、急诊、精神、感染医师等医院急需紧缺专业人才短缺严重。由于资源相对集中，"看病难，看病贵"的问题仍然存在，无法全面满足人民群众日益增长的医疗卫生服务需求成为民生的"痛点""难点"问题。

大型综合性医院也面临以下挑战：岗位设置缺乏政策指导，国家现行公立医院编制标准文件是 1978 年原卫生部出台的《综合医院组织编制原则试行草案》，至今全国再没有统一的卫生人力资源岗位设置相关政策出台；编制短缺，编制外聘用人员数量大大超过在编人员而没有纳入岗位设置；人才结构和布局不尽合理，人才发展体制机制障碍尚未消除，人才资源开发投入不足，高层次创新型人才匮乏，人才评价体系不合理，激励机制单一，人力资源管理队伍欠缺专业化，新冠疫情给医院运行造成的影响等。因此，建立一套完整、科学、合理、精细的与医疗改革相适应的、基于高质量发展背景下的大型综合性医院人力资源配置体系显示了必要性和紧迫性。

回顾我国医疗改革、发展历程，1978 年，原卫生部出台《综合医院组织编制原则试行草案》规定按照医院病床数量配备工作人员，为公立医院发展提供了基本遵循和重要保障。按照医院病床数量配备卫生人员，病床与工作人员之比根据各医院的规模和担负的任务，按 1：（1.3~1.7）比例配备。同时，对医院承担的科研和教学任务增编 5%～7%，对医学院校附属医院和教学医院另增 12%～15%，对承担的对口支援、保障性任务等院外任务按 10% 核增。

为加强基层卫生服务体系建设，2006 年和 2011 年，国家先后出台《城市社区卫生服务机构设置和编制标准指导意见》和《关于乡镇卫生院机构编制标准的指导意见》。这些编制文件对促进医疗卫生事业健康发展、推进分级诊疗制度实施起到了重要保障作用。

中共中央国务院 2009 年颁发《关于深化医药卫生体制改革的意见》（中发

[2009] 6 号），标志着我国新医改的开始，其中涉及对公立医院的深化改革，对公立医院卫生人力的管理及发展规划指明了方向。2016 年 12 月人力资源社会保障部发布《人力资源和社会保障事业发展"十三五"规划纲要》（人社部发 [2016] 63 号）提出，健全岗位管理制度，研究制定不同类型事业单位岗位结构比例和最高等级的调整办法，开展事业单位专业技术一级岗位组织实施工作，完成事业单位管理岗位职员等级晋升制度推行工作，实现身份管理向岗位管理转变。2018 年 12 月，国家卫生健康委等六部门联合下发了《关于开展建立健全现代医院管理制度试点的通知》（国卫体改发 [2018] 50 号），要求公立医院"依法全面推行聘用制度和岗位管理制度"。2021 年 2 月 19 日中央全面深化改革委员会第十八次会议审议通过了《关于推动公立医院高质量发展的意见》（国办发 [2021] 18 号）（以下简称《意见》），在推动公立医院高质量三个核心目标的发展方式上，从规模扩张转向提质增效；运行模式上，从粗放管理转向精细化管理；资源配置上，从注重物质要素转向更加注重人才技术要素；《意见》要求，激活公立医院高质量发展新动力，在人事管理、薪酬待遇、培养评价等方面，激发医务人员的工作动力，要始终保护好、发挥好广大医务人员的积极性、主动性和创造性。《意见》的发布标志着公立医院高质量发展将进入全新阶段，一手抓疫情防控，一手创新医院管理、提升运营效率、调动医务人员积极性，化挑战为机遇，为公立医院高质量发展指明了前进的方向。

医院岗位设置是对所需岗位的类别和结构进行设置，并且按照岗位和聘用合同进行人员管理的过程。医院岗位设置管理是实现由身份管理向岗位管理转变的必经过程，也是规范和深化医院收入分配制度改革，推行绩效考核的前提和重要基础，对于调动医院各类人员的积极性和创造性，促进医院的科学健康发展具有重要意义（李超红、冯运，2012：61-63）。

近年来，四川大学华西医院相关人员到国内多家同行单位进行调研和学习，掌握了国内具有代表性的大型综合性医院人力资源配置现状和进展，结合华西医院多年人事制度改革和实践，尤其在卫生人力资源配置上的探索，不断完善新医改政策下大型综合性医院的人力资源配置机制，实施了一系列与医院发展相适应的人力资源改革方案、制度和措施，形成了独特的人力资源运营和管理体系。通过实践，我们充分认识到，人力资源配置是医院管理的基础，直接关系到医院的医疗技术创新、医疗质量、医疗安全保障、工作效率和运行成本的核算。本书在医疗改革、公立医院高质量发展的大背景下，开展大型综合性医院卫生服务人力资源配置方面的研究，在优化、配置现有人力资源和提高利用效率的同时，探索大型综合性医院人力配置规律，发现问题，总结经验，建立一套完整、科学、合理的，与医疗改革相适应的大型综合性医院人力资源配置方案，为及时解决大型综合性医院人力资源配置问题以及政府医改决策提供可靠参考依据，以应对我国

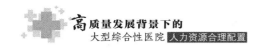
当前医疗卫生事业发展中的多元化挑战，促进医院高质量发展。

第二节　大型综合性医院总体管理要求

一、大型综合性医院总体管理要求

党的十八大以来，以习近平同志为核心的党中央作出全面深化改革的战略部署，推动新一轮的医改进入改革深水区，着力解决制约医药卫生事业发展的深层次体制机制障碍和结构性问题。

2021年，国务院办公厅印发的《关于推进公立医院高质量发展的意见》成为我国医院未来发展的纲领和航标。公立医院高质量发展，坚持以人民健康为中心，以建立健全现代医院管理制度为目标，把握新发展阶段，贯彻新发展理念，构建新发展格局，强化体系创新、技术创新、模式创新、管理创新，在高质量发展中构建新体系、引领新趋势、提升新效能、激活新动力、建设新文化、坚持和加强党对公立医院的全面领导，实现发展方式从规模扩张向质量效益提升转变，运行模式从粗放管理向精细管理跃进，在资源配置上从重物质要素向重人才技术要素转变。

科学化、精细化的管理对大型综合性医院高质量发展至关重要，院方需积极运用现代医院智慧化管理办法和工具，在完善学科管理、再造业务流程、优化资源配置、强化分析评价等方面不断探索和创新，着力提升医院科学化、精细化管理治理能力，激发医院高质量发展新动能。

（一）加快形成更具竞争力的学科布局和学科管理

大型综合性医院应以建设国家医学中心为契机，以满足重大和疑难复杂疾病临床需求为导向，以"医药、医工、医信"为重点，统筹布局创新临床专科集群和临床研究网络，推进学科交叉融合及临床新技术开展，促进医学学科精准对接人民健康重大需求。全力抓好临床学科内涵建设，促进学科均衡发展，加快提升医疗技术、持续改进医疗质量。

大型综合性医院应以国家三级公立医院绩效考核指标为导向，坚持以患者为中心，提升服务能力，保障医疗质量，着力推进临床技术创新和多学科协作诊疗建设，推动微创手术、四级手术、限制类医疗技术创新开展，提升疑难重症救治水平。利用信息技术加强对尖端技术的优化拓展与深入研发，构建形式多样、以专病为中心的多学科联合诊疗模式，持续健全质量安全管理体系，为诊疗水平提升提供有效支撑。

面向国家战略需求和医药卫生领域重大科学问题，聚焦生命科学、生物医药科技前沿领域，着力解决一批医疗领域"卡脖子"问题，集中力量开展创新药物、高端医学装备、再生医学与材料、现代分子诊断技术、医学人工智能等关键核心技术攻关，加大资源配置力度和提升资源利用效益，完善科技创新体制机制，推进学科交叉融合和临床问题研究，打造学科交叉研究前沿，瞄准多中心临床研究热点趋势，汇聚优势科研团队，打造优势科研平台，承担重大科研项目，催生重大科研成果，全力攻克疾病防治的关键问题。

（二）强化精细化和岗位薪酬的运营管理

落实现代医院管理制度，加强公立医院运营管理，以全面预算管理和业务流程管理为核心，以全成本管理和绩效管理为工具，以粗放管理转向精细化管理为目标，对医院人、财、物、床位、空间等核心资源进行科学配置，积极运用云计算、大数据、物联网、移动医疗、5G等新一代信息技术，打造智慧医疗、智慧服务、智慧管理的智慧型医院，聚焦数字提升向数智赋能转变，着力提高医院精细化管理治理能力，培育医院高质量发展新动能。

按照优劳优得、优绩优酬、兼顾公平的原则，构建各系列员工差异化的人事薪酬制度。以员工的成长和能力为基础配置岗位和资源，根据不同系列、不同层级岗位目标制定岗位绩效，精细化设置岗位目标年薪中固定酬金与绩效酬金比例，重点考核岗位职责完成情况，体现公平的同时激发个人活力。全面实施"同岗同酬、同质同酬"。保障员工薪酬、福利与医院事业同步发展，落实"两个允许"，科学制定人力支出预算管理制度，合理提高人员支出占业务支出的比重。对各类编制员工，不分身份，将同岗同酬、同质同酬落到实处，提高和完善员工各项基本福利，打造员工活力引擎。

（三）深化与医院高质量发展协同的人才服务与管理

紧扣"建设全球人才高地"的战略定位，坚持党管人才，着力"四个面向"，深入实施人才强院战略，聚焦高素质人才、高效能管理、高水平制度，以超常规举措推进人才生态优化升级；提升人才集聚力、组织管理力、发展驱动力，构建阶梯式人才培育体系，加快构建以高端领军人才引育为主体，紧缺人才扩容和现有人才提质为两翼的"一体两翼"人才发展框架，培养造就一大批具有国际水平的领军人才、创新团队、学科带头人、青年人才，推动医院形成具有人才吸引力和国际竞争力的人才制度体系，加快建设国际国内重要人才中心和创新高地，形成医院领域的人才竞争比较优势，为医院高质量发展提供坚强的人才支撑和智力支持。

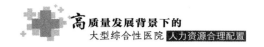

1. 构建阶梯式人才培育体系，着力人才队伍建设

打造高端领军人才队伍。打造多维度、多层次的核心人才发展平台，发挥高端平台的聚才育才用才作用，组建世界一流创新大团队，培育一批引领科学前沿、掌握核心技术、具有较强创新研究能力的领军人才和领军型科研创新团队，全面激发医院人才创新活力。做好学科人才现状、成长规律分析及研究，建立医院核心人才数据库，筹建医院人才智囊团，前瞻性布局并有组织地推进各级各类人才孵育。

建设学科专业人才队伍。着眼于未来学科建设发展，建立规模适宜的临床专业学科带头人后备人才队伍，力争科室学科带头人和优势亚专业后备人才全覆盖。建立优秀人才快速成长机制，集中优势资源予以个性化培育，培养在国际上有重要学术地位、在国内有重要影响力的学科人才。实施华西坝名医培养计划，培育面向临床需求的专业医学人才，带动华西整体医疗水平和重大疑难疾病攻关能力提升，构建具有全球影响力、国内一流水平的临床创新人才团队。围绕国家医学中心和国家区域医疗中心建设，重点聚焦重大疫情防控、急需紧缺专业、健康大数据、公共卫生心理援助等领域，培养一大批卫生与公众健康人才及急需紧缺专业人才，增加紧缺人才供给。

培育青年创新人才队伍。一是深化专职科研人员队伍培养与建设。打造从事基础研究任务的研究团队，形成"科研领军人物—研究实施主力军—辅助服务支撑人员"组成的人才梯队，建立合理的进入、分流、退出机制，激发专职科研队伍持久活力与创造力。二是大力培养临床科学家。通过组织临床研究揭榜挂帅等项目，择优培育有科研潜质的医疗职系人员，打造具有国际视野、懂临床懂科研的"两栖型临床科学家"。三是打造交叉学科研究队伍。围绕某一重大疾病的关键科学问题或涉及人类健康的基础性科学问题，组建包含临床医生、生物医学研究人员、药学家、流行病与预防医学研究人员、生物医学产业转化人员、信息科学家、材料科学家等在内的立体化医学研究人才队伍。发挥医院医工融合等交叉学科力量，打造医工转化应用示范基地，向全国乃至海外输出医工融合创新模式。

引领汇聚天下英才。构建全球招贤纳才体系，抢抓人才机遇，突出"高精尖缺"导向和"卡脖子"领域，聚焦医学前沿方向，对接重点学科需求，精准发力，靶向引才。创新人才引进机制，"刚""柔"并济，通过全职、非全职、联合引进、双聘等多种方式灵活引进人才。拓展多样化引才渠道，举办"全球青年学者论坛"，推动设立海外引才联络点和引才联络专员，充分利用海外平台，鼓励华西海外校友会、医院非全职专家、医院客座教授推荐优秀人才。

2. 构建新型人事体系，激活员工发展动力

加强岗位精细化管理。以岗位职责为导向，以岗位管理为核心，探索形成职

责明晰、路径清晰、能上能下的考核评价与晋升机制，畅通员工职业发展通道，激活人才发展动力。探索人才分类评价机制。加快构建促进人才高质量发展的评价体系，以"破四唯、立新标"为突破口，以"创新价值、能力、贡献"为导向，围绕"评什么、谁来评、怎么评、怎么用"，加强人才综合评价研究，结合新时代国家及医院的发展战略，系统实施更具针对性、更加精准化的人才分类评价标准和评价办法，构建分类明确、激励约束并重的人才评价体系。探索个性化的医学人才评价机制，积极推进职称制度改革，探索职称自主评审，把"干什么、评什么"落在实处。

（四）加强以厚德精业求实创新为内涵的文化管理

文化管理是提升员工凝聚力的关键性举措。医院应充分发挥文化建设的激励、凝聚、协调、约束作用，大力弘扬崇高职业精神和伟大抗疫精神，深度培育医患共情文化，完善制度流程、创新激励机制，创造良好的发展环境及沟通渠道，形成关心关爱的文化氛围。全面挖掘医院文化建设的生动案例，充分利用医院各种会议、学习培训和医院媒体等宣传阵地，讲好"高大上"的故事和接地气的"身边人身边事"，以医院文化作为价值指引，铸魂育人，引领员工形成正向合力，对践行健康中国战略和繁荣发展新时代医院文化作出有益的探索和实践。

第三节　医院人力资源管理发展历史与趋势

一、医院人力资源管理发展历史

我国公立医院人力资源管理的发展可追溯到新中国成立，分为社会主义革命和建设时期、改革探索时期、深化改革时期以及转折发展的新时期。

（一）社会主义革命和建设时期（1949—1978）

新中国成立前，美国、英国和德国的教会医院管理模式是中国医院沿袭的主要模式（弗林，2006：123）。新中国成立后，我国政府对于医疗机构的改革主要分为两种：将一部分军队医院转为地方医院，将一部分国外教会和慈善机构所建立的医疗机构依照苏联管理模式改造。在计划经济时期，政府的过度干预及"平均主义"特点，导致公立医院发展缓慢（焉妮、封贤艳，2017：96－97）。而实行终身制及收入平均分配制虽保证了公益性，但影响了医务工作者的积极性。

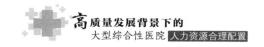

（二）改革探索时期（1978—1993）

改革开放初期，当时政府针对公立医院人资管理现状，通过加强经济管理、建立健全制度、实行岗位责任制等一系列改革，使公立医院在用人和管理方面获得了一定的经验，一定程度上提高了医务工作者的积极性。但在医院内部的人力资源配置上仍然缺乏科学的原则。

（三）深化改革时期（1993—2000）

20世纪末，公立医院开始进入市场化改革。此时，政府对公立医院过度放权，卫生部门除保留相关资格准入和人事分配权，一切均由公立医院自行管理（董凝凝，2020：32）。由于缺乏监督，导致公立医院发展过程中出现"看病难、看病贵"等诸多问题，造成公立医院渐渐与其公益性使命背道而驰。

（四）转折发展的新时期（2000年至今）

2000年，中共中央组织部、人事部、卫生部联合发布了《关于深化卫生事业单位人事制度改革的实施意见》，标志着我国公立医院开始了人力资源管理的科学化、制度化的进程。具体内容包括以下两点。

1. 改革卫生管理体制

实行区域卫生规划，优化人力资源的配置。按照业务需要和工作量控制总数，优化结构，提高员工素质，实行并完善院长负责制。

2. 改革用人制度

实行全员聘用制、竞争机制、多种领导人员选拔任用管理制度及新员工公开招聘制度，遵循公开、择优、平等的原则，按需设岗。加强聘后管理、改革分配机制使得公立医院在核定范围、制定人员工资分配方案时形成了具有激励的、不同档次的岗位工资。在薪酬激励机制上，坚持重实际、重贡献；在人力资源运行上，坚持原则性、兼顾灵活性，提高内部人力资源的运行效率。同时建立和运用人才流动机制和市场机制，调整卫生领域结构人才，探索新型研究技术。

二、医院人力资源管理发展趋势意识

（一）强化医院管理者的观念更新

在当下时代背景下，明确医院管理者"以人为本"的观念（龚雨欣，2019：66-67）。第一，意识提升。医院管理者，尤其是人力资源管理者应该树立"人才资源是人力资源的核心"的观念。将人才引进和培养与医院发展相结合，即人力资源是医院发展的核心内在驱动力（曾春明、蒋庆庆、马觉，2020：191－193）。第二，地位提升。提升人力资源管理部门话语权，由传统的执行层转为决策层，了解并参与医院的全局决策，根据医院发展方针，统筹现有员工的分配和培养，以及储备特殊专业人才（顾昕，2017：465－477）。第三，管理机制提升。人力资源管理部门不应只实施考勤、签订劳动合同等常规和静态的管理，而应将工作重心放在人才的引入、培养，合理地分工、定岗，实施能够及时调整的动态管理。

（二）提升医院人力资源管理者的业务能力

人力资源管理部门人员应该具有较高的专业素养和管理水平。要求部门人员能够了解医院所有部门岗位的基础职能、人员数量和质量、存在问题等，综合评估各个部门的整体工作效率、部门每个员工与其岗位的匹配度，既要不断提升员工的工作效率，还要增强其幸福指数；要定期组织员工的岗位培训和新型技术培训；结合医院的发展，引进特殊专业人才，降低对外来技术人员的成本投入。

（三）调整医院人力资源管理部门职能

不可否认，人力资源管理部门职能是管理协作。人力资源管理摆脱传统的行政执行者的角色，意味着工作核心由正常员工考勤和考核，转变为发掘人才、培育人才、留住人才。因此，人事部门需要将传统的行政工作进行简化和优化，利用现代智能手段，如人脸识别、指纹识别等完成考勤工作；打破全院统一的考核方式，对不同部门、不同岗位采用更加科学的考核方式，充分掌握每位员工的知识储备、工作状态、工作成效，对其实施相应的技术培训，保证人力资源的最优配置、潜力的最大挖掘。同时，人力资源管理部门的考核维度，既包括医院员工对人力资源部门的满意程度，又包括医院整体效益是否切实提高。

（四）创新医院奖励机制

人力资源部门应注重成就和精神奖励机制，并透明化上升空间。医护人员多为知识型员工，本身具有很高的精神追求和较强的价值实现欲望，期望看到工作成果，成果的质量才是能力的证明，成就和精神奖励对知识型员工更为重要（李莉，2017：123－124）。传统的人事升迁，更多是靠组织考察任命，缺乏透明性。知识型员工本身具有鲜明的个性，传统的人事任命方式会降低知识型员工的主观能动性。因此，透明化的升迁渠道，能让员工看到自己的不足和努力方向，充分调动员工在工作中的创造性和主观能动性。

第二章 大型综合性医院人力资源配置现状

第一节 国际、国内医院人力资源配置的现状及问题

一、国际医院人力资源配置现状

世界卫生组织在 2000 年提出，医疗机构人力资源与实物资本和消耗品是医疗服务系统的三项最重要的投入，并将这一人力资源定义为各类医疗服务机构中以增进健康为目的的临床和非临床工作人员，并从宏观层面分析了人力资源管理的重要性。现如今，越来越多发达国家的大型综合性医院愈发重视人力资源管理，通过研究，优化配置人力资源，从而实现医院的发展。

以美国约翰·霍普金斯医院（The Johns Hopkins Hospital，简称 JHP，见图 2-1-1）为例，作为约翰·霍普金斯大学医学院的附属医院，曾多次蝉联《美国新闻与世界报道》年度美国最佳医院排名第一。

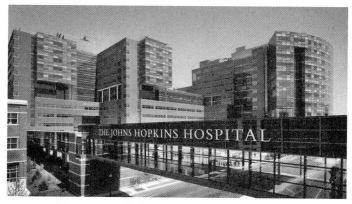

图 2-1-1　约翰·霍普金斯医院（图据官网）

根据李杰（2016：55-59）在《霍普金斯医院人力资源管理浅析》中的展

示，约翰·霍普金斯医院总雇员人数约 10 400 人，其中女性占 76%，男性占
24%。具体岗位分布如下图（见图 2-1-2）。

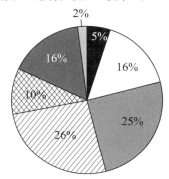

人数占比

■管理人员　□专业人员　▨医技人员　▨护理人员
▨办公室文员　▨服务人员　▨技术工人

图 2-1-2　约翰·霍普金斯医院岗位人数占比

管理人员占 5%，专业人员占 16%，医技人员占 25%，护理人员占 26%，
办公室文员占 10%，服务人员占 16%，技术工人占 2%；医护比 1：1.6。

根据资料显示，人力资源管理由该医院副总裁担任，人力资源副总裁同负责
财务管理的副总裁、设备管理的副总裁一样，由医院总裁直接领导。按照其管理
模式与职责分工，人力资源副总裁下设养老金主管、人力资源顾问、人力开发与
培训主管、招聘主管、薪酬福利主管等。

对于约翰·霍普金斯医院来说，实现医院战略规划的重要保障就是人力资
源；其中，更为重要的是人才管理。他们通过吸引、培养、聘用、激励、分配、
留住人才等全流程环节形成一个完整的人才管理模型；针对人才发展，约翰·霍
普金斯医院还制定了"医学人才管理计划"，包括人员鉴定、人员评估、人员能
力培养和继任者计划。

约翰·霍普金斯医院的人力资源管理亮点纷呈：（1）培育引才留才沃土，通
过福利报酬和助力人才自我实现，为人才施展本领搭建舞台；（2）培养集体文化
精神，提升员工敬业度与忠诚度，保障医院工作质效；（3）加强组织领导能力，
培养医院领袖人际关系能力、开发人才能力、鼓舞激励能力、管理风险能力以及
有效沟通能力等；（4）合理运用工具高效识人用人，采用盖洛普路径（The
Gallup Path）对人才进行科学评估与分析，了解员工优势，匹配相适岗位，提
高患者和员工的认可度和满意度；（5）开展继任者计划以培养学科接班人；（6）
加大人力资源转型，提高关键人才决策所需数据分析能力、整合人力资源管理系
统和数据来支撑医院分析报告、制定未来劳动力需求规划以及关键岗位的继任计

划等。

在亚洲，同样也有一所大型综合性医院常年稳居美国《新闻周刊》全球最佳医院排名前十，即新加坡中央医院（Singapore General Hospital，SGH，见图 2－1－3）。新加坡中央医院始建于 1821 年，是新加坡规模最大、历史最长的公立医院，是由新加坡卫生部直属的非营利性医院，经 2000 年新加坡医疗体制改革后，现隶属于新保集团（SingHealth）；且该院作为全国性的医疗转诊中心、医学科研中心、医学教育中心、医学检验中心、防保中心等，承担着诸多国家级最高医疗保健任务，该院现拥有 29 种医学专科，其中整形外科、烧伤科、肾病科、核医学、血液病理科室是该院的优势学科，每年为超过 100 万名患者提供医疗服务；同时，作为一家拥有附属专科医疗中心的三级转诊医院，新加坡中央医院除了提供质高价优的医疗服务，还引领患者驱动的临床研究，并为医学生和医疗专业人员提供本科到研究生的教育培训。

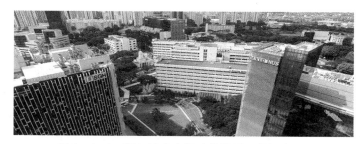

图 2－1－3　新加坡中央医院俯视图（图据官网）

根据新加坡中央医院 2021 年官网数据，全院共有 9888 名员工，1785 张床位，全年出院患者 80 817 人次，专科门诊人数 724 480 人次，住院手术 92 228台。近万名员工中，专科医生 900 余名（占比 9%），护理人员 4000 余名（占比40%），医护比例大致为 1∶4；还有 1200 余名行政管理人员、2200 余名后勤保障人员，以及 1000 余名医疗综合人员等提供专业的医疗保障服务。

该医院规模较大，采取扁平化管理方式，一名首席执行官（Chief Executive Officer）负责医院的整体运营，包括医教研、护理保健、运营、合作服务，其中合作服务部分由人力资源部、财务部和特别企划部三个直属 CEO 的部门构成，每个部门均设一名负责人（Chef Officer）；医疗方面则由内科、外科两个大科室主任负责，在此之下则是各临床科室。一切非核心业务，比如保卫、清洁、运输等均实行外包，由专业公司提供支撑，评估与审计等也引入第三方机构，从而保证整体的客观与高效。人力资源、财务等部门因其相对独立的运行特点，在外租写字楼办公以节省医疗空间。这种企业化的管理模式有效提高了服务水平和服务效率，并有效控制了医院服务的费用开支。

新加坡中央医院在人力资源实践上遵循五项公平就业原则：（1）根据绩效

（例如技能、经验或执行力）招聘和选拔员工，不分年龄、种族、性别、宗教、家庭状况或是否残疾；（2）公平和尊重地对待员工，并采用先进科学的人力资源管理系统；（3）根据员工的优势和需求，为员工提供平等的培训和发展机会，帮助他们充分发挥潜力；（4）根据员工的能力、表现、贡献和经验来公平地奖励他们；（5）遵守劳动法并采用促进公平就业实践的三方准则。在薪酬福利方面，新加坡中央医院除了为员工提供颇为丰厚的薪酬待遇，各类带薪休假、医疗福利、保险、家属就医绿色通道等福利，还设置了多达10余类个人或团体奖项（例如"Teams UP! Award""Service Quality Award""CEO Service Award"等），塑造强烈的鼓励赞许文化氛围，通过其他有意义的方式为员工提供奖励和认可，以肯定个人和团队的努力。新加坡中央医院的正向循环机制就此得以架构：该院致力为每一位员工提供归属感和温暖感，员工因此竭尽所能提供最优的医疗服务，满足患者的不同需求。最后凭借高度敬业的员工队伍，新加坡中央医院不断发展壮大，在国际顶尖级的大型综合性医院的道路上越迈越前。在人力资源管理领域，新加坡中央医院获得过各类实践奖项，例如曾五次获选"HRM Awards"年度人力资源管理大奖。

综上，结合美国约翰霍普金斯医院、新加坡中央医院人力资源管理的概况，可以归纳出以下几点：（1）医院管理自主权大。医院管理者在决定权、资源配置权以及员工雇佣权方面拥有更多的自主性与灵活性。（2）雇佣弹性大。在数量与功能上体现出雇佣弹性，但也受到管理能力与管理制度的制约。（3）根据不同国情配置专业技术人员。上述两家医院医护比大相径庭，在于两国卫生制度的不同，侧重的医疗服务不同。（4）敢于重组与再造。从传统的医院管理向现代化医院管理过渡，大胆改革探索，以提高医疗服务品质，提高患者满意度，从而实现医院的发展。

二、国内医院人力资源配置现状及问题

现如今，我国经济高质量发展取得新成效，社会发展水平再上新台阶，"大健康"理念大行其道，医疗行业竞争加码。功以才成，业由才广，人才发展同事业发展相辅相成，相得益彰。如何纳才爱才敬才用才，逐渐成为医疗行业探讨的重要论题和角逐要素。而目前我国部分公立医院的人力资源管理还处于传统的人事管理阶段，客观上不利于人才的培养与挖掘。大型综合性医院的日常业务更是涉及诊断治疗、护理、药剂、科学研究、学校、酒店、金融、餐饮、保险、物流、物业管理、医疗设备等多个行业，每个病人在医院接受治疗的过程几乎是以上各行业相关服务的总集成，综合管理难度较大。随着综合性医院规模的扩大，管理难度成倍增加，给医疗质量和患者安全带来隐患。

（一）知识人才密集，人力资源管理成本高、任务重

大型综合性医院是除各类高校外的一种专业型、知识型人才的聚集地，可视为知识密集型企业（Knowledge-Intensive Enterprise），其中中高级技术人员占企业全体人员的比重越大，知识密集的程度越高。以四川大学华西医院为例，2021 年四川大学华西医院人力资源部数据显示，全院在职职工总人数（包含第三方公司劳务派遣员工）已超过 11 000 人，具体岗位分布比例如下图（见图 2－1－4）：

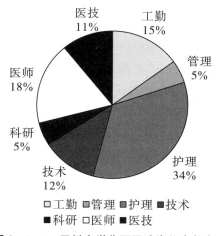

图 2－1－4　四川大学华西医院岗位人数占比

由上图可以看出，四川大学华西医院岗位划分较细，其中医务人员（包含医师、医技、护理）总共占 63%，医护比为 1∶1.9。国务院办公厅印发的《关于推动公立医院高质量发展的意见》，要求增加护士配备，逐步使公立医院医护比总体达到 1∶2 左右。华西医院医护比基本达到三级医院考核指标要求。

在职工学历学位构成方面，四川大学华西医院科研岗位中博士学位人员占比 100%；医师岗位中博士学位人员占比 64%，硕士及以上学位人员占比 84%；护理岗位中学士及以上学位人员占比 82%；管理岗位中硕士及以上学位人员占比 57%。在职工职称结构方面，四川大学华西医院拥有正高级职称 476 人，副高级职称 740 人，中级职称 2454 人，初级职称及其他 7832 人，呈正金字塔形结构分布，如下（见图 2－1－5）：

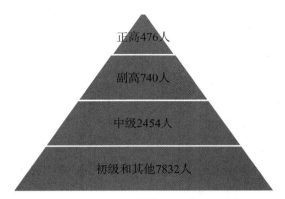

图 2-1-5　四川大学华西医院职称结构图

正高476人
副高740人
中级2454人
初级和其他7832人

　　综上，四川大学华西医院以专业技术人才为主，高学历、高职称等高知识储备人才密集。身处这片沃土，医院在人力资源管理方面面临双重难题。

　　1.　管理成本高昂

　　对于四川大学华西医院的高人才密集度，选才、用才、育才、留才四个方面都需要医院花费相较于其他行业更为高昂的金钱成本。聘用高知识储备、强专业技术的人才需要更高的薪资，如拥有国家级头衔的顶尖人才，通常各类高校、机构会提供百万年薪争相聘请；医务人员或医院管理人员对国内外学习进修有较大需求，医院往往需要为其提供资助，例如四川大学华西医院参照国家留学基金委资助标准设立了"人才培养专项基金"以鼓励医院员工赴国（境）外高校、医院、研究机构进行短期或长期的学习进修；四川大学华西医院雄厚的科研实力也与医院在资金、平台、资源等方面对科研工作提供的大力支持密不可分。对于一些在某学科某领域已经做出了突出成绩的高级人才，医院需要花大力气"保土蓄水""植树种草"，防止人才流失。因此，医院作为一个高知群体密集型的单位，人力资源管理的成本之高、开销之大不言而喻。

　　2.　考核绩效困难

　　绩效管理作为人力资源管理的重要环节，是组织管理控制员工或整体为了实现其目标而有效输出的效果，它包括个人绩效和组织绩效两个方面。个人绩效能清晰反映出员工的工作成果，且与其收入直接关联。现阶段我国的公立医院员工的工资大部分取决于其学历、职称、工作年限等因素，而他们的奖金、津贴是与其实际贡献和工作绩效挂钩的。然而，由于人数众多、科室情况各异，目前大多数公立医院绩效考核相当困难，无法量化，针对性不足，只能根据各个科室的具体情况（例如病患量、手术量等）酌情商定，没有完全与薪酬密切挂钩，并且考核绩效的方式也并不公开、透明，这是公立医院与其他营利性的企业相比在人力资源管理上最大的难点。长此以往，薪酬机制无法发挥其激励作用，抑制员工工作积极性和专研主动性，最终对医院整体医疗水平的提高产生消极影响。

（二）岗位类型多，激励方式差异大

水不激不跃，人不激不奋。员工激励作为人力资源管理中的必要一环，是指通过采取各种手段对员工的需求予以满足或限制，以此来激发他们的需要、动机，从而使其形成某一特定目标并尽全力达到此目标，在达到目标的过程中保持持续积极的状态，最后达到目标的过程。激励手段可以分为正面的和反面的，正面更多的是奖励、鼓励，反面的激励则侧重于惩罚。对于不同类型的员工，有不同的激励方式。根据马斯洛需求原理，人主要有五种需求，最基础的是生理需求（也可以被认作生存的需要），然后依次是安全需求、社交需求、尊重需求，最高层次是对自我实现的需求。

此前已提到，以四川大学华西医院为例，岗位类型主要有以下几类：医师、护理、医技、技术、科研、管理、工勤等，不同的岗位群体的学历构成和具体工作任务不同，因此需要差异化的激励方式。比如，科研岗位和医师岗位的员工学历均较高，绝大部分都是硕士及以上学历，有些甚至还有国内外知名医学中心、研究机构博士后工作经历，他们所需要的激励层次不管从物质上还是精神上都比所在其他岗位的员工更高。员工除了素质高低不同，需求也不同，有些员工还处于迫切需要解决温饱的基本需求阶段，但有些员工已经满足了该阶段需求，且在获得某种社会地位上满足了社交需求、尊重需求之后，希望获得更高级别的自我实现的需求。他们也许更看重在单位所获得的发展空间、更上一层楼的平台资源，因此工资薪酬不再是影响其工作积极性的第一因素。

晋升，作为激励员工的重要方式之一，在医院也不例外，而职称评定，是医院专业技术型人才晋升的主要途径。国家卫健委每年举办一次全国卫生专业技术资格考试，从初级职称到高级职称，涉及医师、医技、护理、医学工程技师等各岗位各类专业，报考条件从学历、资历、岗位等因素综合考虑。但是细化到各省市的各家综合医院，职称评定不尽相同。例如在上海市，是由市卫生部门下发各医院相应考试指标，按照指标数各医院自行设立不同条件报考，考过即认定；而在四川省，华西医院职称评聘指标由四川大学掌握，医院的医务工作者通过单位组织参加全国卫生专业技术考试，通过后还需对标大学、医院设立的各项条件，并需通过各级职称评审委员会评定方可认定职称。相对固化的职称评定方式，从某种程度上来说，虽然强调的是考评结合，但很难测量到被评者的实际工作能力、工作态度，致使部分员工无法获得晋升。比如有些医生科研业绩不佳，只专研临床，临床经验十分丰富，但在职称评定中还是会因科研业绩佳受到限制。2019年11月，教育部办公厅印发《关于开展清理"唯论文、唯帽子、唯职称、唯学历、唯奖项"专项行动的通知》，决定在各有关高校开展"唯论文、唯帽子、唯职称、唯学历、唯奖项"（简称"五唯"）清理。2020 年 10 月，中共中央、国务院印发了《深化新时代教育评价改革总体方案》对"破五唯"、实施"四个评价"等作出了一系列新部署。期望在高校科研、学术领域能够建立起符合学术发展规律与人才成长规律的评价体系。

（三）传统编制制度与现代医院人力资源管理冲突

在我国，公立医院通常属于事业单位类型，沿袭了人员编制这一制度，进入了编制的员工可视为一岗定终身，这对人力资源管理形成了极大的挑战（黄山、李健、谭剑等，2020：37−39）。主要体现在三个方面，第一，编制人员过多会导致人力成本的增加。一般来说，进入编制的人员往往享受和其他聘用人员相等甚至较高的福利和待遇，如果入编制管理的人员过多的话会增加医院运行的成本，而这部分成本又会被转移到患者身上，使患者对医院产生意见，加剧医患矛盾，也会使得公立医院的市场竞争力下降。第二，部分编制群体工作积极性不高。因为编制群体相当于稳端"铁饭碗"，员工可能会养成不思进取、得过且过、推三阻四的"闲人态度"，认为即使未完成工作量也不会影响相应的福利待遇，从而造成工作效率低下。而且，等级工资体系及工资结构水平难以达到激励员工、提高效率的目的，员工可能在工作中产生不求有功但求无过的思想，磨减主动钻研的动力，造成思维上懒惰、行为上懒惰。第三，在编人员占比较大且过多占用资源，可能对聘用合同制员工的工作积极性、主动性和创造性产生负面影响，激化内部矛盾，为营造医院和谐发展的大环境"添堵设障"。2011 年 3 月，中共中央国务院提出《分类推进事业单位改革的指导意见》，其中提到要深化人事制度改革，"以转换用人机制和搞活用人制度为核心，以健全聘用制度和岗位管理制度为重点，建立权责清晰、分类科学、机制灵活、监管有力的事业单位人事管理制度。对不同类型事业单位实行分类人事管理，依据编制管理办法分类设岗，实行公开招聘、竞聘上岗、按岗聘用、合同管理"。为改革编制制度，我国部分地区和医院开始了关于取消编制的探索，实行全员聘用合同制管理，灵活用人机制，大大增加了单位用人自主权。

以四川大学华西医院为例，聘用结构由医学院（医院）固定编制、学校聘用、医院聘用、医生集团聘用、第三方公司劳务派遣等构成，其中固定编制人员仅占全院人员的 17％。而华西医生集团，则是四川大学华西医院为改革编制制度的大胆探索，由四川大学华西医院投资组建的全资子公司——四川华西医院资产管理有限公司全权管理，目的是打破现有的编制限制，扩大医院的规模，以及作为二线队伍储备以运送到四川大学华西医院的各个分院区、托管院区等。截至 2023 年，华西医生集团已聘用超过 630 余名医务人员。每年华西医院新进人员均为医院聘用（或医生集团聘用），与医院（或医生集团）签订劳动合同。在工资、薪酬、奖金等方面，医生集团聘用员工、医院聘用员工与编制员工在相同岗位级别下同工同酬；在福利方面，医院员工（其中包含编制员工、医院聘用和医生集团聘用员工）在本院开具检查或住院也均享受同样比例的报销政策。此举淡化身份，强化岗位，做到真正的同岗同权，同工同酬。打破"一岗定终身"，实施有效的聘期考核，医院聘用人员可以通过四川大学学校助理制选拔，与四川大学签订劳动合同，享受高校部分福利政策；医生集团员工首聘期达到副高及以上职称则直接由医院聘用，反之，医院聘用员工如果在八年聘期内未达到相应条件则改由医生集团聘用。

综上所述，国内大型综合性医院的人力资源配置问题主要体现在三个方面：第一是知识人才密集，人力资源管理成本高、任务重，绩效考核也较为困难；第二是岗位类型多，激励方式差异大，晋升途径也较为固定；第三是传统编制制度与现代医院人力资源管理冲突，传统编制制度降低员工流动性，却也难以调动员工的工作积极性，不利于人力资源的优化配置。

第二节　人力资源合理配置总体原则

一、医院人力资源配原则及方法

卫生人力资源（Human Resources for Health）是指受过专业卫生知识教育或技能训练，从事医疗卫生保健服务的人员。卫生人力资源是卫生系统维持和强化自身功能的关键，是国家或地区卫生资源的重要组成部分，同时也是衡量其经济发展水平及卫生状况的重要标志。卫生人力资源主要分布在提供医疗服务的专业机构和卫生管理监督部门。

医院人力配置规划主要是根据医院的规模与功能定位（具体主要看医院等级、病床规模、是否医学院附属医院或教学医院），结合医院发展战略要求，对医院未来人员需求和供给进行预测，确保员工的数量和质量能与医院发展要求相适应，最终实现人员总量与医院规模相适应，个人能力与岗位任职资格及有关条件要求相适应。

"卫生人力失衡"同样出现在大型综合性公立医院中，表现为医院人员配置不合理，不能适应当地及覆盖地区的医疗服务需求；医护人员数量不足，劳动负荷过大，医疗效率与质量不能统筹兼顾的现象仍十分明显；符合行业特点的人事薪酬制度仍不健全，医院人力资源的内部管理水平还有待提升。这就要求进一步明确当前及未来卫生需求的发展趋势，提前制定合理的卫生人力资源配置方案，优化人员结构，促进医院的良性发展。

　　医院人力资源的合理配置、完善的整体结构是保证医院进行各种医疗服务、科研、教育等活动的基础，也是保证其可持续发展的重要目标。其合理程度影响着医院医疗服务队伍的整体工作效率，与医疗技术的发展、医疗质量的保证以及医院的运营成本的关系都非常密切。尤其是医院卫生技术人员的合理配置更是最大限度发挥医院职能的前提条件。因此，医院人力资源配置应在以遵循相关法律法规以及医院组织结构、人员编制原则为基础，以医院功能、任务、卫生服务需求为导向的大框架下，坚持实事求是、精简高效、结构合理、因事设岗的人员配置原则。

（一）人力配置的基本原则

　　医院人力配置应遵循以下几项原则。

　　（1）按功能需要设岗原则：即因事设岗，按岗定人，不能因人设岗。

　　（2）优化结构原则：建立健全相关制度以促进人员整体结构的优化，使能者上，庸者下，各展所长，各得其所。

　　（3）比例合理的原则：医院各部门之间，各职类、职种、职级之间，相互制约和依赖，客观上要求有合理的比例关系和合理的智力结构。

　　（4）动态发展和人员流动原则：人力资源的编设一经核编定岗，在工作量不发生大变化的情况下，应保持相对稳定。但是，合理的人力资源编配，必须在人力资源流动中才能实现，所以在进行人力资源配置时，需要考虑流动率的问题。

　　（5）医院宏观管理原则：建立较为合理的人力资源配置标准，进行优化组合，形成强大的团队合力，充分发挥和利用人力资源的效能。

（二）定岗定编的主要原则

　　医院定岗定编主要遵循以下几项原则。

　　（1）尊重现实原则。

　　（2）工作需要原则。

　　（3）精简高效原则。

　　（4）结构合理原则。

　　（5）定性与定量相结合原则。

　　（6）动态调整原则。

（三）人力预测及配置方法

　　全世界现在就卫生人力资源预测方法有 100 多种，其中世界卫生组织（WHO）推荐四种经典方法：卫生服务需要法、卫生服务需求法、卫生服务目

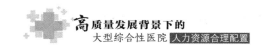

标法和卫生人力/人口比值法；常见的预测方法还有灰色模型法、德尔菲法、医院规划法、时间序列法、加权组合法等。

根据近年学界对医院人力资源配置的研究成果，目前常用的医院人力资源配置方法主要有以下几种。

1. 按工时单位计算

对医疗、护理工作进行分解，测定完成某项工作全过程所必须进行的程序和动作使用的时间。完成某种工作所消耗的平均时间称为工时单位，通常以分钟计算。例如在某检验科室，经测量得出平均每件标本化验操作所需工时后，可通过检验标本量计算某岗位每天所需完成的总工时数，与每名工作人员的日均有效工时比较，就可以算出所需配置的工作人员数量。该方法由于原理明晰，计量科学，被学界广泛认可，但实际操作性较差，不适宜大范围应用，在医院个别科室小范围、单一项目、标准化程度高的情况下可以实施。但医院工作不同于标准化生产的工厂流水线，岗位种类众多，操作程序复杂，各种不能预知、不可控制的因素，都会对工时测量造成直接影响。另外工时测量工作量巨大，所需人力物力投入不可估测，各单位工作环境、机制、流程、员工素质等各不相同，其测量结果借鉴价值有限。这也是至今没有形成医院岗位工时测量标准的原因。

2. 按工作量计算

将医院门诊诊治人次、住院诊疗护理人次、管理床位数等作为参数，进行人力资源配置的测算。例如已知某科室日均诊治门诊人次、医师日均诊治人数，则可通过二者比较，算出某科室应编制的门诊医师数。此方法相比较工时测量法，具有数据获取简单、操作性强、易于接受的特点。但算时应区分不同条件，在必要条件下增加机动员额数。机动员额数是指因正常缺勤原因而在数值测算基础上另外增加的一定比例的人数。正常缺勤包括法定节假日、个人休假、外出学习、病假等，约占全年天数的35%，因此目前常用的机动数为应编人数的35%。

3. 按结构比例计算

根据床工比进行配置的方法前述已做说明，单纯使用科室床位数与医生、护士的比例确定配置员额并不准确，也缺乏相应的比例标准。但是如果能够找到相对科学的标准比例，可以采用结构比例的方法计算各类人员的配置数量。

4. 按工作分工配置

主要是在确定的组织结构下，根据岗位职责、业务分工、对工作量的主观判断，以及既往工作的经验，确定人员配置数量。适用于行政管理等职责复杂、难以量化的岗位。该方法的准确性决定于进行配置的人员个人能力素质，主观性较强。因此使用此方式进行人员配置时，应采取集体讨论、公开征求意见等方式进行。

5. 其他

以往学界还有按照服务对象数量、按设备数量等进行人力资源配置测算的，但各自有其适用性和局限性。按照服务对象配置，往往需要结合区域卫生规划一并进行。按照设备数量配置，则忽略了人的主观能动性。

二、我国医院人力配置原则和现状

我国现行的医院人员编制标准采用 1978 年卫生部颁布实施的《试行草案》。工作人员编制规模主要依据综合医院病床数予以确定，《试行草案》规定：300 张床位以下，病床与工作人员之比为 1：（1.3～1.4）；300～500 张床位病床与工作人员之比为 1：（1.4～1.5）；500 张床位以上病床与工作人员之比为 1：（1.6～1.7）；如若是教学医院或附属医院，则工作人员另增 12％～15％编制；管理和工勤人员占总编制的 28％～30％，卫生技术人员占总编制的 70％～72％。

1996 年，我国颁布的《综合医院建设标准》中对医院人员编制标准重新进行的规定为：200～400 张床位，病床与工作人员之比为 1：（1.4～1.5）；400～500 张床位，病床与工作人员之比为 1：（1.6～1.7）；承担高等医学院校教学任务的综合医院按 12％～15％的比例另外增加编制。

2006 年颁布的《综合医院分级管理标准（试行草案）》对医院各类工作人员所占比例分配进行重新调整：其中管理和工勤人员占总编制人员的 15％～19％，卫生技术人员占总编制的 80％～85％，如有教学科研人员，则参照 1978 年《试行草案》。但是北京市 16 所 800 张床位以上三级甲等综合医院床工比在 2009—2011 年期间已达到 1：2.3，这与 1978 年国家出台的《综合医院组织编制原则（试行草案）》中明确的，超过 450 张床位的医院床工比 1：（1.6～1.7）相比，已发生巨大变化。说明原有的医院根据床位数确定人员编制比例的方式已不适用于现代医院。

医院卫生人员共分为 3 大类：卫生技术人员、行政管理人员、工勤技能人员。其中卫生技术人员分为医师、护士、药师、技师（含检验技师）、其他卫生技术人员 5 类。

2009—2011 年北京市 16 所三级甲等综合性医院卫生技术人员占比已超过 80％，真正成为了医院主体。其中比例增长较大的仍是医师和护士。其中执业助理医师占比为 27.1％，注册护士占比 38.5％，药师（士）3.7％，检验师（士）2.5％，其他 9.3％，工程技术人员 4.9％，管理人员 5.7％，工勤技能人员 8.5％。

三、华西医院各职系人力资源配置情况

华西医院作为区域大型公立医院，是面向全国提供医疗组服务的医教研协同

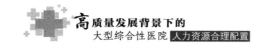

发展组织。随着国家分级诊疗等医改政策的实施、医疗保障体系的健全、行业竞争对手扩张、患者就医模式改变和 5G 时代下互联网＋医疗的到来，医院需要提前做好人力资源的战略布局。同时伴随着大型公立医院紧密型医联体的建立，与政府或社会资本合作办医，医院院区、床位、内部组织结构不断变化，医院人力资源的合理规划尤其重要，是最大限度发挥大型公立医院职能的前提。

从 2005 年起，华西医院就关注研究不同类别人员配置及规划，以医院事业发展规划为基础，在医师人力配置规划方面，形成一套以医疗组长为单位的医师岗位管理及人力资源配置规划体系；在护理人力配置规划方面，形成以护理单元实际岗位为基础的护理人力资源配置体系；在技师人力配置规划方面，形成了以设备资源配置为导向、岗位管理为基础的技师人力资源配置规划体系；上述分类人力配置及规划体系在医院发展及高效运营中起到关键性作用。

（一）核定医师配置数量

依据医院"院—科—组"三级管理结构，临床科室内部设定"科—组"管理结构，以科室为单位，首先完成定岗，岗位划分为固定岗和医疗组岗位。医疗组岗位主要为组长医师岗位和责任医师岗位，具体编制数量由医疗组数量确定，医疗组数量依据编制床位数量确定。医师配比数量要求以实际开放床位数作为依据，确定各科室编制床位数，实现医生编制数的动态管理，从而缓解医师数量配比不足和过剩的矛盾。

1. 门诊医师数

对于门诊量大，相对满负荷运行的门诊科室，以工作负荷为测算依据，以完成上一年度门诊工作应配置医师数为基础进行配置。各科室每周诊室开放天数相对固定。减去元旦、春节、国庆等法定节假日后，每年出诊约 51 周。通过科室日均诊疗人次和医师平均每诊次出诊时间计算实际负荷值即每医师每小时标准门诊量，进行门诊医师的配置。

对于部分门诊量不大、门诊工作负荷不高的专业科室，则采用维持门诊正常开放的最低医师数进行配置，即以岗位（目标）为原则的配置方法。

2. 住院管床医师数

按照岗位（目标）负荷均衡的原则，利用科室核定床位数、理想床位使用率（100％）、管床医师分管床位标准数量作为工作负荷指标进行核算，配置各科室住院管床医师。

3. 住院非管床医师数

住院非管床医师数包含本专业二线、三线及科室主任、副主任等。按照临床工作实际，上级医师与管床医师一般应有明确稳定的比例关系，但不同专业比例可以不同。住院非管床医师数主要通过管床医师数以及结构比例进行计算。根据医疗机构高、中、初级医师比例结构总体要求，大型综合性医院非管床医师与管床医师比值约为 1：3，教学医院，标准可按照 1：（3~4），医科院校附属医院标准可按照 1：（2~3）。

2020 年华西医院核定床位数 4300 张，实际带组医疗组长 495 人。按科室功能不同，将科室分为手术科室和非手术科室，其中手术科室开放床位 2524 张，手术科室实际带组医疗组长 248 人；非手术科室开放床位 3371 张，非手术实际带组医疗组长 247 人。全院每医疗组长负责床位 11.91 张，手术科室每医疗组长负责床位 10.18 张，非手术科室每医疗组长负责床位 13.52 张。

（二）医技平台科室的医师和技师

医院各部门技师工作内容不同，应根据岗位（目标）负荷均衡的原则选择适合的配置方法。

1. 根据开机时间核定技师数量

对于某总医院配置的 CT、MR、DSA、PET-CT，以及头体部伽马刀、直线加速器、TOMO（螺旋断层放射治疗系统）等大型设备，可将开机时间作为工作负荷指标，结合设备技师的实际配比标准、夜班等岗位设置标准，测算需配置的技师数量。各设备开机时间由实地调研取得。

2. 根据人员比例标准核定检验师数量

测算医院应配置的检验师数量，再根据岗位设置、工作负荷综合分析，确定各科室应配置的检验师数量。对于国家、军队有明确配置比例标准的，应予以优先保证。

3. 根据岗位职责或保障目标要求核定技师数量

对岗位职责明确无交叉、工作内容复杂不易量化、有行业配置比例要求或最低保障目标要求的，通过集中分析和专家咨询方式，确定技师配置数量。如按照军队三级综合性医院评审标准，医院病理科医师、技师应按照 1：1 配置；信息科病案管理人员按每百张床不低于 2 人配置。

华西医院医技平台科室根据设备定员法进行人力配置。根据医院各类设备的数量和设备使用率、每台设备所需员工数量和员工工作负荷来确定人员配置数量。

（三）护理人员配置

护理人员指经各种护理学校训练毕业，通过护理学专业职业资格考试并有效注册，在医疗院所（如医院、社区卫生服务中心、康复疗养院等）从事照护工作

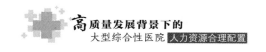

的人员。注册护士指具有注册护士证书且实际从事护理工作的人员，不包括从事管理工作的护士。专科护士指在某专科领域具有一定的工作经历，经过该专科领域系统化的理论和实践培训，并通过考核获得医疗卫生行政部门认可的相应资格证书，能熟练运用专科护理知识和技术，为服务对象提供专业化护理服务的注册护士。

我国护理人力资源配置方法主要分为三种：按床护比配置，按工作量配置，按病人分类系统配置。

1. 按床护比配置

目前的研究建议三级综合医院标准床护配置比为1：0.67，二级综合医院标准床护比为1：0.60。《全国护理事业发展规划（2016—2020年）》要求2020年每千人口注册护士数达到3.14人。

2. 按工作量配置

不同性质的医院以及不同科室的护理需求是不一样的，根据工作量不同的配置护理人力资源，可以避免一刀切，防止了人力不足和人力堆积浪费的情况。根据护理活动评分表（NAS）、新护理强度分类系统、护理工作量权重法、工时测量法等方法计算出直接、间接为病人服务所需要的时间，从而确定护理人员的配置情况。

3. 按病人分类系统配置

该方法是使用量表对病人进行分类和量化病人护理所需，从而确定护理工作量，进行护理人员配置。

（四）行政/后勤管理人员配置

由于公立医院对行政管理人员都有清晰的岗位描述和编制数额限制，一般参考编制进行配置即可。在没有编制依据的情况下，可通过本地区同级医院行政管理人员结构占比进行总量测算。

后勤管理人员种类复杂。确定后勤管理人员总量，应从医院保障工作实际出发进行岗位设置，并对岗位职责进行准确描述。特别是对已实现社会化保障的岗位，要及时调整出医院人力资源配置方案。

第三节　医、技岗位人力资源配置现状

一、医务部人力资源配置现状

（一）概述

医师（Doctor）是指依法取得医师资格，经注册在医疗卫生机构中执业的专业医务人员，包括执业医师和执业助理医师。按照执业类别分为临床医师、中医医师、口腔医师和公共卫生医师。1998 年我国正式颁布实施了第一部规范执业医师的法律——《中华人民共和国执业医师法》。随后卫生部又相继出台了《医师执业注册管理办法》《医师资格考试暂行办法》等一系列配套文件，形成了比较完整的医师管理体系。但随着医疗环境的不断变化、医改进程的持续推进，原来的《中华人民共和国执业医师法》已无法完全适应现实社会的需要。2021 年，为了适应新形势下全国推进卫生健康治理体系和治理能力现代化建设要求，全国人大常委会对《中华人民共和国执业医师法》进行了全面系统的修订和调整，形成《中华人民共和国医师法》，并废止《中华人民共和国执业医师法》。《中华人民共和国医师法》明确规定每年 8 月 19 日为中国医师节，同时明确我国对执业医师实行准入管理、执业规则制度以及培训和考核。

1. 医师执业准入管理

（1）医师资格考试制度。目前，我国医师资格考试分为执业医师资格考试和执业助理医师考试，考试成绩合格者取得相应资格。其他类别人员参加医师资格考试条件要求见表 2-3-1。

表 2-3-1　参加医师资格考试要求

类别	学历	培训经历
执业助理医师	高等学校相关医学专业专科以上学历	在执业医师指导下，在医疗卫生机构中参加医学专业工作实践满一年
执业医师	高等学校相关医学专业本科以上学历	
	高等学校相关医学专业专科学历	取得执业助理医师执业证书后，在医疗卫生机构中执业满二年
	以师承方式学习中医满三年，或者经多年实践医术确有专长的，经县级以上人民政府卫生健康主管部门委托的中医药专业组织或者医疗卫生机构考核合格并推荐，可以参加中医医师资格考试	

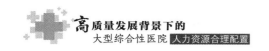

（2）医师执业注册制度。各类执业（助理）医师执业机构数量不受限制，但必须确定一家主执业机构。医师经注册后，可以在医疗卫生机构中按照注册的执业地点、执业类别、执业范围执业，从事相应的医疗卫生服务。医师参加规范化培训、进修、对口支援、会诊、突发事件医疗救援、慈善或者其他公益性医疗、义诊，承担国家任务或者参加政府组织的重要活动等，在医疗联合体内的医疗机构中执业，可以不办理相关变更注册手续。

以下情况不予注册：非完全民事行为能力；受刑罚执行完毕不满二年或被依法禁止从事医师职业的期限未满；被吊销执业证书不满二年；医师定期考核不合格被注销注册不满一年的；法律法规规定不得从事医疗卫生服务的其他情形。

以下情况注销注册：死亡；受刑事处罚；被吊销医师执业证书；医师定期考核不合格，暂停执业活动期满，再次考核仍不合格；中止医师执业活动满二年；法律、行政法规规定不得从事医疗卫生服务或者应当办理注销手续的其他情形。

2. 医师执业规则

医师在执业活动中需要遵守相应的执业规则，享有一定的权利，并履行相应的义务。

（1）享有七项权利。①在注册的执业范围内，按照有关规范进行医学诊查、疾病调查、医学处置、出具相应的医学证明文件，选择合理的医疗、预防、保健方案；②获取劳动报酬，享受国家规定的福利待遇，按照规定参加社会保险并享受相应待遇；③获得符合国家规定标准的执业基本条件和职业防护装备；④从事医学教育、研究、学术交流；⑤参加专业培训，接受继续医学教育；⑥对所在医疗卫生机构和卫生健康主管部门的工作提出意见和建议，依法参与所在机构的民主管理；⑦法律、法规规定的其他权利。

（2）履行六项义务。①树立敬业精神，恪守职业道德，履行医师职责，尽职尽责救治患者，执行疫情防控等公共卫生措施；②遵循临床诊疗指南，遵守临床技术操作规范和医学伦理规范等；③尊重、关心、爱护患者，依法保护患者隐私和个人信息；④努力钻研业务，更新知识，提高医学专业技术能力和水平，提升医疗卫生服务质量；⑤宣传推广与岗位相适应的健康科普知识，对患者及公众进行健康教育和健康指导；⑥法律、法规规定的其他义务。

（3）遵守十项执业规则。①签署有关医学证明文件，必须亲自诊查、调查，不得隐匿、伪造、篡改或者擅自销毁病历等医学文书及有关资料。不得出具虚假医学证明文件以及与自己执业范围无关或者与执业类别不相符的医学证明文件。②应当向患者说明病情、医疗措施和其他需要告知的事项。需要实施手术、特殊检查、特殊治疗的，应当及时向患者具体说明医疗风险、替代医疗方案等情况，并取得其明确同意；不能或者不宜向患者说明的，应当向患者的近亲属说明，并取得其明确同意。③开展药物、医疗器械临床试验和其他医学临床研究应当符合国家有关规定。④不得拒绝急救处置。因抢救生命垂危的患者等紧急情况，不能取得患者或者其近亲属意见的，经医疗机构负责人或者授权的负责人批准，可以立即实施相应的医疗措施。医师因自愿实施急救造成受助人损害的，不承担民事责任。⑤应当使用经依法批准或者备案的药品、消毒药剂、医疗器械，采用合法、合规、科学的诊疗方法。⑥遵循药品临床应用指导原则、临床诊疗指南和药品说明书等合理用药。⑦经所在医疗卫生机构同意，可以通过互联网等信息技术提供部分常见病、慢性病复诊等适宜的医疗卫生服务。⑧不得利用职务之便，索要、非法收受财物或者牟取其他不正当利益；不得对患者实施不必要的检查、治疗。⑨遇有严重威胁人民生命健康的突发事件时，服从有关部门的调遣。⑩发生传染病、突发不明原因疾病或者异常健康事件，医疗事故，可能与药品、医疗器械有关的不良反应或者不良事件，假药或者劣药，患者涉嫌伤害事件或者非正常死亡等，应当及时报告。

3. 培训和考核制度

(1) 医师培训体系。国家实施住院/专科医师规范化培训制度，不断提高临床医师诊疗水平。有关单位应当制定医师培训计划，采取多种形式对医师进行分级分类培训，为医师接受继续医学教育提供条件。医疗卫生机构应当合理调配人力资源，按照规定和计划保证本机构医师接受继续医学教育。

(2) 实行医师定期考核制度。县级以上人民政府卫生健康主管部门或者其委托的医疗卫生机构、行业组织应当按照医师执业标准，对医师的业务水平、工作业绩和职业道德状况进行考核，考核周期为三年。对考核不合格的医师，责令其暂停执业活动三个月至六个月，并接受相关专业培训。暂停执业活动期满，再次进行考核，对考核合格的，允许继续执业。

(二) 医师岗位人力资源配置概述

医学因其所面临对象的特殊性——人的生命健康，以及其本身的不可逆性，要求医师不断地通过学习实践积累诊疗经验。目前，我国建立了完善的医师职称体系，同时，建立了医疗质量安全十八项核心制度，对保障医疗质量和患者安全起到重要的基础性作用。而在实际临床工作中，为进一步规范各级各类医师诊疗行为，清晰划分各级医师之间的权、责、利关系，更好地促进医师临床技能培养，实现对医务人员的"分类而治"管理，保障医疗质量和医疗安全，通常根据医师的技术资质及实际工作能力水平，确定该医师所能实施和承担的相应诊疗范围与类别。

1. 医师岗位设置及其职责

医院按照不同工作能力、岗位职责及岗位管理要求，将医师岗位分为住院医

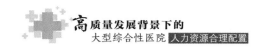
师、住院总医师、医疗组长。

（1）住院医师（Resident），是医师岗位设定中的基础岗位，是所有医师正式进入临床工作的起点。其职责是在上级医师的指导下完成基本的医疗工作，包括收治病人、记录病程、在上级医师指导下开医嘱、进行某些临床操作等，是对病人进行全程诊治的一线医生，需接受上级医生的指导与监督。在该岗位工作的医师主要是刚刚进入临床工作不久的医师（住院医师、实习学生）或正在上级医院进修学习的医师。

（2）住院总医师（Chief Resident），是指住院医师在担任主治医师工作以前，经过一段时间的集中临床实践，全面参与及负责临床及科室管理工作，是医院高级医疗人才培养的必要过程（李大江、张卫东、曾智，2007：2129－2130）。其目的是通过高强度的工作压力锻炼，更加全面地提升医师个人工作能力。原则上担任住院总医师需从事本专业临床工作满3年，具备一定的急、危重症处置能力，且上岗前需经过科室及医院的严格审批。一般住院总医师要求24小时不能离开病区，一周可休息1天，原则上一个科室只设置1~2名住院总医师。住院总医师因具有临床和行政职能的双重身份（钱明平、费鸿翔、袁静等，2016：142），其工作职责主要是协助科室主任做好科室的日常管理，包括人员值班管理，下级医师日常科内教学管理，科室与医院、科室主任与科内员工之间的沟通桥梁等；独立开展有关医疗工作，包括完成科间急会诊、危重病人的主持抢救、进行一定的临床手术操作等。

（3）医疗组长（Attending Physician）。该岗位的设定是针对既往医学模式中存在的医师权责利不清、医师质量不齐、工作效率较低的情况下而做出的创新制度安排，也是国际通行的医疗生产模式（叶凡、张林、杨长青，2019）。医疗组长是指具有本专业多年临床工作经验，经过住院总医师培训、临床实践和科室综合管理，科研教学能力达到一定水准，能够独立带组完成对病人救治的医生。通常情况，一名医疗组长会带领若干名住院医师共同构成诊疗组，独立对本组患者的治疗全过程（包括收治、诊断、检查、手术、治疗方案、用药、随访等）负责，是相关医疗组医疗质量与安全的第一责任人。设立医疗组长岗位有利于清晰划分对患者的诊疗责任（周昀、程永忠、李为民，2018：816－818），更好地落实医疗核心制度，对于保障医疗安全，为患者提供高质量的医疗服务具有积极作用；有利于充分激发医师的个人潜力，并在科室内部形成良性的竞争环境；有利于医院更加全面地考核医师个人能力；同时，通过积极引导各个医疗组长发挥自身专长特长争取在不同的亚专业方向取得突破，也有利于优势学科/亚专业的打造。

2. 医师岗位管理

医师作为医学知识和医学诊疗技术的有机载体，是医院人力资源管理中的重要组成部分，也是医院发展的核心竞争力。医师岗位还需要辅以科学规范的管理体系，才能更好地促进医院医师队伍建设，提高医师队伍的工作积极性，助力医院实现整体发展目标。而对于医师岗位的管理归根结底是医疗权限的管控。

（1）加强组织领导，完善管理制度。因医师的诊疗活动涉及医务管理部门、运营管理部门、人事管理部门以及相应的临床科室等，为全面科学地考察医师是否具备相应的岗位能力，需要建立多部门参与的院级管理委员会，集中进行讨论设立。同时，要建立完善医师岗位管理的制度，包括明确岗位工作职责、任职资格、申报流程、考核与管理、调整与终止程序等。

（2）运用信息手段，完善保障体系。医疗相关权限种类繁多，且医院医师人员复杂，常规的停留于纸面上的授权管理已然无法适应现代医院的发展。随着医院电子病历系统的不断普及和进步，医院要充分利用信息化手段能够及时开展"前端"管控的功能，开展对各级岗位人员权限的系统管控，实现"分类而治"。同时，要建立与各级医师岗位相匹配的考核评价体系和绩效激励机制，引导各级医师认真履职、依规履职。

（3）强化日常监管，突出动态调整。医师岗位尤其是医疗组长岗位，并非"一劳永逸"，医院应对医师开展的诊疗行为进行持续动态的追踪与监管，建立"能上能下"机制，如果出现医疗组长违反岗位职责的情况或越权行事者，应及时缩减或终止相应岗位授权。要不定期对全院医师岗位情况及医师队伍人力资源情况进行梳理和分析，及时掌握医师队伍现况，合理调配人力资源，实现对医院人力资源的科学管理。

3. 医师人力资源配置参考标准

医师人力资源的配置数量与医院床位规模、门诊以及住院诊疗量密切相关，应随着相关指标的变动而及时做出调整。

（1）医师与实际开放床位之比。《三级综合医院医疗服务能力指南（2016年版）》指出，三级综合医院医师与实际开放床位之比应≥0.3∶1。《医疗机构设置规划指导原则（2021—2025年）》提出：到2025年，我国医疗机构医护比要达到1∶1.2。同时，国家根据部分专业的学科性质，对综合医院急诊、麻醉科（含疼痛科）、重症医学科、中医科、康复科等科室医师数量配置提出了具体的要求，具体见表2-3-2。

表 2-3-2　部分特殊科室医师配置要求

科室	要求	依据
急诊科	急诊医师人数占急诊在岗医师人数的比例≥75%。	急诊科建设与管理指南（试行）（卫医政发〔2009〕50号）

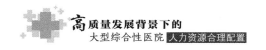

科室	要求	依据
重症医学科	重症医学科医师与床位数之比≥0.8：1，至少应配备1名具有副高以上专业技术职务任职资格的医师担任主任。	重症医学科建设与管理指南（试行）（卫办医政发〔2009〕23号）
麻醉科	三级综合医院：麻醉科医师与手术科室医师比例逐步达到1：3，二级及以下综合医院比例≥1：5。	麻醉科医疗服务能力建设指南（试行）（国卫办医函〔2019〕884号）
	开设疼痛病房的，疼痛病房医师与实际开放床位之比≥0.3：1。	
	开设麻醉后监护治疗病房的，医师人数与床位数之比≥0.5：1。	
康复科	医师与床位数之比≥0.25：1，三级综合医院：至少有2名副高以上专业技术职务任职资格的医师，1名中医类别医师；二级综合医院：至少有1名副高以上专业技术职务任职资格的医师，1名中医类别医师。	综合医院康复医学科基本标准（试行）（卫医政发〔2011〕47号）
中医科	中医类医师与床位数之比≥0.4：1；三级综合医院：至少有1名主任中医医师；二级综合医院：至少有1名副主任中医医师。	综合医院中医药工作指南（试行）（国中医药医政发〔2011〕14号）
老年医学科	老年医学科医师与床位数之比≥0.3：1；三级综合医院老年医学科主任应当具有副高级以上专业技术资格，且在老年医学科连续工作5年以上。二级综合医院老年医学科主任应当具备中级以上专业技术资格。	老年医学科建设与管理指南（试行）（国卫办医函〔2019〕855号）

（2）人力结构合理。即全院医师的年龄结构、知识结构、职称结构及学历结构合理，并储备一支素质较高的后备人才队伍。职称结构方面，虽然WHO只推荐了卫生技术人员的比例结构标准为高级：初级：中级＝1：3：1（毛瑛、刘锦林、杨志等，2013：35－38），呈"橄榄形"分布，但医师作为卫生技术人员中的重要组成部分，其职称结构也应该向这个比例靠近。学历结构方面要打造宽窄合适的"金字塔"形结构，但要注意避免塔底人员过多，塔尖人员相对不足（方鹏骞、谢俏丽、刘毅俊，2016：60－62）。

（3）每名执业医师日均住院工作负担。为引导各级医疗机构持续加强卫生人才建设，国务院办公厅下发《关于加强三级公立医院绩效考核工作的意见》（国办发〔2019〕4号），将"每名执业医师日均住院工作负担"作为对三级公立医院绩效考核的 55 个指标中的重要指标之一。该指标计算公式为：

$$每名执业医师日均住院工作负担 = \frac{全年实际占用总床日数}{医院平均执业（助理）医师人数 \times 365}$$

$$医院平均执业（助理）医师人数 = \frac{（本年度人数 + 上一年度人数）}{2}$$

根据《2021 中国卫生健康统计年鉴》，2020 年全国各地区综合医院医师日均担负住院床日数为 2.1 床日，其中，国家委属委管医院平均为 1.7 床日，省属综合医院平均为 1.9 床日，地级市属综合医院平均为 2.0 床日。

（4）医疗组长岗位设置参考标准。目前，全国并没有统一的医疗组长岗位数量设置标准，因此，对于各家医院医疗组长的岗位数量设定，一定要根据医师个人亚专业方向、科室规模、现有人才队伍情况、未来医院及学科发展规划等进行综合考量。同时，在岗位设置上要多部门参与，充分运用现代科学管理技术方法进行精细化考量，避免单纯的"以床定岗、因岗选人"。根据四川大学华西医院的管理经验，一般内科性科室每名医疗组长负责 12~15 张床位，外科性科室每名医疗组长负责 8~10 张床位，重症病房每名医疗组长负责 5~8 张床位较为合适，而对于医技平台科室医疗组长的设定则主要依据医师的亚专业方向确定。

4. 医师岗位胜任力分析

岗位胜任力是指在特定工作岗位、组织环境和文化氛围中，能够胜任岗位需求并取得优秀成绩所需要具备的能力和素质（杜锡林、杨振宇、殷祥烨等，2017：78）。该概念最早由哈佛大学著名心理学家大卫·麦克利兰（David McClelland）提出。而医学因为关系到人的生命健康，因此，其对医生的临床胜任力具有更加强烈的需求。临床医生的岗位胜任力（田蕾、孙宝志，2015：29−33）是指在日常医疗服务中熟练精准地运用交流沟通技能、学术知识、技术手段、临床思维、情感表达、价值取向和个人体会，以求所服务的个人和群体受益。

1999 年，美国毕业后医学教育评鉴委员会（Accreditation Council for Graduate Medical Education，ACGME）提出了医生必须具备的 6 项核心能力，包括医学知识、病人照护、人际交流和沟通技巧、职业精神、基于实践的学习与提高、以执业系统为基础的实践。加拿大皇家内外科医师学会（Royal College of Physicians and Surgeons of Canada，RCPSC）于 2005 年发布了《2005 年加拿大医生胜任力架构》（"CanMEDS 2005 Physician Competency Framework"），提出了专科医生胜任力的 7 大核心角色。英国医学总会制定了《良好医疗实践法案》（"Good Medical Practice"），定义了一个优秀的医生应该具有的职业价值观、知识、技能和行为。

随着欧美国家对本国临床医生岗位胜任力核心要素的逐渐明晰，我国学者也

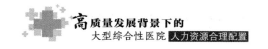

针对国内情况开展了一系列的研究。2015 年，由中国医科大学孙宝志教授主编的《中国临床医生岗位胜任力模型构建与应用》正式出版，首次提出并构建了我国临床医师岗位胜任力的通用标准模型，见表 2－3－3 所示。该模型由八大要素组成，分别为：医生职业素养、临床技能、医学知识、信息与管理能力、疾病预防与健康促进、科学研究能力、团队合作能力、人际沟通能力，并以此建立起 67 个临床医生胜任力二级指标体系，同时，每个基本要素又分为 3 个行为等级，分别为 1 级（需要改进）、2 级（合格）、3 级（发展目标）。

表2-3-3　临床医生胜任力指标

一级指标	序号	二级指标	一级指标	序号	二级指标
医生职业素养(11)	1	在职业生涯中坚持一切为人民健康服务的宗旨	临床技能(8)	1	完整准确采集重要的病史
	2	培养核心价值观包括利他主义、追求卓越和淡薄名利		2	全面系统和规范地进行体格检查
	3	真诚守信、责任心强、热爱自己的职业		3	辅助检查能正确选择医学检验和检查项目
	4	具有同情心、患者至上、维护患者权利、隐私和利益		4	熟练运用基本操作程序
	5	能够行业自律、廉洁公正		5	向上级医生规范地口头报告临床遇到的问题并能够分析解释
	6	具备严谨、细致、敏锐的洞察力		6	运用临床思维做出医疗决策、采用合理的诊断和治疗计划
	7	具备耐心和耐力、具备良好的心理调适和抗压能力		7	能识别并能进行一般急、重、危患者的现场抢救
	8	杜绝任何与营利性相关的行为		8	参与医疗诊疗保证系统以促进患者安全
	9	公平而合理地运用各种医疗服务资源	信息与管理能力(9)	1	信息管理，利用不同数据库等途径检索、收集、组织，分析有关医学信息分级执行为表现
	10	具备正当的职业防护意识		2	有效利用信息技术进行患者医护与患者教育
	11	保持自我保健能力		3	合理控制患者医疗费用
医学知识(6)	1	学习生物医学基础知识		4	有效安排自己的工作和职业生涯规划
	2	学习行为和社会科学以及医学伦理学		5	时间管理、处理自己的活动具有计划性
	3	掌握与应用临床医学知识		6	在医疗实践中不断提高组织协调能力和领导力
	4	执业实践中不断更新知识和专业技能		7	掌握一门外语（英语掌握能力）
	5	积极参加继续医学教育与继续职业发展培训		8	应用教学的知识向医学生或者其他人员提供辅导及实习管理
	6	能认识自身优缺点，并不断改进自己在专业上的不足之处		9	积极参与专业内部评审和外界检查

续表

一级指标	序号	二级指标	一级指标	序号	二级指标
疾病预防与健康促进(9)	1	发现和及时按规定上报传染病	科学研究能力(7)	1	在职业活动中具备批判性思维能力、创造精神和对事物进行研究的态度
	2	做好慢性非传染性疾病管理和健康教育		2	理解医疗活动中应考虑到问题的复杂性、不确定性和概率
	3	掌握与宣传群体健康相关的生活方式、环境和社会等因素		3	用批判性的思维处理各种来源信息，恰当地做出医疗决策
	4	了解自己的职责，与卫生系统管理人员合作		4	能综述学术文献，传播和应用知识
	5	了解医疗卫生体系的结构和功能		5	能提出问题和假设，培养创造性思维和创新能力
	6	合理利用有限的医疗卫生资源		6	积极参加本专业领域的科研活动
	7	了解公共卫生政策对人群健康的影响		7	积极撰写并发表科研文章
	8	了解国际卫生状况和全球健康	人际沟通能力(10)	1	注意倾听，收集和患者问题有关的信息
	9	积极参与健康教育与健康促进		2	理解、信任并尊重患者及其家属
团队合作能力(7)	1	必须利用合作，尊重他们能力与贡献		3	保护患者隐私权
	2	以团队合作的方式制定患者的诊疗计划		4	维护患者知情权，技巧地获得患者的知情同意
	3	关心和乐于帮助同事		5	妥善应对在医疗过程中产生的伦理问题
	4	了解团队中其他人的角色和职责		6	安抚患者的愤怒的情绪
	5	善于协调与团队成员的关系，避免发生冲突		7	积极预防和化解医患矛盾
	6	与其他科室建立良好的合作关系		8	有效地向患者传达负面消息
	7	能适当与其他专科的小组会议		9	与患者和家属共同做出决策
				10	有效口头表达和传递信息

（三）管理实务——四川大学华西医院医师岗位人力资源配置

1. 基本情况介绍

四川大学华西医院编制床位 4300 张，2021 年门、急诊量 775 万人次，出院病人 28.3 万人次，手术 19.6 万台次。全院共有医师 3099 人，医床比为 0.72∶1。其中，医师职称结构基本符合 WHO 推荐的 1∶3∶1 比例要求；学历层次方面，以研究生及以上学历为主，这与医院是我国西部疑难危急重症诊疗的国家级中心的定位密切相关。在医师岗位设置方面，全院共设住院总医师岗位 131 个，授权医疗组长 896 人，其中，医疗组长具有正高职称的占 47%，副高职称的占 45%。

2. 医疗组长岗位管理

医疗组长是患者医疗质量与安全的第一人，对医疗组长岗位的科学管理对于保障全院医疗质量和医疗安全具有非常重要的意义。

（1）岗位设置。

医院将医疗组长定位为医疗小组绩效、管理要素主体的第一责任人，制定了条款化、可操作的准入指标，明确了申报流程。在岗位设置方面，医院实行院、科、部三级精细化评估模式，医院确定主诊组的设置办法及规章，科室负责医疗组长岗位的设置规划，运用管理部结合科室床位数、收治病种情况等进行科学深入的评估审定。同时，为调动医疗组工作积极性，医院取消固定病床管理制，建立病床共用平台，使各个医疗组长能根据自身工作量与考评结果调配利用全院床位资源，打破了传统的"以床定岗、因岗选人"的不足（吴少玮、余晓云、贺哲等，2022），更好地发挥了医疗组长的主观能动性及能力。而且医院还将医疗、护理、麻醉、医技作为群组化管理，将整合的医疗资源按医疗组进行分配，资源集约同时避免团队管理混乱。

（2）三级管理结构。

针对医疗组长与科室主任权责利不容易界定清晰的问题，医院提出了"科主任领导、亚专业组组长督导、医疗组长负责"的三级管理结构。①科主任主要负责科室宏观层级医教研的把控，统筹全科资源，鼓励科室团队建设、组间协作及交叉学科发展。科室主任也可兼任医疗组长。②为了促进科室内部良性竞争，医院成立了各具特色的亚专业组，由相应专业带头人为组长。亚专业组组长作为科室学科建设的攻坚力量，工作内容为制定亚专业发展规划，组织开展临床新技术，组织开展疾病队列研究及临床资源数据库、生物样本库的建立。③医疗组长则是科室日常工作的主要责任人，对本组患者医疗全程负责，是医疗组医疗质量与安全的第一责任人，同时，还要负责组内下级医师的医疗、教学等工作。

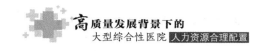

（3）医疗组长的解聘等。

医院不定期开展对全院医疗组长的岗位胜任能力分析，针对出现的医疗组长无法或不适合继续履职的情况，由科室提出暂停或终止的建议，经医院医疗授权管理分委会讨论决定。如遇医疗组长离职、退休等情况，则由人力资源部提供相应的信息，并由授权管理分委会直接予以停职。另外，医疗行业属于知识密集型的行业，对部分确有专长且身体健康的医疗组长，经本人及科室申请，医院经讨论后也可返聘为医疗组长，但医院明确了最低职称、最长工作年限、工作能力条件等要求。

二、门诊部人力资源配置现状

门诊是医院的窗口，是患者就医体验的第一站，日常工作涉及面非常广，涵盖了临床、医技、药学、行政后勤等多部门工作。门诊日常工作内容繁杂，涉及医生出诊的管理、就医流程的优化再造、医疗秩序的维护、就医环境人性化的设计、医患纠纷的及时处理、患者隐私的尊重与保护等。良好的组织，科学的管理，合理的人力资源配置是持续改进门诊医疗质量、患者服务的重要前提。

（一）门诊部的人力资源配置情况

2021年，国务院办公厅发布《关于推动公立医院高质量发展的意见》，公立医院要逐步从规模式增长转变为高质量发展，不断提高技术水平、服务质量、运营效率，为人民群众提供更多、更好的高质量医疗服务，因此，探索公立医院高质量发展背景下门诊人力资源的合理配置势在必行（洪朝阳，2021：3-7）。

当前，国内关于门诊人力的配置尚无统一的标准或方法，主要依赖于劳动负荷和经验来做配置，对此四川大学华西医院也探索出了一些经验做法。

1. 医院门诊部的人力配置方法、原则

（1）工时测定法。

工时测定法是目前国内最常用的一种工作量测量方法，采用此法所测得的工作量数据较客观、准确，它是在界定工作项目范围的基础上，采用观察法、自我记录法或两者结合的方法来对临床护理工作所花费的时间进行测量，最后通过公式来计算护理工作量，并依此进行护理人力的配置（徐玮、柏亚妹、王丹丹等，2017）。

工时测定法主要用于护理岗位和导医岗位，由专人对门诊各诊断室区域岗位的日常工作内容进行跟踪观察、梳理，将门诊日常的护理工作内容分为直接护理项目和间接护理项目，直接护理的工作内容由护士完成，间接护理的工作内容由护士和导医共同完成（见表2-3-4）。

表 2−3−4

直接护理项目	耗时	间接护理项目	耗时
分诊、导诊	14.23%	交接班	2.53%
健康宣教	8.84%	爽约号使用	0.57%
复诊指导	3.56%	诊前准备	0.91%
专科护理操作（包括生命体征监测、散瞳、测视力等）	6.43%	刷卡报道	18.72%
		业务学习	2.13%
		维持就诊秩序	17.45%
		便民服务	2.5%
		解决矛盾	6.1%
		停替诊处理	1.88%
		参会	2.12%
		医护沟通	4.64%
		护理查房	0.37%
		操作训练	0.89%
		危急值处置	0.5%
		物资补充	4.3%
		诊室及用物消毒	1.33%
直接护理工时	33.06%	间接护理工时	66.94%（其中需要护士完成38.46%）

梳理表格信息后采用工时测算法得出平均每日护理每例患者所需花费的时间（计算公式：护士人数＝每日总护理时间/8×休息系数×机动系数）。

值得注意的是人力配备与门诊诊室的布局有关，区域越集中越节省人力，但因疾病特殊性和空间原因，如结核门诊，即使只开放一个诊间，也需要安排一名护士值守。

（2）岗位分析法。

岗位分析是指通过收集、分析及综合一系列有关的工作岗位特征信息，来确认工作整体，进而说明工作内容要求、责任、胜任素质及工作环境条件。岗位分析是岗位管理的重要内容，主要用于管理岗位和管理辅助岗位。

岗位分析强调创新体制机制，整合资源，打破现有门诊人员管理模式，护士长按楼层实行属地化管理，全面负责各楼层行政管理与资源调配，做好弹性排

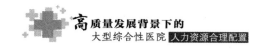

班，在确保医疗质量和安全的同时，同一楼层不同科室间进行人员动态分配与调整，有效利用护理人力资源（张宇斐、史冬雷、盖小荣等，2019）。

2. 医院门诊部人力资源管理

（1）鼓励专业晋升，提升专业素养。

大力鼓励提升学历层次，鼓励职称晋升。同时，注重提高门诊部工作人员自身素质，鼓励参与专业知识讲座或培训会，提升对专业技能的掌握程度。

（2）优化工作结构，提高工作效率。

各部门之间积极配合，对护理人员与非护理人员的工作结构做出优化调整，明确工作职责，实施工作个人责任制，鼓励护理人员从低技术工作模式中脱离出来，自主掌握专业化技术，提高专业性工作质量。弹性排班，充分考虑门诊量的变化规律，增加机动护士，减少加班，根据工作时段合理排班，保证工作量大时有足够人力，使门诊有限的护理人力得到充分利用，提高护理人力资源使用效率。最后，建立通畅便捷的就医渠道，优化患者就医流程，减少护士不必要的解释工作。

（3）细化层级管理，充分发挥效能。

精细化层级管理，充分考虑护士总数、年龄差别、学历层次、职称结构、工作总量，以及各诊区、各岗位工作性质，合理配置，使其年龄、职称、专业知识背景、工作能力等方面形成一定的梯次结构，并将不同层次护士适当搭配，针对不同层次护士进行多元化培训教育，有利于维持护理队伍相对稳定，更好地发挥各级人员职能，保证护理质量，减少人才流失（段丽娟、蒋艳、申斌等，2015；谭政，2019）。

3. 医院门诊部人力配置规划

（1）门诊部人力资源趋势。

高质量发展背景下，通过优化门诊服务流程、加强智慧门诊服务建设、提升门诊整体服务质量等系列做法，以患者需求为导向，推进门诊服务模式优化创新，提高门诊患者服务效率（张川、小溪、李卫红等，2021）。服务效率的提高也让门诊护士有更多时间与患者沟通，加强对患者的人文关怀，改善患者就医体验，进行更专科化、专业化的服务，如指导患者做好诊前准备、做好候诊区的解释和宣传工作、做好专科疾病相关健康宣教等。

在门诊服务优化的同时，采取多种方法主动调整门诊患者结构，以符合医院发展战略。建立患者就诊新模式，如一站式服务、医护助一体化、全程管理门诊等，保证门诊业务高效高质顺利运行。全面开展预约诊疗模式，减少挂号室的人力资源配置。加大对各种就诊绿色通道的支持力度，通过疑难会诊、MDT、罕见病服务平台缓解疑难罕见病患者就医难问题。统筹管理医院床位资源，积极优化入院服务流程。

（2）未来门诊部人力配置的情况。

疫情防控常态化下的人力配置。新型冠状病毒肺炎疫情以来，政府与社会充分认识到建立疫情防控体系与完善应急保障能力的重要性。"十四五"期间，健全常态化防控体系、时刻做好准备应对可能发生的潜在风险，对于大型综合性公立医院而言是一项极其重要的任务，也是医院高质量发展的基础。由于防控的需要，门诊将疫情防控和日常服务相结合，安排工作人员进行一、二级预检分诊筛查工作。

新项目开展中的人力配置。近年来，门诊陆续推进开展了许多新项目：多学科联合门诊、医护助一体化、全程管理门诊以及一些特色专科门诊。新项目开展需要门诊工作人员加入，其中在医生助理的协助下，医生提高了看诊质量与效率，长远来看，增加门诊医生助理配比，有助于进一步深化医护助一体化协作模式，提高优质医疗资源利用率和门诊医疗服务质量。

智慧化医疗系统服务的人力配置。门诊是医院重要服务部门，服务质量直接影响医院的形象，更是医院管理水平的体现。提高医院管理水平，利用信息化智慧手段进行门诊管理非常必要。我院门诊智慧化建设不断推进，而智慧化门诊的运行需要增派门诊工作人员指导和维护，来提高患者使用率和使用的满意度，另外，随着智慧化医疗系统服务的推进，门诊导医和挂号室的人力配置可相应减少。

（二）医院门诊部的岗位设置及职责

门诊是我国各级医疗机构都设置的部门，上到三级医院，下到社区医疗服务中心，不同层级医院门诊部的设置也有所差异，本书以三级医院门诊的普遍设置为例，其岗位设置包括管理岗位、诊断性门诊各类人员岗位、互联网医院管理办公室岗位、入院服务中心岗位。

1. 管理岗位

（1）门诊部主任。

全面负责门诊部整体管理规划，包括发展规划、工作计划、人力资源配置、科研管理、宣传教育、制度改进及创新。

（2）门诊部副主任。

参与门诊部业务运行、人事及行政管理、行风建设等工作，协助完成门诊部各项工作和规划。

（3）门诊部科护士长。

制订护理工作计划，负责门诊部的护理及导医的管理、考核及调度。

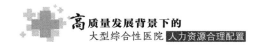

2. 诊断性门诊各类人员岗位

（1）诊区护士长。

全面负责单元的医教研管、思想政治教育工作。

（2）采血护士长。

结合门诊采血工作特点及人员结构等制订工作计划，督促各级护士严格执行各项规章制度和技术操作规程。

（3）医助护士长。

进行门诊医生助理管理、考核、培训工作，保持与随诊医生之间的实时沟通，持续提高门诊医助工作质量。

（4）传染病预检分诊护士。

新冠疫情以来，门诊开始实施三级预检分诊，对进入门诊人员进行早期、快速甄别，有效控制传染病疫情。

第一级预检分诊：在通道管理基础上，设立预检分诊通道，对所有患者、陪伴、医务人员进行个人防护的检查和便捷的体温筛查。

第二级预检分诊：门诊各护士站对所有就诊患者和陪伴再次筛查、复查和进行个人防护指导，完善流行病学史调查。

第三级预检分诊：坐诊医师接诊患者时再次询问流行病学史，结合患者主诉、症状进行评估，符合要求方可看诊。

（5）诊断室护士。

咨询台护士：承担诊区咨询台护理工作。包括就诊全程指导、医护一体化服务、健康宣教、便民服务、医护患沟通协调等。

候诊区护士：承担候诊区护理工作。维持就医秩序，密切观察候诊区患者情况，妥善处理诊区突发、特殊事件。

（6）采血护士。

按采血操作规范完成门诊病人的血标本采集及部分住院患者动脉血气标本采集工作。

（7）门诊导医。

为门诊患者提供导诊服务，做好患者宣传解释协调工作，维持就诊秩序，为坐诊医生提供相关服务。

（8）特约门诊护士。

主动接待患者，参与就诊全过程，以患者为中心，开展优质护理工作，改善患者的就医体验。

（9）疑难疾病会诊中心。

主要承担疑难、危重、复杂患者门诊诊治的绿色通道服务，以及多学科联合门诊、疑难会诊组织管理工作。

（10）医生助理。

协助医生完成门诊患者的诊疗工作，诊后给予患者恰当的解释与指导。

（11）门诊办公室人员。

门诊办公室组长（门诊办公室管理岗位）：参与门诊管理工作，负责门诊办公室日常工作安排，保证患者咨询、审核盖章、投诉接待与处理、危急值病人医疗资源协调等工作顺利进行。

门诊办公室工作人员（门诊办公室管理辅助岗位）：主要职责是贯彻上级指示，协助行政管理及协调患者服务等工作。

（12）排班控制室人员。

编排医生坐诊信息，审核门诊坐诊医师停（替）诊申请。

（13）挂号室人员。

挂号室组长：负责挂号室的协调管理工作。

挂号员：承担患者建卡、前台挂号工作。

自助机操作人员：负责自助机使用引导、检查改进工作。

（14）患者服务中心人员。

患者服务中心组长：负责患者服务中心的管理优化工作。

窗口人员：主要负责患者接待、问题咨询、业务办理、信访接待、志愿者服务等业务，实现诊前、诊中、诊后患者需求的一站式服务。

（15）双向转诊办公室人员。

双向转诊办公室组长（双向转诊办公室管理岗位）：负责管理组织、协调规范双向转诊办公室工作的开展。

双向转诊办公室工作人员（双向转诊办公室管理辅助岗位）：负责双向转诊患者的接待和咨询，协助转诊患者预约挂号、检查、入院及下转基层医疗机构手续办理。

（16）罕见病诊治中心人员。

罕见病诊治中心办公室主任（罕见病诊治中心管理岗位）：统筹协调办公室日常工作，做好上传下达，落实责任，监督执行。

罕见病诊治中心办公室工作人员（罕见病诊治中心管理辅助岗位）：负责罕见病患者的接待、管理工作，汇聚罕见病诊疗资源，为罕见病患者提供医疗服务。

（17）分院区门诊办公室主任。

负责分院区门诊业务运行、行政管理、发展规划与实施。

3. 互联网医院管理办公室岗位

（1）互联网医院管理办公室主任（互联网医院管理办公室管理岗位）。

组织部门协调、开展平台建设、加强业务管理等。

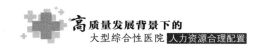

（2）互联网医院管理办公室工作人员（互联网医院管理办公室管理辅助岗位）。

负责互联网医院业务项目的调研、落实、持续跟进和宣传。

4．入院服务中心岗位

（1）入院服务中心副主任。

负责入院服务中心的运行管理、考核、协调工作。

（2）入院服务中心管理组长。

协助落实入院服务中心的日常运行管理、项目推进、组织协调等工作。

（3）入院服务中心登记/查询窗口。

负责入院服务中心办理登记预约、查询签床及宣传咨询工作。

（4）入院服务中心预约签床员。

完成床位资源分配、预定病床的签床排程、通知患者入院、数据汇报与反馈。

（5）分院入院服务工作人员。

负责对分院预约入院患者的登记、咨询、预定病床的签床排程、入院通知、数据汇报与反馈、车辆转送协调等相关工作。

（6）入院服务中心电话咨询服务工作人员。

负责电话咨询服务，包括提供入院候床信息、完善相关记录、进行相关宣教等，并反馈电话咨询信息，协调各岗位之间的信息互动。

三、急诊科人力资源配置情况

（一）急诊科人力资源相关概述及分类

人力资源是一个科室甚至一个医院各项资源中最宝贵、最重要的资源，是物质资源的主宰，是科室发展的"第一资源"，是科室的核心竞争力。科室人力资源是指拥有一定知识、技术、专长的人员的总和，他们运用智力、体力劳动为科室及医院目标的实现贡献自己的价值。因此合理的人力资源配置在急诊显得尤为重要。急诊的人力资源可分为卫生技术人员、行政后勤人员、科研人员、教学人员以及工勤技能人员五大类。

1．卫生技术人员

卫生技术人员是科室人力资源的主体，是完成科室主营业务医疗的核心力量。卫生技术人员包括执业医师、执业助理医师、注册护士、药师、检验技师、影像技师、营养等卫生专业人员。

2. 行政后勤人员

行政后勤是在科室中承担管理及辅助工作职责的工作人员，行政人员主要从事党政、人事、医政、科研、继续教育、信息管理等工作；后勤人员主要从事医疗器械修配、设备采购维保、基础设施建设等工作。

3. 科研人员

科研人员是指科室或医院聘任的专职科研人员，在科室内中从事临床研究或基础研究。

4. 教学人员

教学人员是指教学型医院中负责教学及教务工作的人员，工作内容包含课堂讲授、学籍管理、考务管理等相关工作。

5. 工勤技能人员

在科室中承担技能操作和维护、后勤保障等职责的工作人员，护理员（工）、收费员、挂号员，以及负责转运、安保、保洁等工作的人员都属于工勤技能人员。

由于医院中包含大量的复合型工作人员（即一人多岗），如部分医生、护士在从事医疗工作的同时也承担了部分教学、科研等任务，部分行政、后勤、工勤技能人员本身也是医生，也开设门诊及完成临床一线工作。因此在职系人员界定上，则根据其主要工作内容确定其所属类别。如临床科室科主任80％的工作时间用于临床，20％工作时间用于管理，则科主任为卫生技术人员。

卫生技术岗位是医院的主体，各岗位的人员应该保持适宜的比例。一般来说，卫生技术岗位人员占总人数的70％～72％。

（二）急诊科人力资源规划与配置

医院人力资源规划（hospital human resource planning），即在对其所处的外部环境、内部条件以及各种相关要素进行系统分析的基础上，从科室发展目标出发，对人力资源的开发、利用、提高和发展做出的总体预测、决策和安排。人力资源规划是人力资源配置的前期性工作，是对科室人员流动进行动态预测和决策的过程，在人力资源管理中具有统领与协调作用。

1. 人力规划方法

（1）工时法。

根据上述人力资源评估方法，对医疗、护理工作进行分解，测定完成某项工作全过程所必需进行的程序和动作使用的时间，并结合医院（科室）总体工作量所需工时考虑平均人员工作时间、排班休假等因素进行该项工作的人力资源配

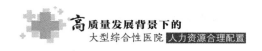

置。以护理人员配置为例：

$$护士配置数=\frac{编制床位数×床位使用率×每位患者每天所需护理治疗的时间}{每名护理人员日均有效时间}$$

$$+机动数人员数$$

该方法原理明晰，计量科学，但实际操作性较差，难以大范围推广应用。对于医院个别科室中的单一项目或标准化程度高的工作可以实施。

（2）工作量法。

将科室就诊人次、住院诊疗护理人次、管理床位数等作为参数，进行人力资源配置的测算。以门诊医师配置为例：

$$某医疗科室门诊医师配置数=\frac{日均就诊人次}{平均每名医师日均诊疗人次}$$

此方法相比较按工时配置具有数据获取简单、操作性强、易于接受的特点，可根据实际情况，在必要条件下配置机动人员。

（3）设备定员法。

根据科室各类设备的数量和设备使用率、每台设备所需员工数量和员工出勤率来确定人员配置数量的方法。该方法主要适用于医技科室设备操作人员配置数的计算。其公式为：

$$人员配置数=同类设备开动台数×单机定员标准×该设备平均开动班次×出勤率$$

从宏观的角度讲，急诊科人力资源配置是指根据急诊科战略目标、经营计划及内外部环境因素等，对急诊科内部岗位设置及人员配置变化需求进行分析评价的过程。从组织管理的微观角度上来看，所谓人力资源配置就是通过考核、选拔、录用和培训，把符合组织价值观和发展需要的人才及时、合理地安排在所需要的岗位上，形成一定的结构效应，并使之与其他经济资源相结合，使得人尽其才、物尽其用，提高人力资源利用率，最大限度地为组织创造更多效益。

（三）急诊科人力资源配置的基本原则

1. 按功能需要设岗原则

即因事设岗，按岗定人，不能因人设岗。

2. 优化结构原则

建立健全相关制度以促进人员整体结构的优化，使能者上，庸者下，各展所长，各得其所。

3. 合理比例的原则

各区域之间，各职类、职种、职级之间，相互制约和依赖，客观上要求有合理的比例关系和合理的智力结构。

4. 动态发展和人员流动原则

人力资源的编设一经核编定岗，在工作量不发生大变化的情况下，应保持相对稳定。但是，合理的人力资源编配，必须在人力资源流动中才能实现，所以在进行人力资源配置时，需要考虑流动率的问题。

5. 科室绩效原则

建立较为合理的人力资源配置标准，进行优化组合，形成强大的团队合力，充分发挥和利用人力资源的效能，提升医院。

（四）急诊科人员配备

1. 主任

急诊科主任：根据三级综合医院要求，急诊科主任应由具备急诊医学副高以上专业技术职务任职资格的医师担任；二级综合医院的急诊科主任应当由具备急诊医学中级以上专业技术职务任职资格的医师担任。急诊科主任是多年从事急诊、富有经验的急诊医学学科带头人。把握急诊学科的发展方向，学术学科建设，经营管理为学科建设的第一责任人。

急诊科副主任1~3位：一位主要辅助科主任负责急诊医疗教学科研等实际业务工作，应为急诊专业的急诊教学、科研副主任医师。另一位可以是医疗主任，负责急诊科诊疗质量、病人安全管理，主要辅助科主任负责科内行政事务性工作。最后一位可以考虑负责经营管理、管理会议及对外发展。

2. 科护士长

科护士长：三级综合医院急诊科科护士长应当由具备副主任护师及以上任职资格和2年以上急诊临床护理工作管理经验的护士担任（如二级综合医院的急诊科有科护士长，则应该是从事10年以上急诊护理工作的主管护师和具备2年以上急诊临床护理工作经验的护士担任）。主要负责全科护士的管理工作及护理工作。科护士长负责本科的护理管理工作，是本科护理质量的第一责任人。

护士长：三级综合医院急诊科护士长应当由具备主管护师以上任职资格和2年以上急诊临床护理工作经验的护士担任。二级综合医院的急诊科护士长应当由具备护师以上任职资格和1年以上急诊临床护理工作经验的护士担任。

3. 急诊科医师和护士的配备

急诊科的急诊医师和护士均应由持有急诊专科医师和护士执照，或其他专业的医师、固定在急诊科工作的人员组成，在编制上要比普通科室匹配宽松，其原因如下：

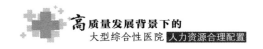

①急诊病人急危重病人多，需要抢救的病人多，需要较多的医护人员进行救治。

②急诊工作人员需外出抢救应对突发事件，往往外派多。

③急诊工作人员值夜班多，工作繁重，工作日应该相对较一般临床科室工作人员工作日要短。

④急诊工作人员接触传染病源及受到各种伤害机会多。

⑤除应对突发公共事件外，还有对社区和120急救中心人员的培训工作。

（1）急诊科医生。

除正在接受住院医师规范化培训的医师外，急诊科应当有固定的急诊医师，且不少于在岗医师的75%，医师梯队结构合理。除正在接受住院医师规范化培训的医师外，急诊医师应当具有3年以上临床工作经验，具备独立处理常见急诊病症的基本能力，熟练掌握心肺复苏、气管插管、深静脉穿刺、动脉穿刺、心电复律、呼吸机、血液净化及创伤急救等基本技能，并定期接受急救技能的再培训，再培训间隔时间原则上不超过2年。急诊科应当有固定的急诊医师，且不少于在岗医师的75%，医师梯队结构合理。参考普通临床科室医师配置的相关文件及规定，各病房配置计算公式如下：

抢救室、EICU为特殊床，1床：0.5医师

急诊留观室和急诊病房床，1床：0.25医师

急诊流水病人（门诊每位医师诊5病人/小时）

每位医师诊4病人/小时×8小时

（2）急诊科护士。

除正在接受护士规范化培训的护士外，急诊护士应当具有3年以上临床护理工作经验，经规范化培训合格，掌握急诊、危重症患者的急救护理技能，常见急救操作技术的配合及急诊护理工作内涵与流程，并定期接受急救技能的再培训，再培训间隔时间原则上不超过2年。急诊科应当有固定的急诊护士，且不少于在岗护士的75%，护士结构梯队合理。参考普通临床科室护士的相关文件及规定，各病房配置计算公式如下：

抢救室、EICU为特殊床，1床：2.5护士

急诊留观室和急诊病房床，1床：0.5护士

急诊流水病人与护士比例，10病人：1位护士

急诊注射室，80病人：1位护士

（3）急诊科可根据实际需要配置行政管理和其他辅助人员。

教学岗，急诊科应当根据每日就诊人次、病种和急诊科医疗和教学功能等配备医护人员。1~2位急诊科秘书，要求熟悉网络通信的人员。同时有的医院有院前急救，还需要急救车、院前急救人员、司机等。急诊科以急诊医师及急诊护

士为主，承担各种病人的抢救、鉴别诊断和应急处理。急诊患者较多的医院，还应安排妇产科、儿科、眼科、耳鼻喉科等医师承担本专业的急诊工作。

（五）急诊科人力资源配置及人力评估注意事项

1. 人力配置应以医院组织结构及人员编制原则为基础

我国现行综合医院人员编制标准，是根据国务院 1978 年公布的《综合医院组织编制原则实行草案》制订的。随着事业单位综合配套改革的推进，相关政策持续出台，其中《三级综合医院评审标准实施细则》（2011）、《三级综合医院服务能力指南》（2016）、《医疗机构基本标准（试行）》（2017）、《四川省三级医院评审标准实施细则（2021）》等文件对医院资源配置有极强的相关性，因此在进行人力资源配置，人力结构优化时应以此为基础，结合急诊科实际情况进行考量。

2. 科室人力评估必须遵循相关法律法规

科室人员构成复杂，专业技术职系较多，在进行人力评估时，应熟悉了解相关岗位涉及的法律法规，并在测算岗位工作负荷及人员数量配置时考虑相关规定及要求。如按劳动法相关规定，测算岗位人员数量的一般公式为：

$$岗位人员配置数 = \frac{\sum 岗位工作量 \times 标准工时}{每日工作时间 \times 法定工作日}①$$

3. 注意岗位设置、相关工作流程及人员安排的合理性

由于岗位人力需求不仅与岗位职责、工作内容及工作量密切相关，而且与该岗位工作相关的各种工作流程及人员安排也较大地影响着人员配置，因此，人力评估时不仅应对被评估岗位进行详细的工作分析，了解并进一步明确工作职责及工作内容，收集实际工作量相关信息，还应对相关工作流程及人员安排进行梳理及审视，评估该岗位设置的必要性及合理性，考虑是否需要进行岗位设置的调整及组织结构优化，此外，还应加强人岗匹配研究，完善岗位管理。

4. 进行人力评估时应注意参照行业标准及适当选择对照"标杆"

岗位设置方案及标准工时的选择直接影响人力评估的最终结果。因此在进行人力评估时，应积极搜寻及参照国内外医院同类人员及岗位设置标准，选择适当标杆，此外，还可选择参照其他行业相同或相似标准来进行测算。

---

① $\sum$ 岗位工作量 × 标准工时，可以为被评估岗位各种工作的实际完成量分别乘以其标准工时之和，也可以为被评估岗位所需工作时间之和；每日工作时间一般为法定 8 小时，特殊岗位按照具体规定计算；法定工作日为 365－52×2－11－年休假天数，其中"年休假天数"按劳动法相关规定计算，若医院另规定有年休假天数超过劳动法规定天数者，则按医院规定计算。

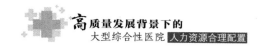

5. 根据不同类别人员的工作性质及特点，建立人力配置标准

卫生技术人员中医生的工作相对复杂，单纯以工时、工作量难以进行准确考量，因此医生人力资源配置以计划增补为主。科室以当前医师构成现状、主要工作效率、工作量指标为基础，根据医院的宏观原则结合科室实际情况提出进人计划及依据，由多部门联合讨论审批进人计划。

在护理人员的配置上，由于护理工作内容较多，各岗位之间工作内容不尽相同，大部分难以精确，因此也采用计划增补为主，工作量测算为辅。科室应定期进行各护理单元人员数量、岗位层级系数及工作量变化等方面的分析，制定全院护理人员总体规划。对特殊岗位，进行工作内容、流程、工作量等相关情况的专项调查。

医技类人员的配置根据工作量增加幅度、设备增加数量和即将拓展新业务等条件拟定进人计划。

行政后勤、教学、科研人员应根据部门的业务分工及职责范围来确定人员的配置。

工勤人员主要以工作量为依据进行人员配置。

6. 不仅考虑工作量及工作负荷，还需考虑轮流排班的基本人员需求

工作量及工作负荷是人力评估时对岗位人员设置评价的主要依据之一，但由于急诊科工作环境及全年每天 24 小时不间断运行的特点，进行人力评估时除收集相关岗位工作量信息、测算岗位工作负荷外，必须考虑岗位的必需性及轮流值班的基本人员需求。

（六）开展急诊科兼职秘书岗位，为长远发展储备人才

基于急诊科管理人员众多，层次复杂，涉及医、教、研、管各个方面。除科室固定医护人员（包括急诊医学研究室）突破 300 人外，还有进修医护人员 50 余人/年、100～130 名规培医师/月、约 200 名实习学生/年、研究生 50 余名/年、规范化培训学员 40 余人/年，这对人力资源管理水平提出了非常高的要求。急诊科管理小组通过充分酝酿，制定了一系列人力资源管理办法，以"急诊科兼职秘书"管理为主来介绍。

1. 急诊科兼职秘书数量结果及岗位设置

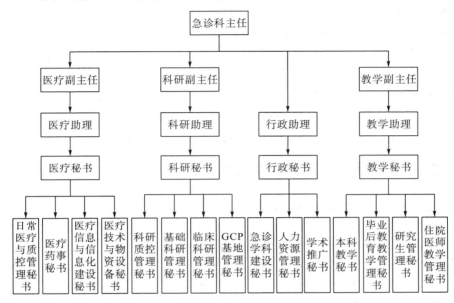

2. 管理制度

（1）急诊科兼职秘书岗面向全科医生进行选拔，科室秘书经历将计入科室个人发展档案，作为职称晋升及评优等依据。

（2）每一个岗位的基本条件和资格都有明确规定。

（3）选拔过程严谨，急诊科兼职秘书选拔由急诊科按照公开选拔、竞争上岗等方式统一组织选拔。科室秘书由科室在全科亮岗，急诊行政组织竞聘选拔，科室管理小组审议通过后，并进行通报。

（4）各个岗位分工与职责明确细化，并根据管理工作实际情况做局部调整。

（5）急诊科兼职秘书考核制度严明，每季度各秘书需提交工作总结，由分管主任及主任助理对分管秘书的德、能、勤、绩、廉等情况进行考察，进行日常考核、季度考核和年终考核考核，考核结果分为"优秀、称职、基本称职、不称职"4个等次。每个季度原则上各个秘书口（行政、医疗、教学、科研）只能有一个优秀名额。科室秘书应按时提交季度考核表，原则上应于每季度最后一个工作周内向科室提交《科室兼职秘书季度考核量表》，由分管主任审查、考核并签字存档。无故超过5个工作日未提交考核表的，不发放当季度岗位补贴。

（6）对急诊科兼职秘书岗位制定合理的保障、奖励及退出机制，正向引导，并充分体现按劳分配原则。

3. 急诊科兼职秘书作用突显

（1）充分利用专业技术人才的优秀才能参与行政管理工作。

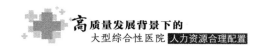

（2）专业技术人才参与行政管理工作，分担行政管理人员压力，并且自身得到行政管理能力的锻炼。

（3）解放行政主任的部分精力用于重要技术开展、学术推广、学科建设、重大科研攻关、教学改革等具有开拓性工作。

（4）通过兼职秘书岗位工作的开展，充分了解行政管理工作的繁杂，对行政管理工作有了更多的理解和支持，将科室整体管理逐渐引入良性循环。

（5）通过兼职秘书岗位工作的开展，培养出一批专业能力突出并具备较强行政管理水平的复合型人才，为急诊科长远发展奠定人才基础。

四、临床营养科人力资源配置现状

（一）临床营养科建设与管理指南

为指导和规范医疗机构临床营养科建设与管理，提高临床营养诊疗能力和服务水平，保障医疗质量和安全，根据《中华人民共和国基本医疗卫生与健康促进法》《中华人民共和国医师法》《医疗机构管理条例》《健康中国行动（2019—2030 年）》《国民营养计划（2017—2030 年）》等法律法规文件，国家卫生健康委办公厅于 2022 年 3 月 21 日印发了《临床营养科建设与管理指南》（下文简称指南），如下部分内容可作为人力资源合理配置参考依据。

1. 适用范围

该指南是对医疗机构设置临床营养科和开展相关医疗服务的基本要求。二级以上综合医院以及肿瘤、儿童、精神等专科医院设置临床营养科，应当按照本指南进行建设和管理。鼓励有条件的其他医疗机构参照本指南设置、建设和管理临床营养科。

医疗机构开展儿童营养与喂养服务，应当按照儿童喂养与营养指导等相关技术规范加强管理。

2. 工作内容

临床营养科应开展以下工作：营养筛查与评估、营养诊断、营养治疗、营养宣教的实施与监督；根据临床需求，参与特殊、疑难、危重及大手术患者会诊，或加入 MDT 团队；按需提供医疗膳食、肠内、肠外营养建议或处方；规范管理、监督肠外营养执行；规范管理医疗膳食业务；规范指导特殊医学用途食品使用；制定并组织实施本机构的临床营养相关工作规范。

3. 临床营养科医疗技术岗位设置要求

经临床营养专业培训的医师，可以按照有关规定规范开展临床营养诊疗活动。包括但不限于对营养失调病、营养代谢障碍等疾病的诊疗，以及对其他各种疾病的营养支持等；经临床营养专业教育或培训的营养专业技术人员，可以按照有关规定规范开展营养咨询、营养筛查及评估、肠内营养配制、医疗膳食配置、营养宣教等工作。

（二）临床营养科岗位设置未来展望

（1）医疗机构应当具备与其规模、功能和任务相适应的诊疗场所、专业人员和设备设施，并完善相关工作制度，保障临床营养诊疗工作有效开展。

（2）临床营养科应当建立健全医疗膳食及肠内营养制备部门相关岗位工作人员健康档案、食品原料档案、餐具消毒制度、食品留样制度和卫生检查制度等。

（3）临床营养科应当加强科室内部建设，确保专业技术人员层次、结构合理、岗位责任分工明确，推动科室内及相关科室间团队协作，优化、完善相关服务流程。

（4）医疗机构应当认真遵守有关法律法规、规章制度，遵循相关诊疗指南、规范、规程、标准、临床路径等，规范开展临床营养诊疗活动。

（5）临床营养科应当根据《营养筛查及评估工作规范（试行）》的有关要求，规范开展营养筛查及评估工作。

（6）临床营养科应当按照有关规定规范书写、保存病历等医疗文书，利用信息化手段提高医疗服务效率和决策水平，并加强相关诊疗信息统计分析。

（7）医疗机构应当根据临床营养科建设情况，制订学科人才培养和岗位培训计划，不断提高临床营养专业相关人员的业务素质和专业水平。同时，将临床营养诊疗相关知识、技能纳入医务人员继续教育、技能培训、考核范畴，并定期进行评估。

（8）医疗机构应当加强临床营养科的质量管理，制定完善质量控制标准，不断规范临床营养诊疗活动，持续提高临床营养诊疗水平，保障医疗质量与安全。

（9）医疗机构应当加强以电子病历为核心的信息化建设，将临床营养科纳入信息化建设范畴整体推进。

（三）临床营养科岗位职责说明书

岗位职责说明书对各岗位的职责进行描述，各岗位据此开展岗位工作。科室及医院据此进行岗位绩效考核。

1. 临床营养科主任岗位职责

在院长/主管院长的领导下，全面负责本科的行政事务和业务管理工作；负责制定科室各种规章制度及工作流程并监督执行，协调运营过程中的各类问题；负责组织开展营养诊疗工作，开设营养门诊、参加危重病人及特殊营养治疗病员的查房、会诊，组织营养查房，组织科室病例讨论等；负责指导、督查营养医

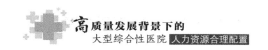
（技）师的营养诊疗工作、监督肠外肠内营养治疗的合理性，对不合理的肠外肠内营养医嘱提出意见与建议；负责组织开展临床营养科学研究，积极支持和鼓励营养医务人员开展科研工作，带领全科学习和应用新技术、新项目，提高业务水平；承担营养专业本专科及研究生教学工作，负责安排、指导实习和进修带教，组织在职人员业务培训与技术考核等专业教育工作；负责对临床营养科的工作人员的业务考核、规章制度执行情况的考核、工作质量的考核以及思想教育工作；督促落实财经管理、成本核算、资产管理、食品卫生安全等制度。

2. 临床营养科副主任岗位职责

配合科室主任，全面完成本科的行政事务和业务管理工作；负责科室临床医疗业务工作，识别重点病例，主导该重点病例的营养治疗，安排下级营养师进行该重点病例所有相关数据的收集及录入，建立数据库；建立各病种的营养治疗路径并根据诊疗效果及技术发展对其进行维护；对下级营养师进行业务带教，可通过案例分析、报告学习、口头传授等方式进行带教；指导营养师的营养宣教材料、宣教方式，出席宣教会议，进行专家答疑。

3. 营养医师岗位职责

负责科室医疗、教学、科研及治疗饮食管理及运行相关工作；按照三级查房制度，每周营养查房1~2次，管理临床科室多学科团队，全面监测患者营养治疗效果；在科主任的指导下，严格执行营养诊疗流程，完成患者的营养筛查、评估、诊断、治疗及监测，建立营养病历，收集患者临床及营养相关数据，建立数据库，并根据患者病情进展及时进行各种数据的录入及分析（数据录入整理工作可交由下属的营养技师完成）；完成营养病历、病程及个案总结；进行营养会诊，根据会诊情况作出肠外及肠内营养治疗方案，开具营养治疗医嘱，监督肠外医嘱执行情况；完成营养门诊工作，不少于1次/周；根据科室的工作计划安排，编制所负责的患者营养宣教材料，按计划组织患者进行宣教，保存宣教的各项记录如签到表、宣教材料、宣教记录等。

4. 主任/副主任营养技师岗位职责

负责科室医疗、教学、科研及治疗饮食管理及运行相关工作；按照三级查房制度，每周营养查房1~2次，管理临床科室多学科团队，全面监测患者营养治疗效果；与临床医师一起进行院内外会诊，根据会诊情况作出肠内营养治疗方案，并开处肠内医嘱，并监督医嘱执行；监督医疗膳食常规及操作规程，严防差错及医疗膳食安全事故。

5. 主管营养技师岗位职责

协助科室领导完成科室医疗、教学、科研及治疗饮食管理及运行相关工作；按照三级查房制度，坚持每个工作日带组查房，全面开展营养诊疗工作，对患者进行营养状况评价，制定个体化营养治疗方案以配合协助临床治疗，参与临床科室多学科管理团队；负责所分管病区的肠内营养治疗质量控制工作；负责完成所分管病区的院内会诊、多科会诊及营养随访工作；同时协助完成院际会诊；负责完成营养专科门诊工作，为患者制定家庭营养管理方案，并进行追踪随访；按学校相关教学规定，保质保量地完成基本教学任务，同时协助完成其他教学任务；协助完成科室主办或承办的各种会议、继续教育培训及科普讲座，同时积极参与相关学术活动及任职，踊跃发言，扩大科室在国内的影响力；积极完成科研课题及医疗新技术的申报工作，参与科研工作，并发表高质量的科研论文。

6. 初级营养技师岗位职责

在中级营养师和营养医师的指导下，完成相应临床营养医、教、研及医疗膳食监督工作；协助开展营养诊疗工作，按照三级查房制度，坚持工作日查房，配合临床治疗，协助临床医师为患者制定饮食、肠内和肠外营养治疗方案；根据疾病营养治疗原则，指导患者合理饮食，并制定各类治疗饮食食谱，并定期更换。随时了解患者对膳食的反馈意见，并不断调整改进；参与营养随访门诊工作，并参与家庭肠内营养治疗患者的随访工作；协助监督治疗膳食制作流程，并进行抽样及尝检，要求其符合治疗原则及食品卫生标准，发现问题及时通报相关部门并协助改进；积极申请科研课题，参与科研工作，并发表科研论文；完成营养代谢室的检测及管理工作，例如能量代谢检测、人体成分分析等相关检测工作；完成营养代谢仪器设备的维护和保养工作；参与相关营养科普工作。

7. 专职科研人员岗位职责

负责教学大纲的撰写及修订，负责教学信息统计表的填报，认真完成临床营养本科教学的管理、安排以及组织和协调工作；负责临床营养课程建设工作，完成临床营养教学任务以及实习安排及管理，负责试卷出题、评阅等工作；参与临床营养科研课题的申报、研究，负责项目开展后的协调、安排等管理工作；负责临床营养专业继续教育工作的开展，负责营养专业进修生的管理以及考核工作。

8. 营养护士岗位职责

门诊及出院病人营养液使用情况管理及随访；外科加速康复病人术前营养管理；负责肠内营养制剂质控管理和重症病房的配送；负责营养泵的管理；负责检查患者耐受性，及时与病区营养师沟通，参与制定和调整患者的营养支持方案；参与科室质量控制小组工作，保证肠内营养配制中心医疗安全。

9. 医疗膳食管理员岗位职责

负责膳食从业人员的管理工作，负责统计的日常管理与协调工作；建立健全食品质量安全管理体系，完备质量管理文件，参与医院安全生产管理，发现问题，持续改进；负责食物等物资、物流管理制度和食品安全溯源管理制度、流程的制订，监督实施；负责特需餐工作管理制度、流程的制订，监督实施；协助膳食营养师，制定特需病人个体化膳食食谱；制订培训计划，组织开展食品卫生安全法规、知识及医院感染知识培训；负责设备档案管理及建立预防性设备故障维修方案，定期对高价值设备开展巡检管理。

10. 肠内营养配制员岗位职责

负责肠内营养原料的初步加工；负责根据治疗单配制肠内营养制剂；负责对照处方发放肠内营养制剂；负责肠内营养配制中心设备和环境的清洁卫生。

11. 医疗膳食配制员岗位职责

严格按照标准食谱的制作要求进行程序化、标准化的配制；严格控制原辅料与调味品用量，控制成本减少浪费；遵守具体营养膳食制备员岗位的操作要求，积极提出工作质量与制作工艺改进的合理化建议。

12. 营养配餐员岗位职责

严格遵守食品卫生安全、个人卫生条例的各项内容。完成责任区域、设备设施的清洁卫生工作；根据订单准确领取膳食，按时送至病房病员手中，同时完成每日营养制剂的配送工作；负责对病员开展治疗膳食种类、用途、价格等的宣传工作；了解所负责的病房病员基本情况及特殊事件，做好个性化服务工作；严格执行工作程序、服务程序和卫生要求，保证服务质量；积极参加培训，提高服务技能及业务素质能力。

五、放射物理技术中心人力资源配置情况

四川大学华西医院放射物理技术中心是在放疗科物理技术组的基础上成立的医技平台部门，隶属于华西医院肿瘤中心。放射物理技术中心的主要职能是服务于来自肿瘤中心多个临床科室的 20 余个肿瘤放射治疗医疗组，为肿瘤放疗的安全和准确实施提供全方位保障和技术支持。

中心现有主要设备包括医用直线加速器，CT 模拟定位机、MRI 模拟定位机和常规模拟定位机、治疗计划系统、三维水箱，另有多套质量保证相关的测量仪器和设备。中心开展的常规治疗技术包括二维照射、三维治疗、调强和容积旋转调强；复杂治疗技术包括图像引导的三维和调强放射治疗，以及立体定向放射治疗；特殊技术有主动呼吸控制技术、呼吸门控技术、靶区电磁追踪技术和人体激光表面追踪技术等。全中心 2021 年全年平均每天治疗患者大约 650 人次，其中调强和容积旋转调强占比 80%，图像引导治疗约占比 70%，立体定向放射治疗约占比 15%。

放射物理技术中心承担四川大学华西临床医学院影像技术系放射治疗技术专业方向的本科教学工作，同时承担放射物理专业的硕士和博士生培养任务。中心

以优良的软件资源、硬件设备以及高级专业人才搭建起了服务全院的肿瘤放射治疗科研平台和肿瘤信息网络平台，并在此基础上和全院有关科研团队开展跨学科科研合作。

现代精准肿瘤放射治疗对肿瘤定位，特别是治疗范围的确定以及剂量传输的准确度要求极高，同时放射治疗流程复杂（见表2-3-5），从放射治疗医师制定放射治疗方案开始，共包括体位固定，模拟定位（常规或CT、MRI模拟定位），靶区、危及器官和正常组织范围确定，治疗计划设计和优化，治疗计划评估，剂量验证，位置验证和治疗实施等9个主要节点。每个流程节点由不同种类的工作人员在不同的工作场所完成，涉及人员类型有放射治疗医师、放射治疗师、放射治疗物理师、护士以及辅助人员等。

根据郎锦义等人2015年在全国范围内的调查数据，每收治10000名肿瘤放疗患者，配置物理师35.8人，治疗师92.0人，维修工程师10.2人；与之对应的华西医院人员配置现状为，物理师36.4人，治疗师71.4人，维修工程师1.3人。对比数据表明，华西医院放射物理人员配置与全国水平相当，治疗师配置人数仍显不足，工程维修人员配置明显低于全国水平。与病房护理人员不同，放射物理技术中心的护士为放疗流程管理方面的特殊岗位，不与全国情况比较。

表 2-3-5　华西医院放射治疗流程

流程节点	内容	人员
治疗方案确定	肿瘤放疗医师根据患者实际情况确定放射治疗方案，护士负责对患者进行肿瘤放射治疗宣教。	医师、护士
登记	在肿瘤信息系统中登记患者资料，为患者预约体位固定和模拟定位，放疗计划完成后为患者办理收费手续，并预约复位和治疗时间。	治疗师或护士
体位固定	根据治疗部位和医师定位要求制作个体化体位固定装置。	治疗师
模拟定位（常规、CT或MRI）	二维照射使用常规模拟定位机设计治疗计划；三维或调强等复杂治疗使用CT模拟定位，必要时增加MRI定位并和CT定位图像融合，如需增强，由护士负责注射影像增强剂。	治疗师、医师和护士
靶区定义	使用治疗计划系统在CT图像上勾画治疗范围，必要时采用MRI等影像融合。	医师
正常组织和危机器官定义	物理师使用计算机自动勾画技术完成初步勾画，医生修改并审核。	医师、物理师协助

续表

流程节点	内容	人员
计划设计	使用计划系统在三维空间设计照射野的入射方向、形状以及权重，使得靶区获得所需剂量覆盖的同时尽可能保护正常组织，并计算剂量分布。	物理师
计划评估	使用平面剂量分布图或剂量体积直方图等统计工具评估靶区的剂量覆盖以及正常组织特别是危及器官的受量，判断计划能否接受。	医师
计划传输	输出治疗计划执行文件、摆位参考影像等到肿瘤信息系统，打印治疗计划单。	物理师
剂量验证	复杂治疗计划，如调强、容积旋转调强以及立体定向治疗，需要在治疗正式开始前进行基于模体的剂量分布测量，并和计划系统计算并输出的剂量分布做比较，满足一定的准确度要求才能实施治疗。	物理师
复位	根据计划系统输出的CT定位参考点和实际治疗等中心的三维坐标之间的位置差，使用常规或CT模拟机在患者体表标记出等中心位置，并获取等中心影像并和计划系统输出参考图像比较，满足规定的摆位偏差方可进入治疗实施阶段。	治疗师
治疗实施	首次治疗前，使用加速器的治疗射线拍摄治疗野的等中心影像或等中心层面的正侧位影像并和参考影像配准，进行摆位验证。医师要求使用图像引导，按照要求的频率，在治疗前获取三维容积影像，并和计划CT配准，计算摆位误差，满足要求方可开始治疗。调取肿瘤信息系统的治疗计划，按照预定的治疗排程治疗。	治疗师

（一）物理师

配置物理师 28 名，均具备博士学位和硕士学位，其中包括学科带头人，高级物理师，一般物理师和新进物理人员。除新进人员，所有物理师均取得《全国医用设备使用人员业务能力考评合格证》，专业为 LA，X（γ）物理师。

1. 学科带头人（放疗科副主任）

放疗科副主任 1 名，负责放射物理技术中心的临床、教学和科研等各项工作。学科带头人在国内本专业领域享有极高学术声誉，并享有较高国际影响力，能够为本院放射物理乃至放射肿瘤的学科发展发挥积极作用。

学科带头人的岗位职责包括：①在华西医院总体发展规划和要求下，确立放射物理技术专业的学科发展目标，建立组织和制度，组建有关团队，并监督系统运行，确保实现预期目标。②在相关国际、国内组织担任重要职务，为华西放射物理争取更大发展空间，扩大中心在国内外的学术影响力。③负责组织放射物理技术人员拟定有关规章和制度，保障放射治疗全流程的规范、安全和准确实施；组织制定放射治疗质量保证相关的标准和规程，确保华西医院放射治疗水平达到国内外相关标准要求。④负责组织和监督放射物理技术人员按照有关标准和规程要求完成质量保证方面的测量、分析和报告，组织和监督有关人员完成放疗新设备的临床前完整测试任务。⑤负责组织有关人员积极开展新技术在放射治疗中的应用，并对取得的效益进行评价，推动放射治疗技术的不断改进。⑥负责组织和监督本科、研究生以及实践教学工组的有序开展，为我国放射治疗相关行业不断输送优秀人才，树立华西放射物理技术专业的领军地位。⑦负责拟定科室放射物理专业方向科研工作的预期目标和实施办法，组织全科室室员工开展科研项目申报，并对项目的完成情况进行监督和评价。⑧组织召开国内外专业学术会议，促进本专业领域学术交流，并持续扩大华西医院放射物理技术的学术影响力。

2. 高级物理师

配置高级物理师均为副高级以上职称，其中具备博士学位或者硕士学位。高级物理师的岗位职责包括：①负责拟定放射治疗相关的规则和制度，保证放射治疗的流程规范，实施安全和准确。②负责拟定放射治疗质量保证的相关标准和规程，确保放射治疗水准达到相关行业标准。③负责指导低年资物理师解决放射治疗质量保证方面的重点和疑难问题，在新设备的临床前综合测试等重要工作中承担审核工作。④负责指导低年资物理师完成疑难病例的计划设计和优化工作，负责指导治疗师完成疑难病例或复杂的、新技术等特殊治疗。⑤负责指导和推动放射治疗新技术在本中心的开展和应用，不断提高放射治疗技术水平。⑥负责相关专业研究生的培养，重点培养学生的科研能力和解决问题的能力，为本科室和我国肿瘤放射物理的学科发展输送优秀人才，推动本专业的持续发展。⑦负责申请国家级或省部级项目，着重解决肿瘤放射物理方向，特别是相关交叉学科的重点、难点和突出问题，突破关键技术瓶颈，推动学科的跨越式发展。⑧参加国内、国际专业学术会议，介绍本中心在放射物理领域的最新研究进展，扩大个人及中心的学术影响力。

3. 一般物理师

配置一般物理师均为中级以上职称，具备博士学位和硕士学位，主要以硕士为主。一般物理师的岗位职责包括：①参与制定放射治疗相关的规则和制度，保证放射治疗实施的流程规范、安全和准确。②参与制定并贯彻执行放射治疗质量保证相关的标准和规程，确保放射治疗技术水平达到相关行业标准。③负责放射治疗设备及放射治疗全流程的质量保证和质量控制，负责完成新设备的验收和临床测试工作。④负责放射治疗计划的设计和优化，平衡临床需求和设备局限性，作为放疗医师和治疗师的沟通桥梁，用最优的计划设计保障放射治疗实施的安全、准确和高效。⑤负责放射治疗新技术的开展和应用，不断提高放疗技术水平，为患者提供更优质的医疗服务。⑥负责本科生教学，包括理论授课和实践教学，培养学生的基本专业素养和临床技能，为我国肿瘤放射物理和技术方向输送优秀人才。⑦负责申请国家级或省部级项目，着重解决肿瘤放射物理方向的难点和重点问题，为推动学科发展助力。⑧参加国内专业学术会议，介绍本人在放射物理领域的最新研究进展，扩大个人和中心的学术影响力。

4. 新进物理人员

为适应华西医院肿瘤放射治疗的高速发展，包括多个分院区放疗科和质子重离子中心的建设，放射物理技术中心承担了放射物理的培养任务，平均每年新进物理人员 2~3 名。新进物理人员的岗位职责包括：①遵守放射治疗相关的规章和制度，熟悉质量保证的相关标准和规程，以及相关行业标准。②参与放射治疗设备及放射治疗全流程的质量保证和质量控制，新设备的验收和临床测试工作。③参与放射治疗计划设计和优化。④参与本科生实践教学。⑤申请院校、厅级项目。⑥参加国内专业学术会议，介绍本人在放射物理领域的最新研究进展。

（二）治疗师

配置治疗师 50 余名，具备博士学位或硕士学位的比例为 13%，其中学术带头人 2 名。除新进人员，所有治疗师均取得《全国医用设备使用人员业务能力考评合格证》，专业为 LA，X（γ）治疗师。

1. 技术组长及学术带头人

配置的技术组长分别侧重临床工作、科研和教学工作。组长及学术带头人在国内本专业领域享有较高学术声誉，并具有一定国际影响力，能够为本院放射治疗技术的发展发挥积极作用。

治疗师组长的岗位职责包括：①在放射物理技术中心的总体发展规划框架下，制定本科室放射治疗技术学科的发展目标和实施计划，制定人才梯队建设规划，为未来学科发展进行准确定位和方向选择。②在全国乃至国际相关学术组织任职，为华西放射治疗技术争取更大发展空间，扩大中心在专业领域的影响力。③负责组织放射治疗实施流程的不断优化，保证各环节的安全、准确和高效运行。④负责本科生和研究生的教学工作，培养优秀的放射治疗师或合格的放射物理技术人才。⑤负责组织放射治疗新技术的开展和应用，推进放射治疗体位固定、模拟定位和治疗实施等各环节的技术进步。⑥申请国家及省部级科研项目，致力于解决放射治疗技术相关领域以及交叉学科的物理技术的核心关键问题。

2. 一般治疗师

一般治疗师专业背景为放射治疗技术、临床医学和生物医学工程。一般治疗师的岗位职责包括：①负责制作体位固定装置，为后续准确摆位和提高摆位重复性打下坚实基础。②负责配合医师完成常规二维模拟定位；按照医嘱要求完成三维 CT、MRI 模拟定位。③负责特殊治疗技术的实施，包括呼吸控制、体表检测、图像引导等。④负责在放疗实施环节准确执行治疗计划，包括精准摆位，准确执行医嘱。⑤负责和患者进行良好沟通，保证放射治疗流程的顺利实施。⑥负责本科生教学，特别是实践教学的开展。⑦负责申请院校、厅级项目，致力于解决放射治疗技术方面的关键问题。

3. 新进治疗师

为适应华西医院放射治疗的发展，放射物理技术中心已启动放射治疗师的培养计划，平均每年新进治疗师 2~3 名，均具备硕士或本科学位，专业方向为影像技术（放射治疗方向）等相关专业。新进治疗师的岗位职责包括：①参与体位固定装置制作，为摆位重复性建立良好基础。②参与二维模拟定位和三维 CT、MRI 模拟定位。③参与特殊治疗技术，包括呼吸控制、体表检测、图像引导等。④参与放疗实施，包括精准摆位，准确执行医嘱等。

4. 护士

配置的护士负责放射治疗门诊医疗活动开展、放射治疗流程管理和 CT 定位造影剂注射。护士的岗位职责包括：①负责患者宣教，告知准备接受肿瘤放射治疗的患者放射治疗的流程及有关注意事项。②负责放射治疗流程管理，基于医院肿瘤信息管理平台，对拟开展和放射治疗中的患者进行活动预约、完成状态追踪、患者治疗信息收集和处理、治疗后回访等。③作为医患和部门内部信息沟通的枢纽岗位，负责接受患者咨询、意见反馈、资料收发、放疗门诊预约等工作。④负责 CT 定位影像增强造影剂高压注射器的使用，患者风险告知，不良反应的观察和处理。

5. 网络信息管理员

配置一名网络信息管理员，负责放疗网络维护和信息管理，其岗位职责包括：①负责肿瘤信息系统的日常维护，保证系统安全运行。②负责肿瘤信息系统升级、扩容，保证升级期间全中心网医疗活动的正常开展。③负责肿瘤放疗相关数据、资料的存储、备份和恢复。④负责中心所有联网设备的网络安全。

6. 工程维修人员

配置一名工程维修人员，其岗位职责包括：①负责加速器等放疗设备的日常

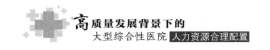
维护和保养，为放射治疗的正常进行提供保障。②负责加速器等设备的故障排除、简单故障的维修。③负责配合加速器厂家工程师完成设备的安装、调试和复杂故障的维修工作。

7. 辅助人员

配置 4 名辅助人员，负责维护治疗室、放疗门诊等医疗场所的秩序，负责放射治疗单等文件资料和物品在机房、登记室和计划室等地点传递。

六、放射科医师岗位人力资源配置现状

（一）卫生行业岗位设置要求或标准

国家人事部、卫生部于 2007 年 3 月 19 日发布了《关于卫生事业单位岗位设置管理的指导意见》，规定卫生事业单位岗位分为管理岗位、专业技术岗位和工勤技能岗位三种类别，管理岗位指担负领导职责或管理任务的工作岗位。管理岗位的设置要适应增强单位运转效能、提高工作效率、提升管理水平的需要。专业技术岗位指从事专业技术工作，具有相应的专业技术水平和能力要求的工作岗位。专业技术岗位的设置要符合卫生工作和人才成长的规律和特点，适应发展社会公益卫生事业与提高专业水平的需要（根据卫生行业特点，专业技术岗位分为卫生专业技术岗位和非卫生专业技术岗位）。卫生事业单位专业技术岗位的设置，以医、药、护、技等卫生专业技术岗位为主体，并根据工作需要适当设置非卫生专业技术岗位。工勤技能岗位指承担技能操作和维护、后勤保障、服务等职责的工作岗位。工勤技能岗位的设置要适应提高操作维护技能，提升服务水平的要求，满足卫生事业单位业务工作的实际需要。

（二）放射科或影像中心的医生岗涉及的行业岗位设置要求

放射科诊断医师主要涉及上述岗位中的管理岗位、专业技术岗位两种。2016年，国家卫生计生委关于印发医学影像诊断中心基本标准和管理规范（试行）的通知，要求放射科至少有 8 名中级以上职称、注册范围为医学影像和放射治疗专业的执业医师，放射科医师、技师应当具备医用设备使用相关技术能力。其中，至少有 1 名正高、1 名副高和 2 名中级职称的执业医师注册在本机构，其余 4 名医师可以多点执业的方式在本机构执业（每台 DR 至少配备 1 名执业医师、每台 CT 至少配备 2 名执业医师、每台 MRI 至少配备 2 名执业医师）。

（三）岗位配置现状、未来的展望

华西医院放射科是目前国内一流、国际先进的医学影像中心之一，连续多年在中国医院专科排行中排名第二，仅次于北京协和医院。在学科方面，华西医院放

射科是国内影像领域 4 个国家重点学科之一、国家临床重点专科、中国医学科学院创新单元首批获得单位。在医疗方面，华西医院放射科是全国临床影像检查量最大的科室，2021 年华西医院放射科总服务患者约 167 万人次，较 2019 年同比增长17.9%，在承担大量高难度临床检查的同时，通过信息化和智能化建设来加强质控和提升管理水平。因而，华西医院放射科在国家、行业规定的基础上又采取了一些特色的配置方法来保证放射科报告的质量、患者和工作人员的安全性以及医疗服务的效率。

1. 岗位配置现状

目前，华西医院放射科诊断组有医师 110 余人，包括教授/主任医师、研究员、副研究员，副教授/副主任医师、讲师/主治医师/助理研究员和初级医师（医师职称与学历构成详见图 2-3-1）。

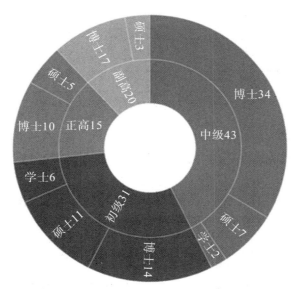

图 2-3-1 放射科人员职称与学历构成（单位：人）

为了不断提高影像诊断质量，确保诊断准确性和诊断报告时效性，减少差错事故，结合放射科诊断工作特点，根据科室工量特别大的实际情况，基于网络环境下的"集体读片"存在一定难度，放射科诊断工作流程采取以下模式：

初级医生书写诊断报告 → 高年资医生审核报告（→ 疑难病例由发现"问题"的医生提出，在高级职称医生主持下于诊断室现场讨论 → 出具会诊报告）

在这样的工作模式下，目前华西医院放射科的岗位配置如下：

（1）初级诊断医生（住院医师、进修生、研究生）在高年资医师指导下书写诊断报告。

（2）中高级职称医师审核由初级医师书写完成的诊断报告。

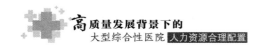

（3）疑难病例，由审核报告的医生提出后，在亚专业组内经多名中高级职称医师讨论达成共识，或经高级职称医师"阅片"分析、指导，再审核。

（4）放射科诊断组设置心胸部影像、神经肌骨影像、腹部影像三个相对独立小组，来完成影像报告的书写与审核。此外，急诊检查的性质比较特殊，放射科设立专职人员负责急诊报告的书写与审核（见图2-3-2）。

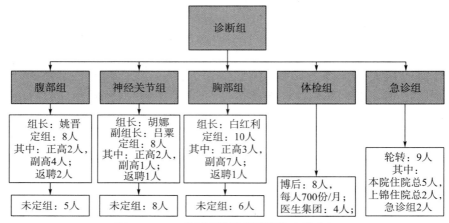

图2-3-2 华西医院放射科报告审核分组

2. 未来的展望

尽管放射科已取得了一系列成果，然而在当前国际国内形势下，特别是结合中共中央《"健康中国2030"规划纲要》、习近平总书记在教育文化卫生和体育领域座谈会上的重要讲话精神，历经COVID-19疫情考验，华西医院放射科也对标国际、国内一流放射团队，认真分析自身短板，发现以下四方面问题：第一，科室存在亚专业发展不平衡、科学研究和人才培养不充分的问题；第二，目前科室仍缺乏交叉学科的人才培养机制及配套岗位设置；第三，科室的临床工作质量、效率及病人满意度仍待进一步提升；第四，科室存在科研原创能力、新方法、新技术的创新能力及各项人才的国际影响力不足的问题（见图2-3-3）。

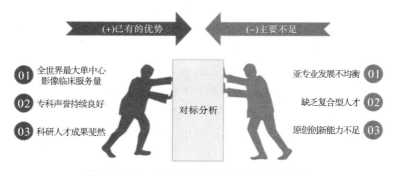

图2-3-3 放射科目前的优势与不足分析

因而，如何紧密围绕"国内领先、国际一流"的整体战略目标，全力提供高效、精准、智能、贴心的医疗服务，积极提高我科影像报告质量，通过人员配置的进一步优化来提高我科医生的工作效率，积极参与创建国家/区域放射医学中心，建设一流学科、一流亚专业、一流专病研究，是我科需要重点解决的问题。

基于上述思考，我们提出下述几点展望。

（1）建设完整的华西放射医师分级审核制度与建设华西放射临床质量评价体系。

结合医院DRGs的推广，在前期专病专机检查的基础上，建立基于疾病难度系数的放射医师分级诊断和分级授权体系。体系内人员包括医疗组长、定组的正高和副高级职称医师、轮转的中级与初级职称医师。保证临床工作量的基础上，以"着力提升医疗救治效果"为导向，变革放射医师绩效体系，将诊断报告质量与绩效挂钩，树立"质量并存"的医疗理念与优秀榜样。

（2）有效结合人工智能、5G、"影像云"等新技术，优化人力资源与岗位配置，提高医师工作效率。

加强智能化、信息化建设，依托医工合作、5G技术、大数据分析，深化人工智能、云技术及数字化诊断模式的临床应用，建设智慧科室。同时，在新技术的催化下，进一步发挥新一代入职员工的积极性，包括：①建设"华西云影像"：在保证数据安全的基础上，全力推进放射科数据的云端化，便捷化员工的影像学习与工作流程。②建设"华西智能影像"：以已有的肺结节AI诊断为范例，在冠心病、肝癌与肝硬化、前列腺癌等专病上创造更多的AI辅助诊断应用，挖掘医疗服务潜力，从而提高员工工作效率。③发挥目前已有的"3D后处理中心"的潜力，促进影像医生与临床医生的沟通与交流，从而提高员工在医疗服务中的参与感，强化医疗责任感，并提高影像科报告质量。

（3）加强亚专业分科建设，梳理专病/亚专业研究团队，推进亚专业带头人负责制及相应学科建设考核。

鼓励科室人员加强亚专业方向的学习，结合影像报告结构化的方向，继续拓宽科室骨干人员"走出去"的途径，深化新兴亚专业人才与复合型人才"引进来"的途径。在原有的三个学科大组的分类下，逐步完善与精细化亚专业学科构建，实现影像报告的专科化，从而进一步提高医疗服务质量，提升不同亚专业方向人才的学习与工作效率（见图2-3-4）。

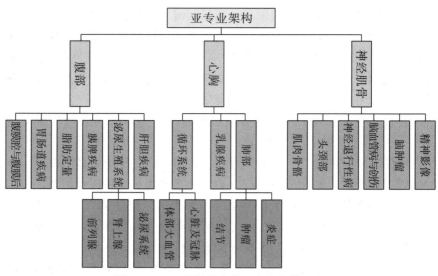

图 2-3-4 放射科未来亚专业架构展望

（三）对应岗位职责、考核指标或体系

1. 放射科管理岗医师岗位职责

科主任工作职责：在医院党政领导下，全面负责放射科的医疗、教学、科研、学科建设、人才培养和科室人、财、物等各项管理工作。以医院文化为基本，培育、形成和发展科室文化、价值观。把医院的宏观发展与科室发展有机结合起来，依据医院制定的中远期建设发展规划、年度医院工作要点和医院中心工作，结合科室的实际，完成部门的年度工作计划，在年末进行总结，并在科室职工会上进行述职。深入调查研究，及时掌握科室营运动态，定期向主管院领导汇报，做好上传下达、下情上报工作。定期召开科室管理小组会，针对本科室医疗安全、医疗质量、服务态度、劳动纪律、医技护协作等问题，及时提出解决办法或建议，并指定专人做好会议记录。重视学科学术梯队建设和科室人才培养，制定科室各类职工轮训培养计划。督促科室职工认真执行院、科两级的各项规章制度，不断提高影像诊断质量，执行技术操作和护理操作常规。加强与各临床科室、各职能部门的沟通协调，广泛收集意见和建议，不断改进科室工作。以医院"德、勤、能、绩"四个考核方面为基础，建立部门内部管理制度和定性、定量的内部绩效考评、主观与客观指标体系，并以此标准定期对科室职工进行综合评价。带头遵守劳动纪律，出差、学术交流活动按医院规定办理有关手续，差务期间指定科室管理代理人。组织本科人员的医德医风教育、业务培训和技术考核，提出升、调、奖、惩意见。根据科室实际情况，内部调配医疗资源和人力资源。

科室支部书记职责：在医院党委和总支的领导下，负责召集支部委员会和支部党员大会，贯彻、落实上级党组织的决议和指示。按照党章要求，加强党员的教育、管理、考查和培养。了解掌握党员的思想、工作和学习等方面的情况，深入细致地做好思想政治工作，深入党员、群众，和党员、群众交心谈心，掌握他们的思想动态，及时发现、解决问题。积极参与科室管理，经常与各支部委员和同级行政领导保持密切的联系，交流情况，协调科内党、政、工、团和干群的关系，充分调动各方面的积极性。加强基层党建工作，抓好支部委员会的建设，建立支部委员会的工作、学习制度，充分发挥支部委员会的战斗堡垒作用。积极组织开展各类健康的科室文化活动，有效开展职工思想教育工作。模范遵守医院和科室的各项规章制度，服从医院工作安排和管理要求。

医疗分管副主任工作职责：在医院医疗分管副院长和科室主任领导下，具体负责放射科的医疗工作。以医疗核心制度为准则，结合科室实际，制定保证科室医疗质量、医疗安全的规章制度，并组织实施、追踪和分析实施结果、提出持续改进建议。负责放射科医疗工作效率和主要指标的统计分析工作（检查人次、检查预约时间周期、检查报告周期、手术治疗台次、检查阳性率、影像诊断准确率、各类员工工作效率）。加强影像诊断报告质量管理，落实管理措施，保证影像报告的质量、提高诊断报告时效。组织开展医疗新技术，根据影像设备的发展，结合临床需求，不断更新检查方法，增加检查手段。负责组织集体阅片，实施亚专业学术带头人主持下的常规 X 线、CT、MRI、介入治疗综合读片制度，落实检查报告三级医生负责制和疑难病例讨论制。完成部门下达的指令性医疗任务，并做书面总结。组织领导本科人员认真执行各项医疗规章制度和技术操作规程，经常检查防护情况和设备使用与保养情况。严防差错事故，及时处理医疗纠纷和医疗事故，保障医疗安全，医疗不良事件及时上报主管部门。定期随访临床科室和病患，了解、分析临床医生、患者需求，持续改进服务流程，提高医疗质量、保障医疗安全。审核各组的排班、值班、休假和轮休安排的合理性，切实保证临床服务的充实人力，负责医疗一线工作人员的合理调配。

教学分管副主任工作职责：按教育部本科教学优秀学校评估指标，组织学科教学档案建设和教学实施。做好兼职教学人员的遴选和考核工作，并做好考核记录。以教学计划和教学大纲为蓝本，督导有教学任务教师的课件制作。合理安排讲课、见习和实习教学，注重学生能力培养。按学校统一要求，每学期参加听课，并对授课教师按评价表内容进行教学水平评价。不定期对教学情况进行检查，不断总结，及时发现问题，采取相应措施。组织和实施教育、教学改革项目和教学论文的撰写。按"三育人"要求，加强见习生、实习生、研究生、进修生的日常管理，不断提高培养质量。

科研分管副主任工作职责：制定放射科科研工作的规划和目标，定期组织亚专业学术带头人、技术骨干商讨科研工作，并做好记录。组织申报科研项目和成果的论证,并将结果上报科研部。组织科室人员积极开展新技术、新疗法,支持督促科室课题人员按进度开展和完成科研工作,并有书面总结。组织科室学术活动和跨专业、跨学科的学术交互活动。落实科室有关人员建立科室科研档案和制定科研管理制度交主管部门备案。组织、落实有经验的老师指导低年资职工参加科研工作,撰写学术论文,有记录和总结。

2. 放射科专业技术岗医师岗位职责

高级职称诊断医师工作职责:在科室主任领导下,组织、指导、实施所属亚专业的医疗、教学、科研和业务提高等工作。承担所在亚专业学术带头人工作,协助科室主任制定亚专业发展规划,为学科的进一步发展积极开展各项工作。掌握本专业国内外发展新动向,不断吸取国内外先进经验,指导临床实践,主持开展新技术、新项目和科学研究。督促、指导下级医师认真执行院、科两级各项规章制度及影像诊断报告书写规范,保证诊断质量,严防差错事故发生。参加和指导亚专业集体读片活动每周不少于三次。协助科主任完成特殊、疑难病例影像诊断,参加院内会诊和疑难、死亡病例讨论。负责指导本专业低年资医师的医、教、研工作,提高亚专业组各层级医师影像诊断水平。有计划开展业务学习,并主持或参与影像诊断相关的业务考核。承担研究生、本科生、进修生的教学,承担有关本亚专业组临床新进展方面的专题讲座。作为负责人能按要求完成国家级或省级以上的科研项目,并能指导下级专业技术人员开展科研工作。

副高级职称诊断医师工作职责:在科室主任领导和高级职称诊断医师指导下,具体实施所属亚专业的医疗、教学、科研和业务提高等工作。辅助亚专业学术带头人开展工作,协助科室主任制定亚专业发展规划,为学科的进一步发展积极开展各项工作。不断吸取国内外先进经验开展临床新技术、新诊断方法,不断提高医疗质量,持续改进服务水平。指导本亚专业的医师、技术人员完成医学影像诊断、图像采集工作,检查执行情况。督促指导下级医师认真执行院、科两级的各项规章制度及影像诊断规范,严防差错事故发生。指导并参加亚专业集体读片活动每周不少于三次,帮助各级诊断医师完成特殊、疑难病例影像诊断,参加院内会诊和疑难、死亡病例讨论。负责指导本亚专业低年资医师的日常影像诊断工作,帮助本亚专业各级医师业务提高,协助高级职称诊断医师主持的业务考核。承担研究生、本科生、进修生的教学,承担本亚专业新技术、新检查手段、新诊断方法的专题讲座。作为负责人能按要求完成国家级或省级以上的科研项目,并能指导下级专业技术人员开展科研工作。

主治医师工作职责:在科室主任领导和上级诊断医师指导下,完成科室日常医学影像诊断、指导进修医师、实习生工作和二线值班,认真完成在各亚专业轮转期间的各项工作。每周参加亚专业集体读片活动不少于五次,修改和审签下级诊断医师的诊断报告。认真执行院、科两级各项规章制度和医学影像诊断规范及其技术操作规程，经常检查诊断质量，提高医疗质量，保障医疗安全。学习和运用国内外先进医疗技术，积极参加新技术、新项目的临床应用工作。积极参与科研工作，做好资料积累，及时总结经验。

住院医师工作职责：服从科室的各项工作安排，严格执行、完成在各亚专业组的轮转，参加值夜班工作。在科主任领导和所在亚专业组长、上级医师指导下，完成分配的影像诊断报告书写工作，具体完成所在亚专业组疑难、特殊病例诊断报告书写。积极主动参加病例追踪、随访工作，并做好记录。在亚专业教授、组长指导下具体实施回顾性读片的病例准备工作。参加科室组织的各项学术活动，包括：定期、不定期的业务学习，疑难病例讨论，回顾性读片分析会，各层次的学术会议等。参与临床各科的读片工作，积极与临床各科室交流、沟通，并负责将相关信息及时、准确反馈回科室、所在亚专业组。认真完成教学工作，负责指导研究生、进修生、低年资住院医生、规范化培训住院医生的日常影像诊断工作。积极参加科研工作，在高年资医师指导下学习各层次科研标书的撰写，每年至少应完成1篇学术论文。

住院总医师工作职责：在工作时段内全面负责放射科急诊影像诊断、会诊工作，协调科室内部和与其他科室的关系，做好科室范围内的安全防范工作。

3. 考核指标或体系

四川大学华西医院放射科影像诊断报告质量量化评价：

以每1个月为单位，随机抽取每个医师审核的至少10份诊断报告，由各亚专业组组长或副主任医师以上职称的医生按下列标准对报告进行评价（评价的过程是单盲法，即参与评价的专家不知道被评价的报告是由谁审核的），并将评价结果录入PACS，网络会自动返回给相应的医生，且医生收到对自己审核报告的评价后，必须在网上进行回顾、学习，并在网络上写入在今后的工作中遇到类似问题时应该重视的问题。

放射科审核影像诊断报告资格授权的考核程序：

个人申请，同时提供各种任职资格证书原件及复印件。

（1）科主任和分管医疗主任初步审核是否具备审核诊断报告的资格，包括：医师资格、执业资格。

（2）科室组织专家小组考核（专家小组名单见附件1）。

（3）考核内容：以日常工作中常见病、多发病为主，强调对所见异常征象的解释，分析其可能的解剖学、病理学和病理生理学基础，并提出诊断和鉴别诊断。诊断过程中专家小组成员可根据各专业特点提问，包括相关基础理论。

（4）专家组成员以无记名打分，并写明是否达到审核诊断报告书的专业水平。

（5）医疗秘书记录考核过程，当场统计考核结果、宣布结果。

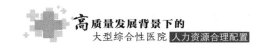

（6）科室管理小组根据考核结果和科室工作需要，上报医教部审查、备案。

七、放射科技师岗位人力资源配置现状

1. 岗位配置现状

目前，放射科诊断组有技师120余人，包括教授/主任技师、副教授/副主任技师、主管技师和初级技师（放射科技师组织结构详见图2－3－5）。

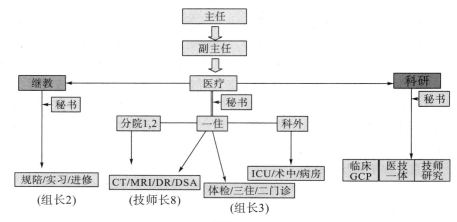

图 2－3－5　放射科技师组织结构图

为了不断提高影像检查质量，缩短检查预约时间，结合华西放射科检查点分布设置及科室人员结构特点，放射科技术组创新采取技师动态管理模式。

（1）值班技师长动态管理制度。患者待检高峰时段，由值班技师长实时查看各机房待检人数，对患者拥堵的机房进行分流，对工作量不饱和的检查间进行增补，整体提高工作效率，缩短患者等待周期。

（2）技师长助理行政值班制度。增设技师长助理一职，每日协助值班技师长排除拥堵，分流患者，创造良好的影像检查环境，确保放射科检查有序和高效。

在动态管理的工作模式下，目前放射科的技术岗位配置如下：初级职称技师（包括规范化培训技师）在高年资技师指导下协助完成常规放射技术工作。中高级职称技师负责完成常规放射技术工作，并负责疑难技术问题的处理和新项目新技术的指导。遇见疑难病例，由技师长助理、值班技师长及高年资技师进行分析、指导。

（3）亚专业细化的分组模式：设置心胸部影像、神经肌骨影像、腹部影像三个小组。实现医技一体化，实行"导师制"共同促进亚专业发展：由诊断组的正高、副高和影像高学历、高年资技师组成导师，与相应诊断组的亚专业进行对接，对低年资技师、规陪技师进行联合培养。

（4）科室每个检查点设有1~2名高年资技师作为带教老师负责教会轮转之该点的规培、实习、进修生。由专门负责教研的骨干技师定期对其进行相关理论培训、技能培训并定期考核，所有技术组成员及实习、进修生每周进行一次临床及科研扫描技术专业培训。同时技术组实行专病专机化。

2. 不足和展望

尽管放射科已取得了一系列成果，然而在当前国际国内形势下，特别是结合中共中央《"健康中国2030"规划纲要》、习近平总书记在教育文化卫生和体育领域座谈会上的重要讲话精神，历经新冠肺炎疫情考验，放射科也对标国际、国内一流放射团队（国外如约翰霍普金斯医院、梅奥诊所、麻省总医院、加州大学旧金山分校医学中心等，国内如北京协和医院、301医院、复旦大学附属中山医院等），结合国家"十四五"规划及科室管理小组制定的放射科未来五年建设目标和发展规划，以实际行动贯彻落实党中央"围绕学科抓党建，抓好党建促发展"的指导思想，认真分析自身短板，具体包括以下四方面。

（1）科室影像技术专业因历史遗留原因，过往影像技术人才学历较低，临床知识欠缺，专业晋升受限。存在专业发展不平衡的现象。为顺应学科发展，培养医学影像技术学、医学影像诊断学及医学影像工程学等多学科教育背景、知识复合型高级影像技术人才，华西呼吁国家设置影像技术研究生教育。2016年，教育部新增影像技术研究生招生目录，同时将技术研究生入学考试中"西医综合"自主设置为"影像综合"（挂网教育部网站）。目前有全日制和在职培养两种模式。按照培养目标和毕业生知识、能力的要求，提高师资力量，优化课程设计，将基础教学、专业教学、岗位实践教学有机结合，以适应现代医学影像设备临床及科研技术操作需要的高级技术应用型人才。

（2）目前科室仍缺乏交叉学科的人才培养机制及配套岗位设置；希望明确在职影像技术专业人才培养目标，加强专业建设。建设影像技术人员执业能力提升渠道及继续教育体系。明确中层医学技术专业管理人员在医院的人力配置岗位的权责，并纳入医院管理后备人才梯队，设置符合专业背景的能力提升培训体系。

（3）因科室的临床工作量较大，检查点较为分散，检查设备较多，检查质量、效率及病人满意度仍待进一步提升。

（4）影像技术科学研究人才培养不充分的问题，影像技术人员科研原创能力、新方法、新技术的创新能力及专业人才国际影响力不足。

未来，放射科将紧密围绕"国内领先、国际一流"的整体战略目标，全力提供高效、精准、智能、贴心的医疗服务，积极提高部门影像检查质量，通过人员配置的进一步优化来提高部门整体工作效率，积极参与创建国家/区域放射医学中心。

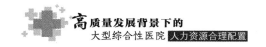

(三) 对应岗位职责、考核指标或体系

1. 分管副主任工作职责

在医院和科室主任领导下，负责技术组的医疗、教学、科研和管理工作；督促技术组各技师认真贯彻执行院、科两级各项规章制度和技术操作规程，预防差错事故的发生；调动技师积极性，提高工作效率，缩短患者预约时间；成立技术质控小组，建立培训、督查、考核和信息反馈机制。每月底公示每位技师各机房的工作量、工作效率，劳动纪律以及患者满意度；通过多种形式的培训和锻炼，提高各级技师的教学和带教能力；坚持定期的集中理论学习和现场操作指导相结合的继教模式，培养技师终身学习的习惯；落实"技师亚专业化"和"医技一体化"，提高技师的科研意识；主持和开展新技术、新项目，并指导下级技师开展科研工作。

2. 主任、副主任技师工作职责

在科主任领导下，负责和指导科室技术、教学、科研和预防工作。尤其是对疑难技术问题的处理和高精密设备在维护和检测方面的指导；制定和主持开展新技术、新项目和科学研究，并指导下级技师开展科研工作；定期主持技术读片，讲评投照质量，指导疑难问题的技术读片；指导制定各种技术参数，做好质控，提高放射工作质量；指导并亲自参加全科机器的安装、调试、保养、检修、大修工作；担任对下级技师和进修实习人员培训、教学和指导工作；督促下级技师认真贯彻执行院、科两级各项规章制设和技术操作规程，预防差错事故的发生；加强与临床科室联系，不断提高技术质量，丰富检查手段。

3. 主管技师工作职责

在科室主任领导下，高级诊断医师、技师长和上级技师指导下，负责科室常规 X 线投照、CT、MRI、DSA 等放射技术工作；协助技师长做好进修技师、实习生的教学指导和日常管理工作；认真贯彻执行院、科两级各项规章制设和技术操作规程，预防差错事故的发生，提供良好的检查影像质量，为准确诊断打下坚实基础；加强设备的日常保养，做好设备日常使用的记录工作和交接，确保检查设备的使用效率，并为设备的养护、维修提供原始资料；加强学习，更新专业知识，不断提高专业理论水平和实际操作技能；保质完成科室布置的教育教学任务；承担各种班次的医疗服务工作，保证当班医疗服务质量。

4. 技师长工作职责

在科主任领导下，技术团队按分院、各检查区域设立技师长岗位，各工作点实行技师长负责制。技师长负责对外交流和组内管理等工作。组内实行"动态"管理，合理调配检查间，疏散拥堵，改善就诊环境。根据预约周期安排临时加

班，缩短检查预约时间，通知到本人，并做好记录。根据医院和科室安排制定组内各阶段的工作重点，并及时召开会议传达到所有人员，会议需签到，并做会议纪要。技师长为本区域的安全责任人，负责设备、患者、检查区域以及年轻技师的安全，对区域内进行巡查，及时排除安全隐患。定期对组内人员进行安全教育，特别是节假日前必须召开安全会，确保组内安全。加强各组之间协调，及时解答患者疑问，化解纠纷；出现差错时，技师长应主动协调弥补，不得推诿。发生投诉时，应积极主动与患者、家属沟通，妥善处理，并建立预防机制。鼓励年轻技师积极参加周二、周四晚诊断、技术的基础知识培训，每月至少组织一次组内新技术、新知识培训。技师长负责组内的质控工作，成立质控小组，建立培训、督查、考核和信息反馈机制，每月底公示每位技师各机房的工作量、工作效率，劳动纪律以及患者满意度。落实"技师亚专业化"和"医技一体化"，提高技师的科研意识。每月召开技师科研会，定期汇报研究进展。合理安排技师参与GCP和多中心科研项目。通过"品管圈"活动调动组内所有人员关心技术团队的发展。技师长须加强自身修养，崇尚公平，以身作则，构建团结和谐、锐意进取的技术团队。通过技师长助理和质控小组等岗位的锻炼，发现德才兼备的骨干技师，并做重点培养，做好技术人才梯队建设工作。

5. 技师工作职责

在科主任和技师长的领导下，遵守劳动纪律，熟练使用各型设备，提升个人素质；以患者为中心，确保检查安全。具体职责如下：在科室主任领导下，技师长和上级技师指导下，负责科室常规 X 线投照、CT、MRI、DSA 等放射技术工作；自觉遵守各组作息时间，上班时间不得离岗、脱岗或闲聊，保质、保量完成每班工作任务；做好防火、防盗、防辐射，以及用电安全，确保科内各项工作正常进行。上夜班时，查看各设备的运行情况，锁好房门，下夜班前，做好设备的相关准备；认真完成交接班工作，并做好相关记录；换位思考，善待患者；反复沟通，做好检查前的相关准备；做好"查对"，预防差错；根据患者病史、检查部位、体质特点，设置个性化检查序列与参数；检查中密切观察患者与设备，预防意外情况；检查后，注意搀扶患者，防止坠床事件发生；按诊断需求和临床要求进行图像后处理，按图像打印规范进行排版，防止产生废片；落实检查流程规范，做好应急预案，及时反馈信息，立即弥补差错，消除各种隐患，积极参加各类专业培训，主动参与带教；融入"医技一体化"和"品管圈"活动；发扬主人翁精神，为技术学科的发展建言献策。发扬和谐团结精神，弘扬进取创新的技术团队文化；夜间报告发送，做到认真查对。

6. 技师组长（助理）职责

为了适应医院发展的需要，鼓励年轻骨干技师积极参与技术组的管理；根据

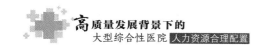

科室人才梯队培养的规划，特设组长（技师长助理）一职。其任务除保质保量完成每日影像检查工作外，坚守科室第一线，协助技师长完善组内的管理工作。具体工作如下：

考勤：清点技师到岗情况，监督在岗情况，登记迟到早退名单。记录。督促交接班记录本的填写，记录设备运行情况、清点防护用品数量，保持检查室的整洁。巡视：患者待检高峰时段，巡查各候检区域；主动为患者答疑解惑。分流：定时查看各检查室待检人数和危重患者，及时分流，危重患者优先，创造良好的候诊环境。收集：收集年轻技师对技术学科发展的意见和建议，以及可能出现的安全隐患，归纳总结后上报技师长。带教：积极参与带教工作，主动对年轻技师、规培技师、实习学生进行技术指导。抽查：每班必须进行一次检查技术和图片质量的抽查，差错通知到人，典型记录在案。质控：积极组织开展多种形式的图像质量控制工作，定期总结，循环提高。考核：协助技师长定期组织考核小组对年轻技师、规陪、实习学生进行考核工作，登记考核成绩。

7. 规培技师职责

在科室主任领导下，在技师长和上级技师指导下，负责科室常规 X 线投照、CT、MRI、DSA 等放射技术工作；遵守毕业后教育部规章制度；自觉遵守各组作息时间，上班时间不得离岗、脱岗或闲聊，保质、保量完成每班工作任务；做好防火、防盗、防辐射，以及用电安全，确保科内各项工作正常进行。上夜班时，查看各设备的运行情况；锁好房门。下夜班前，做好设备的相关准备；认真完成交接班工作，并做好相关记录；做好"查对"，预防差错；根据患者病史、检查部位、体质特点，设置个性化检查序列与参数；检查中密切观察患者与设备，预防意外情况；检查后，注意搀扶患者，防止坠床事件发生；按诊断需求和临床要求进行图像后处理，按图像打印规范进行排版，防止产生废片；落实检查流程规范，做好应急预案，及时反馈信息，立即弥补差错，消除各种隐患；积极参与科室读书报告及科研活动，培养自身科研能力；认真学习专业理论知识以及临床操作知识，做好定期考核准备。

八、病理科人力资源配置现状

根据《病理科建设与管理指南（试行）》（原卫生部办公厅颁发，卫办医政发〔2009〕31 号）及相关行业规定，病理科的设置及基本条件如下。

（一）病理科的设置

（1）医疗机构设置病理科须具备一定条件。应由省级病理质控中心根据当地病理科水平和发展的需要，对申请医院的病理科人员、设备等条件进行评估，并将评估结果反馈给当地卫生行政部门作为决策依据。

（2）开设病理科的医疗机构，其医疗机构执业许可证诊疗项目中必须登记有"病理科"。

（3）医院病理科应独立建制，一个医疗机构内只允许设置一个病理科。为适应医院临床学科的发展和需求，提倡病理科发展亚专科化，包括细胞病理、消化病理、泌尿病理、血液病理、神经病理、妇科病理、眼科病理、皮肤病理等。病理科以外的其他科室及其下属的实验室不得从事病理检查及诊断工作。

（4）原则上，三级甲等综合医院的常规病理组织学诊断应≥8000例（次）/年，三级乙等综合医院≥4000例（次）/年，二级医院应≥2000例（次）/年。

（5）不强求达不到软、硬件条件的医疗机构设立病理科。原则上年病理检查例数少于2000例（不包括细胞学）者不宜建立病理科。

（6）未设立病理科的医院，其病理诊断任务应由当地省级病理质控中心和卫生行政部门共同协调，送有资质的病理科承担；或根据地域条件等实际情况，采用相邻若干医院共同组建病理诊断中心的方式解决。

（二）病理科的人员数量

病理科业务人员的素质和数量是保证病理诊断质量的最基本条件。各级医院必须严格按照规范要求，选派素质优良的有资质人员从事病理工作。病理科应按照实际工作量配备足够的病理医师、取材助理、病理技术员和其他辅助人员等，承担教学和科研任务的医疗机构还应适当增加工作人员。

病理科人员配备的数量，原则上应根据各医院的床位数量及医院级别而确定。按照每100张床位配备1~2名病理医师，同时按1：（1~2）的比例配备技术人员，还应配备取材助理、资料管理和相关辅助人员。医疗机构因教学、科研、病理专科化及开展新业务的需要，病理医师和技术人员的人数也应适当增加。技术员与医师必须分工明确，不得相互兼职。二级医院至少有2名医生具有出具病理诊断报告的资格。三级医院至少有5名医生具有出具病理诊断报告的资格；至少2名医生具有出具术中快速病理诊断报告的资格。

（三）病理医师和技术员的任职要求

病理医师首先应是临床医学本科毕业，必须具有临床执业医师资格、注册病理医师资格和相应的专业技术任职资格；术中快速病理诊断的医师应由具有较丰富诊断经验的病理医师担当。

病理技术人员应当具有相应的专业学历（病理检验或分子生物学）。没有病理执业证书和病理专业技术任职资格的人员不能出具病理诊断报告（包括细胞病理学报告）。主要要求如下。

（1）病理医师必须具有临床执业医师资格、病理医师注册资格和相应的专业

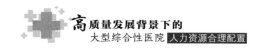

技术任职资格。

（2）出具病理诊断报告的医师应当经过病理诊断专业知识培训或规范化病理专业住院医师培训，并考核合格。

（3）病理医师在任住院医师期间，对小活检病例、初诊的恶性肿瘤、交界性病变、疑难及罕见病例的诊断，原则上均需经过上级医师复核后才能签发报告。

（4）开展专科病理诊断（如肾穿刺病理、眼科病理、骨髓病理检查等）者，应另行专科病理培训3～6个月以上。

（5）术中快速病理诊断工作原则上需由副主任医师职称以上人员承担，无条件者也可由高年资主治医师（5年以上主治医师聘任资格）承担，且以上人员需经过快速冰冻病理诊断的专业培训。不具备条件的医疗机构，不可强行要求病理科开展此项术中快速病理诊断工作，若需要应请上级医院相应的病理医师会诊。

（6）病理科主任一般应由具有医学专科以上学历和病理学副高级以上专业技术职务任职资格，从事临床病理诊断工作10年以上的病理医师担当。

（7）病理科技术人员，应具有中专以上相应的学历，并经过相应的专业训练方可上岗。

（8）必须加强对病理医师和病理技术人员的继续教育，每年需达到要求的继续教育学分。

（四）病理科的用房

病理科应具有与其功能和任务相适应的工作用房。

（1）三级甲等医院病理科工作用房面积应≥2000平方米，三级乙等医院和三级专科应≥1000平方米，二级医院病理科用房应≥500平方米；

（2）病理科应布局合理，符合生物安全的要求。污染区、半污染区和清洁区划分清晰，最好有缓冲区。

（3）二级医院病理科应设有标本接收室、标本检查取材室、常规病理技术室、免疫组化室、细胞学制片室、病理诊断室、病理档案室、标本存放室、危化品专用仓库、废液专用处理室。

（4）三级医院病理科除二级医院的要求外，还应设冰冻切片室、组织化学染色室、符合行业要求的分子病理室。此外，需设会诊室、电脑管理室、资料室、学术活动室、库房等。教学基地应有独立的规培医生、进修医师学习工作室。

（5）应有独立的淋浴间和淋浴设备。

（6）标本接收室、取材室应有紫外灯等消毒设备。

（7）开展尸检的病理科应有配套设施。

（五）病理科必需的专业技术设备

病理技术室应有必需的仪器设备，尽量减少手工操作，以保证制片质量。病理诊断室应有多人共览显微镜、显微摄影设备和图文报告与信息管理系统，以保证规范的报告打印、传输及临床病理讨论会、远程病理会诊的需要。

（1）病理技术室应有以下基本设备：高质量石蜡切片机、冰冻切片机、自动脱水机、自动染色机、组织包埋机、冰箱、一次性刀片或磨刀机、液基细胞制片设备、恒温箱、烘烤片设备、空调和排风设备等。

（2）病理科医师每人配备1台双目光学显微镜，并装备多人共览显微镜、显微摄影及投影设备等。有条件者可配置切片数字化扫描仪等。

（3）病理取材室：有直排式专业取材台、专用标本存放柜、大体及显微照相设备、电子秤、冷热水、溅眼喷淋龙头、紫外线消毒灯、空调等。

（4）免疫组化室：实验台、微波炉、高压锅、冰箱等，有条件者可配备全自动免疫组化染色机。

（5）与手术室间需有传真设备，有条件者与手术室间安装可视对讲设备，方便手术医生与病理医生直接沟通。

（6）资料室有专用切片及蜡块存放柜，有条件者设置物流传输系统。

（7）三级医院还应有分子病理检测设备，如 PCR 仪、杂交仪、流式细胞仪、基因测序仪、低温冰箱等。

（8）有条件者可配置电镜、超薄切片机等。

（六）专业参考图书

病理科业务涉及临床各学科，所需工具书范围广且查阅使用频率高。医院应提供至少 10 册以上病理科专用工具书并及时更新，包括《中华外科病理学》《阿克曼外科病理学》《诊断病理学》《WHO 肿瘤病理学分类》《细胞病理学》《组织病理染色技术》等。

（七）华西医院病理科岗位配置现状

四川大学华西医院病理科是全国最大的病理科之一，集医疗、教学和科研工作于一体。开展的医疗服务包括活体组织检查、细胞病理检查、院外病例会诊和尸体解剖检查等。其中活体组织检查涵盖普通组织病理诊断、快速组织病理诊断、手术中冷冻病理诊断和部分专科病理诊断服务。近年开展的分子检测为临床上肿瘤分子靶向药物治疗患者的筛选，肿瘤演进的预测和预后评估等提供了重要的信息。

我科医疗服务工作量位于全国大型综合医院前列，近五年来，医疗工作总量

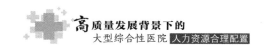

均以约 10％的速度逐年递增。2021 年，华西医院病理科完成的医疗服务工作量超过 338 000 例，包括组织病理诊断 178 000 余例、细胞病理诊断 140 000 余例、手术中冷冻病理诊断 20 000 余例。

病理医师/教师承担全校"病理学"课程、"人体稳态与疾病基础"及"系统整合"课程病理学部分的理论教学及实践教学工作（超过 1300 学时/年）。2020 年起，病理学教研室/病理科面向全校本科生开设"全分子技术探索肿瘤基因世界"选修课（32 学时/年）。病理科医师/教师也承担了研究生培养、住院医师以及进修医师培训工作。

截至 2022 年 3 月，华西医院本部院区病理科现有教职员工 150 余人，其中病理医师/教师占三分之一，包括临床诊断医师、退休返聘专家和专职博士后；技术人员占比 47％；其他包括辅助人员（含工人）和取材助理。

硕士生导师 15 人、博士生导师 5 人。职称分布情况，正高及副高以上比例为 17％，中级占比 25％；学历构成情况，具备博士学位比例为 27％，硕士学位 26％，本科占比 35％。另有规培医师 17 人、规培技师 13 人，在读研究生 43 人，每年接收 60 余位来自全国各地的进修医师和进修技师。科室管理小组现行配置如下：主任、党支部书记、副主任和党支部副书记/副主任。2 个托管院区分设病理科主任或者病理科负责人。

1. 华西医院病理科医师岗位概况

根据科室医疗工作实际需要，50 余名临床诊断医师按照层级设岗。本部及各分院区复验医师岗、专科医师、主诊医师岗（含细胞病理诊断医师）、准主诊医师岗、住院总医师岗、住院医师岗。各级病理医师管理按照相应的岗位职责、考核准入制度进行。同时兼顾亚专业学科发展需要，上述各岗位医师也分别承担了骨与软组织病理、乳腺病理、细胞病理、消化病理、泌尿生殖病理、血液病理、神经病理（含神经活检、肌肉活检）、呼吸病理、内分泌病理、感染病理等亚专业病理诊断、教学和科研工作。

2. 华西医院病理科技术员岗位概况

四川大学华西医院病理科具备装备良好的技术平台，包括常规组织技术、细胞学技术、全自动免疫组织化学、基因扩增与测序、高通量测序（NGS）、荧光原位杂交、流式细胞术、细胞遗传学、透射电镜等技术平台，涵盖传统病理和现代病理技术的各个方面。我科是国内较早开展分子病理检测与诊断的单位之一，在卫生计生委国家临床重点专科建设项目（2010）的支持下，分子病理检测与诊断服务发展迅速。2014 年我科完成卫健委肿瘤高通量测序（NGS）试点项目申请，2015 年获批，目前建立包括常规 PCR、荧光定量 PCR、数字 PCR、Sanger 测序、Nanostring 及 NGS 等基因变异分析平台，荧光原位杂交（FISH）平台，全自动免疫组织化学染色平台，以及配套的细胞培养室、强大的组织技术平台和电子显微镜平台等。2021 年完成各类分子检测及诊断近 27,000 例，超过我科总病理诊断量的 1/5。我科也是国内开展分子病理检测与诊断项目最多的科室之一，目前在运行的分子检测与诊断项目有 106 项，其中基于 PCR 检测 33 项，FISH 检测 71 项，ISH 检测 2 项。包括了淋巴造血、软组织、泌尿、神经、乳腺、消化和呼吸系统等多个系统，涉及疾病与肿瘤诊断、靶向治疗患者的筛选、肿瘤治疗与预后评估等方面，为临床提供了全方位、高水平的优质病理诊断与技术服务。科室建立了全国领先的组织病理与实体组织流式细胞术整合诊断平台，特别是在淋巴造血组织疾病中的有机结合，提高了诊断质量和时效性。分子病理实验室整体通过了国际行业校准认证，也是国家病理质控中心的示范实验室。高质量质控管理和认可实验室承接完成多个临床药物的分子数据支撑部分及多个体外诊断试剂临床试验，包括作为组长单位完成的国内首个实体瘤 NGS 类体外诊断试剂临床准入获批。

华西医院病理科现有技术员、取材助理、辅助人员及工人 102 名。包括：本部院区设置组织病理技术、免疫组化、分子病理（含 FISH）、电镜、细胞病理技术、流式细胞/药敏 6 个小组。组织病理技术组人员 15～20 名，免疫组化组人员 10 名左右，分子病理（含 FISH）组人员 15～20 名，电镜组 2～5 名，细胞病理技术组人员 5～10 名，流式细胞/药敏组人员 2～5 名，同事未定岗技术人员轮转。组织病理技术、免疫组化、分子病理（含 FISH）、电镜组各设组长。本部及各分院区同时设置取材助理、技术员及辅助人员中需兼任设备管理员、信息安全员、院感管控员、生物安全员、库房管理员各 1～2 名。

（八）华西医院病理科岗位配置未来展望

近年来四川大学华西医院病理学科迎来了新的高速发展，医、教、研取得了一系列成就，在实验室质量控制及规范化管理方面迈上新台阶，亚专科病理建设取得进一步发展。在医院大力支持下，病理科工作空间和人力资源配置也得到了大幅度提升。但随着医疗服务数量的增加，病理科人力资源配置依然人手紧、缺口大。

按照 2009 年的国家行业以及三甲医院评审标准等相关要求，每 100 张床位配备病理医师 1～2 名，同时按 1∶1 的比例配备技术人员等辅助人员（为适应病理行业的发展以及运营效能的优化，目前更倾向将病理医师/病理技师的配置比例调整为 1∶2）。根据目前华西医院及多院区的床位数。因此，病理诊断医师缺口至少为 29 人（按每 100 张床位配备病理医师 1 名计算，约为现有诊断医生人数的 67%）。如按每 100 张床位配备病理医师 2 名计算，病理医师缺口高达 101 人。亚专科要求高/常规和分子诊断复杂的院区，病理医师配置比例应更高。技

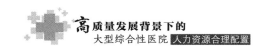

术员以及辅助人员的缺口亦达到 70~210 人。根据我院未来发展规划，随着东部院区（锦江院区以及东部新区）的建立，病理科各岗位从业人员的短缺问题会更加凸显。

毋庸置疑，未来须加大病理科人力资源投入。不仅在人员数量上亟须增加，而且还需采用自身孵育和院外引进等多种有效方式吸纳各层次人才，持续深化人才强院战略，全面提高人才培养质量。合理的人力资源配置也必能创新医疗服务模式、提升医疗质量与安全、优化教学体系、推动高质量科研成果产出、推动多院区高质量发展、全力推进国家医学中心建设。

（九）病理科各级各类人员岗位职责

1. 病理科主任（副主任）

（1）科主任在院长领导下负责病理科各项业务和行政管理工作，认真履行"一岗双责"。

（2）负责制定本学科建设规划、科室工作计划，不断完善有关规章制度和技术操作规程，并组织实施、督促检查，定期总结汇报。

（3）督促本科人员认真执行规章制度及技术操作常规，履行各级岗位责任。

（4）经常进行医疗安全、医德医风教育，防止差错事故，避免医疗纠纷。

（5）负责科室人才梯队培养，组织安排科内人员的业务学习和考核，负责外出进修学习人员的选派。

（6）开发引进新技术，不断提高本科的技术和学术水平。

（7）参加院内会诊和临床病理讨论会，经常与临床科室联系，不断改进工作。解决复杂、疑难病例诊断问题，审核签发重要病理报告。

（8）督促科内人员做好病理资料的积累保管，完善登记、统计工作。

（9）督促检查试剂、药品、器械、办公用品等的使用、保管和维修。

（10）副主任在科主任领导下，负责分管的工作。

（11）党政紧密配合，全面落实党风廉政及行风建设。

2. 病理科主任医师（副主任）医师

（1）在科主任领导下，负责科室日常外检、技术培训工作，参与制定学科发展规划和科室工作计划。

（2）督促下级医师认真执行规章制度和医疗技术操作规范，防止差错事故，避免医疗纠纷。

（3）参加疑难病例和外院病例会诊，参加集体读片，签发重要病理报告。

（4）指导下级医生解决外检中的疑难问题。

（5）组织临床病理讨论会，提高临床医疗水平。

（6）了解国内外本专业的进展，开展新技术新工作，促进提高本科技术和学术水平。

（7）认真做好本科室下级医师的带教工作。

3．病理科主治医师

（1）在科主任领导和正（副）主任医师的指导下，分担本专业的诊疗工作，并具体指导下级人员工作。

（2）认真执行规章制度和技术操作规范，保证日常工作质量，防止差错事故。

（3）负责病理常规工作，签发常规病理报告。

（4）参加会诊及临床病理讨论会。

（5）学习先进技术，开展新工作，做好资料积累，及时总结经验。指导住院医师的业务学习。

4．病理科住院医师

（1）在科主任和上级医师指导下进行工作。认真执行规章制度，防止差错事故，发现问题及时向上级医师请示报告。

（2）负责标本的检查、描述、取材及初步诊断。定期清理标本，并保存有价值的标本。发现疑难问题及时请上级医师复验。

（3）认真执行查对制度，发现问题及时与临床联系并向上级医师汇报。

（4）参加临床病理讨论会，做好会前准备，负责讨论记录并整理存档。

（5）认真学习专业知识及先进技术。

5．病理科主任（副主任）技师

（1）在科主任领导下，全面负责病理技术方面的业务。认真执行规章制度和技术操作规程，防止差错事故。

（2）负责高难度的病理制片技术操作及处理较复杂的技术问题。

（3）了解国内外病理技术的进展，引进新技术，拓展新业务。

（4）负责下级技术人员的业务培训、技术指导。

（5）负责固定资产的管理及贵重仪器的使用、保管、维修，发现问题及时处理。

6．病理科主管技师

（1）在科主任及上级技师领导下工作。认真执行规章制度和技术操作规程，防止差错事故。

（2）负责难度较高的病理制片技术操作及处理较复杂的技术问题。

（3）加强业务学习，不断提高技术水平。

（4）负责下级技术人员的业务培训和技术指导工作。

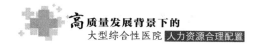

（5）负责仪器的使用、保管与维修，发现问题及时处理。

7．病理科技师

（1）在科主任、主管技师指导下进行工作。

（2）认真执行各项规章制度及操作规范，防止差错事故。

（3）负责常规病理技术工作，包括常规切片的制作和染色。

（4）积极配合科研和教学。

（5）负责低年资技术人员的技术指导工作。

（6）分工负责贵重仪器的保管维修，发现问题及时处理或报告。

（7）负责病理标本的裱装及制作。

8．病理科技士

（1）在科主任和上级技师指导下进行工作。

（2）认真执行规章制度及技术操作规范，完成好病理切片、染色等常规工作，保质保量，防止差错事故。

（3）加强业务学习，不断提高技术水平。

（4）参加病理标本的裱装，按时清理标本。

（5）负责药品、器材、试剂及办公用品的领取与保管。

9．病理科取材助理

（1）在科主任、主管技师及上级医师指导下进行工作。认真遵守科室规章制度，防止差错事故，发现问题及时向上级医师请示报告。

（2）负责标本的检查、描述、取材与记录。定期清理标本，并保存有价值的标本。发现疑难问题及时请上级医师指导。

（3）认真执行查对制度，发现问题及时向上级医师汇报。

（4）医师在诊断时若发现取材部位不准确或数量不足，通知取材助理医师后，取材助理医师应及时将标本找出，在住院总医师或上级医师指导下补取组织。

10．病理科资料员

（1）在科主任、主管技师指导下进行工作。

（2）负责资料室的一切保管工作，科室档案、送检单和蜡块一律不得外借，切片借出须严格履行相关手续。及时清点、整理标本送检单、蜡块和切片，按序摆放，不得遗失。

（3）收取标本时严格"三查七对"，及时加入固定液固定。并给门诊病人出具标本接收单，填明具体取报告日期。及时登记，按规定收费。患者取报告时，应耐心解答各种询问，并由收取者在报告签收薄上签字。

（4）按照规定办理切片的借还手续，如遇特殊情况应及时向科室领导汇报。

（5）每月按时统计工作量并核对报送医院各相关科室。

（十）病理科医师人才培养计划

为提高病理科人员诊断水平，保持科室持续良性发展，杜绝医疗事故的发生，病理科医师人才培养计划如下：

（1）定期安排人员向上级医院进修学习。

（2）技术人员在上级医师的带领下参加包埋、切片等技术。

（3）病理科学习期间，在上级医师的带领下参加取材、初步诊断、复诊。

（4）积极参加疑难病理读片会，开阔视野。

（5）积极参加省、国家级及世界前沿病理学术会。

（6）加强临床病理合作，积极参加 MDT。

（十一）病理科医师专业水平定期考核制度

为进一步提高病理医师的诊断水平，完成阶段培养病理医师的任务，实现科室人才梯队的规范化建设，科室对住院医师、主治医师及副主任医师实行专业水平定期考核制度。

1. 住院医师考核

住院医师在 5 年的两个阶段考核培训中，每年学习结束由科室进行专业理论及技能考核，考核合格后进入下一年培训，不合格者需要再培训，再考核。每个阶段完成后参加全省住院医师规范化培训考核，考核合格后，进入下一阶段培训，不合格者延长一年的培训，再考核。

2. 主治医师考核

完成住院医师规范化培训并通过全国卫生中级专业技术职称考核后，进入主治医师培训（亚专科培训），由科室统一安排阶段培训计划，每年培训结束后再经科室统一考核，考核合格后方可进入下一阶段考核，不合格者需再培训再考核。

3. 副主任医师考核

完成主治医师培训并通过副主任医师晋升后，进入高级职称培训周期，除能够熟练掌握大病理的诊断外，还应掌握 1~2 项系统疑难病例的诊断，完成下级医师的培养，指导下级医师完成科研和教学，科室每年对阶段完成工作进行考核，考核合格后方可进入下一阶段考核，不合格者需再培训再考核。

（十二）病理科技术人员资格与分级授权管理制度与程序

（1）病理科对病理技术人员实行分级授权管理制度。

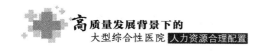

（2）病理技术人员应具有中专以上卫生专业学历，并接受继续教育与技能培训；

（3）具备病理专业资质的技术人员从事石蜡组织切片、冰冻组织切片、细胞涂片制作，并进行常规染色、特殊染色、免疫组化染色、分子病理检测等操作。

（4）病理技术人员经过相应岗位培训并考核合格后，由科主任（主管职能部门委托）进行相应岗位授权；考核不合格人员需再培训，合格后方可授权；

（5）科室每年对病理技术人员进行技能考核，重新再评价，合格者给予再授权；不合格者，须重新进行培训，合格后再授权。

九、实验医学科人力资源配置现状

（一）人员配置情况

关于临床实验室的人员配置，国家卫生计生委《关于卫生事业单位岗位设置管理的指导意见》将卫生事业单位岗位分为管理岗位、专业技术岗位和工勤技能岗位三种类别。专业技术岗位指从事专业技术工作，具有相应的专业技术水平和能力要求的工作岗位。根据医疗机构行业特点，临床实验室专业技术岗位分为检验技术岗位和非检验技术岗位。

1. 检验专业的技术岗位人员

（1）检验技师。

国家卫生计生委将临床实验室的人员结构分为高级岗位——主任技师（含副主任技师）、中级岗位——主管技师、初级岗位——技师（含技士）三种级别，其对应的专业技术岗位共分为十三个等级。其中，主任技师岗位对应级别为一至四级，副主任技师岗位对应级别为五至七级，主管技师岗位对应级别为八至十级，技师岗位对应级别为十一至十二级，技士岗位不分等级，即十三级。临床实验室专业技术高级、中级、初级岗位之间，以及高级、中级、初级岗位内部不同等级岗位之间的结构比例，根据地区经济、卫生事业发展水平以及卫生事业单位的功能、规格、隶属关系和技术水平，实行不同的结构比例控制。

（2）检验专科医师。

为加强检验与临床的沟通，更好地为临床和患者服务，近年来在我国开始建立检验专科医师队伍。检验专科医师习惯上又称为检验医师，其职责包括两方面：①重视质量控制，保证检验结果准确；②参与一定的临床活动，负责检验与临床的沟通，参与临床会诊和检验咨询等工作。通过检验专科医师参与临床有关活动，一方面让临床医生、护士了解各种检验项目在检验前过程容易出差错的关键环节，并加以控制；另一方面，帮助临床医生根据患者病情合理选择检验项目，避免"大撒网"检验或不合适的检验。由于我国检验专科医师的建设和培训刚起步，如何培养既具有检验技能又具有临床能力、真正起到检验与临床桥梁作用的检验专科医师尚在探索阶段。

2. 非检验专业的技术岗位人员

随着现代科技的发展和临床工作的需要，除了本专业技术人员外，临床实验室工作还需一些非检验专业的技术人员参与，如护士、信息管理员、工程师等。

（1）护士。

多数医疗机构的抽血室或中心抽血是归临床实验室管理，由于抽血室工作的特殊性，其工作既可由检验技师承担，也可由护士承担。因此，部分临床实验室具有护士技术岗位。

（2）信息管理员及其他类型技术人员。

实验室信息管理系统（LIS）能将实验仪器与计算机组成网络，使检验工作实现智能化、自动化和规范化管理，充分提高了临床实验室的工作效率。而一旦LIS出现故障，临床实验室工作就几近瘫痪。因此，为保证LIS的可靠性和稳定性，需设置专门的信息管理员进行管理维护。

在某些实验室，还配备有专职维护仪器设备的工程师、专门操作质谱仪等专业性强的仪器设备的分析化学专业人员等。

3. 工勤人员

临床实验室的工作包括技术层面和非技术层面，为了做到人尽其才、事得其人，降低运营成本，临床实验室管理人员会将技术含量较低的工作，如标本运送、标本接收、报告单发放、检测后标本的处理、实验器材的洗涤等交由工勤人员完成。临床实验室管理人员应重视工勤人员业务素质和思想素质的提高，注重对这支队伍的管理和建设，并对工勤人员进行培训与考核，以确保工作质量。

4. 岗位配置的未来发展趋势

（1）临床医师。

除了可从事检验技师所需进行的技术操作，还要拟写临检血液等确诊性报告，具有医师资质，可承担体检报告解读、网络会诊、MDT等医疗工作。

（2）研究人员。

主要专职科研人员，与研究生、本科生，甚至联合重点实验室共同承担科室的基础科研和临床科研工作。是科室整体工作的重要组成部分，也是体现学科水平的重要方面。

5. 岗位职责及考核体系

（1）岗位职责。

①科室主任职责。

服从医院医疗院长的直接领导，贯彻执行医院的各项规章制度和任期目标，并对本学科的发展和人才培养负有责任；总体协调管理本科的一切医疗、教学、科研和行政的各项工作；对实验室的医学服务实行高效的管理，依据所在机构赋予的职能范围，负责财务管理中的预算安排及控制；为实验室工作人员提供教育计划，并参与所在机构的教育计划；规划并指导适合本机构的研究与发展方向；建立符合良好行为规范和相关法规的安全的实验室环境；处理来自实验室服务用户的投诉、要求或意见；制定、实施并监控医学实验室服务表现和质量改进标准；实施质量管理体系；监控实验室内进行的全部工作，以确定所得数据是可靠的；制定计划，设定目标，并根据医学环境的需求开发和配置资源；确保有足够、充分的培训记录和富有经验的具有资格的人员，以满足实验室的需求，并确保员工保持良好的职业道德；对询问者提供选择试验，开展实验室服务及提供实验数据的咨询。

②科室副主任职责。

在科主任的领导下，根据分工履行各自所承担的工作职责，以协助科主任完成其所负责的工作职责；配合科主任完成本科各个方面的工作，主要包括医疗、宣传、教学、科研四个方面的工作；配合科主任完成本科的日常行政工作，以及各项管理工作；分工负责医疗、宣传、教学、科研的相关事宜；督促检查本科人员严格执行各项规章制度及操作规程；负责科室奖金的发放和科研经费的管理；督导和检查本科业务工作和质控制度的执行情况。

③技术组长职责。

在科主任和科副主任的带领下，对本实验室行政、医疗和科研工作负有责任，并安排本实验室标本检测、室内质控和室间质评的各项工作。定期召开室务会，交流思想，协调关系，保持良好的工作氛围。协调人员轮转，负责实验室设备、人员、资金的调配，促进实验室专业人员技术的提高，保障常规医疗任务的顺利完成。

熟悉学科发展动态，带领全组人员参加教学、科研活动，积极参与科研课题的申报，组织、指导科内人员专业论文的撰写。熟悉和掌握本专业领域的疑难技术问题和与临床相关的专业知识，负责与临床的沟通和交流。就具体技术与临床知识对全实验室人员进行指导并讲解，促进本专业新技术的开展。

④主任技师职责。

在科主任领导下，负责本专业的业务、教学、科研和仪器设备的管理工作；负责本实验室主要仪器设备的购置论证、验收、安装、调试，定期检查和指导仪器设备的使用和维修保养；解决本实验室复杂、疑难技术问题，并参加相应的诊疗工作；负责业务技术训练和考核，担任教学，培养主管技师解决复杂技术问题的能力；掌握本专业国内外信息，指导下级技术人员开展科研和新技术、新业务，总结经验，撰写学术论文；参加临床疑难病例会诊和讨论，负责疑难检查项目的检查及室内、室间质控。

⑤副主任技师职责。

在科主任及主任技师的领导下，负责本专业的业务、教学、科研和仪器设备的管理工作；负责本实验室主要仪器设备的购置论证、验收、安装、调试、定期检查和指导仪器设备的使用和维修保养；解决本实验室复杂、疑难技术问题，并参加相应的诊疗工作；负责业务技术训练和考核，开展教学，培养主管技师解决复杂技术问题的能力；掌握本专业国内外信息，指导下级技术人员开展科研和新技术、新业务，总结经验，撰写学术论文；参加临床疑难病例会诊和讨论，负责疑难检查项目的检查及室内、室间质控。

⑥主管技师职责。

在科主任领导和正（副）主任技师的指导下进行工作；熟悉各种仪器的原理、性能和使用方法，协同实验室主任制定技术操作规程和质量控制措施，负责仪器的调试、鉴定、操作和维护保养，解决复杂、疑难技术问题，参加相应的诊疗工作；开展教学，指导和培养技师解决较疑难技术问题的能力，担任新进、实习人员的培训、考核工作；了解国内外本专业信息，应用先进技术，开展科研和新业务、新技术，总结经验，撰写论文；负责复杂项目的检验及报告审签，参加临床病例讨论。

⑦技师职责。

在科主任领导下和上级技师指导下进行工作；参加本实验室仪器设备的调试、鉴定、操作、建档和维修保养。负责仪器零配件或器材的请领、保管、建账，并做好各专业资料的积累、保管以及登记和统计工作；根据实验室情况，参加相应的诊疗工作，指导和培养技士及进修人员，并负责技术考核；学习、应用国内外先进技术，参加科研和开展新业务、新技术，总结经验，撰写学术论文；负责接种、医疗用毒性药品、检验器材的管理，担任各种检验项目的技术操作和特殊试剂的配制与鉴定。

⑧技士职责。

在科主任领导和上级技师的指导下进行工作；协同技师做好仪器设备的安装、调试、操作、维修、保养、建档、建账和使用登记；协同技师做好物品、药品、器材的请领和保管，以及各种登记、统计工作；钻研业务技术，开展新业务、新技术，指导进修、实习人员的工作。

（2）岗位考核及能力评估。

①考核及评估方式。

由各科室技术组长、培训/考核管理员或其他指定的资历较高人员采取多种方式对员工进行考核或评估，考核方式包括：书面考试、日常观察、实地操作、他人反映、自我评价等。

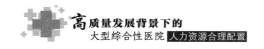

②考核内容。

实验医学科对新员工的岗前考核：由人员培训组相关人员在岗前培训完成后组织进行。各专业实验室对新员工的岗前考核：由各实验室培训考核管理员在岗前培训完成后组织进行。在新员工或新轮岗位员工完成所轮岗位培训后对其进行相应岗位能力评估。人员参加室间质评和能力验证的结果和成绩归档入个人技术档案，作为其检测技术能力评估的支撑材料。

对于科室安排的安全、质量管理、认可知识等培训，由质量小组（安全组、LIS组、质量改进等）人员按情况进行多种方式的考核。

如考核不合格应由培训/考核管理人员对其进行再培训，再评估。每年年底进行在岗人员全面评估、考核1次，考核内容包括医疗、教学、科研，并从德、能、勤、绩四方面进行考核。

十、输血科人力资源配置现状

（一）科室简介

四川大学华西医院输血科前身为四川大学华西医院实验医学科输血与血库实验室，因学科发展需要，于2019年分离出来并成立独立的输血科。科室现有临床医生和专业技术人员，其中正高级职称、副高级职称、中级职称呈正金字塔分布，均且具备博士学位或硕士学位。当前科室已开展工作内容主要包括：血型鉴定/抗体筛查等输血相容性检测项目、血液库存管理及血液发放、患者输血疗效与风险评估、临床用血合理性评估、输血不良反应监测及实验室鉴定等。除参与以上主要临床工作之外，输血科也承担了四川大学华西临床医学院本科、研究生部分教学工作以及本科实习生和规范化培训学员的临床实习期的带教工作。此外，输血科作为进修培训基地，常年接收来自全国各地的输血科/血库进修人员，目前已培训60多名进修生。

（二）科室人员结构现况

输血科管理小组成员包括科主任和组长，同时还设有教学秘书、科研秘书等多个职责岗位。在职称方面，科室现有中、高级职称占比31％，初级职称占比34％。学历层次方面，硕博占比达65％，与国内其他大型三甲医院输血科相比，高层次人才（博士、高级职称）仍旧相对缺乏。科室现有持医师证的员工比例为41％，但医院暂未设立输血科门诊，也未聘任相应的输血医师岗位，这导致现阶段输血医师队伍建设工作仍处于空白阶段，这远远落后于国内很多大型三甲医院。

（三）临床配置

结合医院政策及科室实际情况，输血科已形成较为完善的临床构架，以保障临床工作更好地服务于临床患者。为优化临床人力资源配置，科室设置了较为详细的岗位职责，对各岗位职责进行描述，使员工了解各岗位相关职责参与工作。目前科室设置岗位主要有：实验室主任、技术组长、临床顾问、技术顾问、教学秘书、试剂管理员、人员管理员、信息管理员、物资管理员、方法性能管理员、实验室技术人员岗位。对于岗位人员认定程序及职责监督，由科室人员管理员协助科室主任完成，且所有认定经过及结果等相关记录都随个人档案由科室专人保存。除设置明确的岗位并细化岗位职责以保证临床工作效率及工作质量以外，输血科根据各个特殊岗位制定了特殊的人员配置规划。具体如下。

1. 为夜班人员配备辅助帮班人员

在华西医院快速发展及全院手术患者数量激增的背景下，临床患者用血总量一直居于全省首位，这一定程度上使得输血科工作量远远大于全省其他医院输血科。尽管工作量远超于其他医院，但由于人力成本较高等多种因素，医院人力资源部在处理输血科人员招聘计划申请时也严格按照医院要求来严格把关，以尽可能降低整体人力资源成本，这一定程度上造成了当前输血科仍旧存在较大的人员缺口的局面，而科室人均工作量却依旧逐年递增。在科室人员资源紧缺的情况下，现阶段夜班只能配备 1 名主班人员，但高强度的临床工作使得夜班人员工作压力巨大，无形中增加了临床工作中的人员差错发生风险，从而一定程度上影响了临床输血的安全性。因此，为缓解夜班人员压力，保证临床工作顺利进行，促进临床用血安全、及时，输血科近年来开始尝试为夜班人员配备辅助帮班人员，帮班人员主要为已有多年输血科工作经验的进修生或本科室正式员工，其主要工作内容是协助夜班主班人员完成上半夜临床工作。从实际应用效果来看，这一举措一定程度上保证了夜班人员的临床工作质量及输血安全，近年来都未发生过 1 例因人员差错而造成的医疗事故。

2. 人员分班制

输血工作内容的特殊性决定了输血科/血库工作本身就具有一定的风险性，因此，输血科在人力资源配置上需紧密结合科室工作实际，合理安排工作，尽量降低输血相关风险。虽然近年来，输血医学的快速发展使得输血安全性得到了极大程度的保障，但输血科人员操作失误、实验室工作流程错误等问题仍不能完全避免，这一定程度上给临床输血带来了安全隐患。因此，为保证输血科临床工作质量及输血安全，应尽可能避免输血科工作人员超负荷工作的情况发生。因此，为有效保证工作效率及输血安全，输血科实行人员分班制工作，主要采用"三班倒"制度，将工作岗位分为白班岗、守班岗、夜班岗，尽可能实现工作时长均等化，且严禁工作人员"拉班"情况的发生。从实际效果来看，这种分班制度既保证了临床工作的顺利开展，也使得工作人员始终保持一个较好的工作状态，为更高的工作效率及工作质量提供了保障。因此，建议其他科室在考虑设置工作任务时，尽可能根据科室人员情况及科室工作量等指标来合理安排。

3. 新进人员实行全日制岗前培训制度

新进员工岗前培训对于培养、提高新进员工工作能力是相当重要的环节，但由于人力资源紧缺和临床工作任务繁重等原因，在目前情况下，大多数医院在招聘新员工后，可能只是经过了为期一周的短期在岗培训，或者完全不经过系统培训就直接让新进员工上岗，这很大程度上增加了新员工工作出错的风险，为其以后的工作增加心理负担甚至会造成心理阴影。同时，这种不太系统的岗前培训方式对新进员工的知识获取效率也是大打折扣，很大程度上限制了新进员工的工作能力提升空间。因此，有必要对新进员工的岗前培训予以充分的考虑并进行合理的规划安排。

对于输血科来说，由于目前教育部暂未在大学学科目录里设置"输血医学"这门学科，使得输血医学专业人才培养还存在很大的缺口，当前输血科工作人员基本都是毕业于医学检验专业，而非输血医学专业科班出身。虽然医学检验专业毕业的学生在本科阶段也学习过"临床输血学"这门课程，实习阶段也经历了1个多月的输血科实习期，但由于教学时长短、课本内容不够深入等客观因素限制，大多数医学检验专业应届毕业生对输血科的工作仍相当陌生，很难快速适应输血科工作环境。因此，这部分学生毕业后并不适合立马进入临床工作，这样容易导致一些不可避免的人为错误。华西医院输血科自2020年起，对所有新进员工实行为期2个月的全日制岗前培训，主要培训内容涉及输血科日常临床工作及理论知识，且课程内容经过科室管理小组反复讨论、修改后决定，以保证培训内容覆盖面广，内容难度适中；培训老师为科室输血专家及临床经验丰富的实验室技术人员。这种岗前培训模式一定程度上保障了新进员工的工作能力提升，进而很大程度上保证了临床工作质量及输血安全。

4. 对新建分院实行"带、帮、传"制度

近年来，随着医院的快速发展，华西医院目前已新建了多个分院，这些分院输血科的工作仍主要由本院输血科管理层统一管理安排。尽管输血科近年来已为新院区储备了一定数量的员工，但大多是无输血科工作经验的应届毕业生，即使经过了科室内部统一安排的系统性岗前培训，但由于工作经验有限，仍旧难以独立承担分院输血科工作。对于这种情况，经输血科管理层考虑后决定，对新院输血科统一采用"带、帮、传"的模式来保障输血科工作质量，主要方式为：在配置足够新进员工的基础上，为分院输血科专门配备经验丰富本院老师1~2名，以协助科室初期建设及日常临床问题解答。这种人力资源配置模式既能保证新进员工在全新的工作环境中充分发挥个人自主性、创新性，也使得所有工作环节在老员工"带、帮、传"的形式下始终不偏离医院正轨，这为新院输血科快速发展起到了很好的推动作用，是值得推荐的新院区人力资源配置策略。

5. 加强输血专业人才培养工作

华西医院输血科成立时间较晚，这一定程度上限制了当前输血科的临床业务水平，虽然庞大的病患资料为我们提供了很好的学习契机，使得科室工作人员的专业水平近年来也的确得到了很大程度的提升，但科室员工仍需要进一步的培训、学习，以使输血科医疗水平有朝一日能成为行业翘楚。因此，在近几年的科室业务水平提升方面，除了加强科室内部培训外，科室管理层也充分重视工作人员的外送培养，主要是挑选国内较为先进的输血相关实验室进行专业人才培养。输血科目前与上海市血液中心建立长期合作关系，近年来已送培6名员工至上海市血液中心，一定程度上提高了输血科临床业务水平。

（四）教学配置

华西医院是一家集医、教、研于一体的综合性教学医院，因此，输血科工作人员在临床工作之余，还需完成一定的教学工作。目前，输血科主要承担了四川大学华西临床医学院医学检验专业本科生、硕士研究生以及住院医师和进修生的培养教育工作，承担输血与输血技术、专业英语、诊断学、临床科研设计、循证医学等课程的教学工作，主编或参编《临床输血学检验实验指导》《实用临床实验室管理学》《循证医学》等教材。为保证科室教学质量，促进学科发展，输血科专门设置了教学秘书岗位，该岗位职责主要为：协助实验室主任完成本科室的教学任务；制订年度教学计划；负责进入科室的实习同学以及进修生的培训、考核；年度教学任务完成后进行总结等。

1. 本科教学

我院暂未单独招收"输血医学"专业本科生，因此，授课对象为医学检验专业学生，课程"临床输血学"。课程主要分为理论课和实践课。根据课程本身特点及医院统一的教学要求，输血科对本科教学的授课教师进行了统一的筛选，以保障教学质量，且目前已组建教学水平高且经验丰富的师资队伍。对于输血科教师筛选流程及标准，我科都按照严格的统一标准：对于本科教学理论课授课教师，主要从科室内部中级以上职称的员工中按学院统一标准严格筛选；对于本科实验课带教老师，主要从具有教师资格证且工作3年以上的经验丰富的员工中

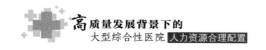

筛选。

2. 研究生教学

输血科现有硕士研究生导师 1 名，目前已指导和培养输血医学研究方向硕士研究生 9 人。所有研究生在读期间，除完成研究生毕业设计，还需参与一定周期的临床一线工作。因此，本科室研究生毕业条件不仅需达到学院所规定的文章发表、教育学分等方面的要求，还需通过科室指导老师对其在临床工作中的表现评估。要求研究生在读期间参与临床工作，其主要目的在于培养学生临床思维，提高学生的临床问题解决能力，促进学生将临床实际问题与基础科研相结合的能力，实现"来源于临床，回归于临床"的科研路径，从而达到"以基础科学研究促进临床发展"的目的。

3. 继续教育

作为省内领先的科室，输血科每年度都会牵头组织国家级、省级继续教育培训班或学术会议，以便为省内输血同仁提供较好的专业学习平台，从而促进我省输血医学发展。此外，在医院"对口帮扶"政策的背景下，输血科专家每年还需为四川省多家医院进行实地的输血相关培训，为基层医院输血工作提供实时指导。

输血科也承担了进修生培养工作，为基层单位培养了大量输血科骨干。为保证进修生教学质量，输血科在进修生教学方面也进行了特别的人力资源配置，具体措施主要有：补充课程内容，丰富理论知识。除医院统一设置的进修生课程，输血科也设置了一系列的输血医学专业课程并任聘了专门的授课老师，以提高进修生输血理论知识；输血科内部也选聘了多名进修生临床带教老师，主要工作是指导进修生临床工作和进修生疑难病例课程汇报，以提高进修生临床疑难问题处理能力。

（五）科研配置

华西医院是中国重要的医学科学研究和技术创新的国家级基地。在中国医学科学院医学信息研究所发布的"中国医院科技影响力排行榜"上，连续 6 年排名全国第一；在复旦大学中国最佳医院排行榜上，科研得分连续 10 年名列全国第一；专利申请及授权数在全国医疗机构中连续 11 年排名第一；发表科技论文在全国医疗机构中长期名列前茅，被 SCI 收录的论文数在全国医疗机构中连续 12 年排名第一；在 Nature INDEX 排行榜上，名列全球第 26 位，中国第一位；临床医学 ESI 排名进入全球前 1‰；是我国首批唯一入选"2011 协同创新计划"生物医药类项目的牵头单位。

在学院/医院逐步明确并持续推进"科技强院"的发展战略背景下，输血科近年来也逐渐加强了在科研方面的建设工作,科室设立了专门的科研秘书岗位,该岗位主要职责为:在科主任带领下,负责科室学术会议活动组织、日常科研工作汇报/任务安排等科研相关工作。近年来,输血科在职员工除了可以参加学院/医院组织的学术讲座以外,科室也自行组织了科研文献汇报等科室内部学术活动,科室学术氛围及水平也因此得到很大程度的提升。近年来,输血科在科研方面有了一定的成长和积累,先后获国家科技部、卫生部、四川省卫生厅、科技厅基金课题 13 项,国际合作课题 1 项,总经费超过 200 万元;发表论文 73 篇,SCI 收录 11 篇,Medline 收录 4 篇,参编专著 5 部。

但由于高学历层次占比低、科研平台欠缺等条件限制,相比于国内大型三甲医院输血科,华西医院输血科现阶段科研水平仍处于相对落后水平。因此,为进一步促进输血科学科发展,除了积极寻求学院/医院在政策上的扶持,科室内部也采取了一定的措施,如定期组织科室学术汇报等。由于科研平台相对欠缺、前期基础薄弱等原因,我院输血科科研团队尚未完全成型,因此,现阶段科研建设工作重心在于提供一个好的科研氛围以逐渐促进科研进步。为此,输血科每周组织一次文献汇报,汇报内容来源于国内外权威输血杂志近期刊登内容,授课对象主要为全体员工及外院进修生。从实际效果来看,这种方式极大激发了科室员工的科研热情,也一定程度上增加了大家的科研积累,为科研的进一步发展发展打下基础。

(六)学术任职

学术建设是促进科室发展的重要因素之一,华西医院输血科除了在医、教、研三方面进行了适当的人力资源配置优化,也很重视在学术任职方面的建设。目前,输血科专家主要担任了中国输血协会临床输血管理学专委会副主任委员、中国输血协会免疫血液学专委会委员、全国临床输血相容性检测室间质评项目专委会委员、四川省医师协会输血科医师分会副会长/常务委员、四川省医学会临床输血专委会候任主任委员/常务委员、成都医学会临床输血专科分会副主任委员等职务。

十一、神经生物检测中心人力资源配置现状

(一)神经生物检测中心构成及职能

四川大学华西医院神经生物检测中心成立于 2009 年,是由医院党委及组织部统一规划组建的集多个辅助检查为一体的职能部门。目前负责的医学检测项目包括诱发电位、经颅磁积极、脑电图、肌电图、心电图、经颅多普勒及心理评估,所有辅助检测均面向全院患者。

下属另设睡眠医学中心，系四川大学 985 平台建设"转化神经科学中心"组成部分，是国内首家集多学科为一体、承担临床诊疗与科学研究的睡眠与睡眠呼吸障碍诊疗中心。"华西医院睡眠障碍诊断与治疗平台建设"也是国家卫生部 2009 年"一下"财政拨款项目。截至目前，该中心已经增加到每年约 5000 例多导睡眠监测，年门诊量 2 万多人次，对各种睡眠与睡眠呼吸障碍有丰富的临床诊治经验。

（二）神经生物检测中心人力资源分配及要求

1. 睡眠医学中心

四川大学华西医院睡眠医学中心集检查、诊断及治疗为一体，主要负责失眠、睡眠呼吸暂停、中枢性嗜睡、不宁腿综合征等所有睡眠障碍的检查及治疗工作。采用多学科合作模式，已建立成熟的融合精神病学、神经病学、呼吸病学及耳鼻喉头颈外科学为一体的诊疗资源。拥有符合国际先进标准的多导睡眠检测设备（Alice 6、康迪等）20 余台、各类型呼吸机（单水平、双水平、三水平及伺服型）10 余台，每晚可完成至少 15～20 例患者的检查及治疗项目。中心需配置专业睡眠医师及睡眠检查技师，分别负责睡眠与睡眠呼吸障碍的诊疗及多导睡眠原始数据采集与分析。现对人员从业资格要求详述如下：

（1）睡眠医师：国际设有专业睡眠医学课程，睡眠医师需完成相应课程学习及临床轮转方可从业。国内目前尚无睡眠医学专业，从业医师常为精神病学、神经病学、呼吸病学及耳鼻喉头颈外科学专业医师。基于更高失眠的发病概率及广大的患病人群，精神病学及神经病学专业医师最为推荐，可负责对失眠、发作性睡病、睡眠呼吸暂停、不宁腿综合征在内的多种睡眠障碍的诊疗；同时可即时识别及诊治抑郁、焦虑等多种睡眠障碍常见并发症，可对失眠患者进行心理及相关物理治疗。

四川大学华西医院睡眠医学中心目前配置的专业医师包括：精神病专业医师，神经病学专业医师，呼吸病学专业医师及耳鼻喉头颈外科学专业医师。分别侧重负责精神障碍相关睡眠疾病（如睡眠觉醒障碍等）诊疗、神经障碍相关睡眠疾病（如快动眼睡眠行为障碍等）诊疗、睡眠呼吸异常疾病器械治疗及睡眠呼吸异常疾病手术干预。

（2）睡眠技师：国际设有专业教学课程及考试，所有睡眠专业技师需要完成相关课程学习并通过多导睡眠仪技师（RPSGT）考试。国内目前无相关要求，从事相关专业的技师来源广泛，包括呼吸治疗专业技师、康复技师、护士等均有涉及。但随着国内相关领域专家的努力推广，越来越多的医院要求从业人员考取 RPSGT 资格证，相信不久的将来，我国应该会有成熟的睡眠技师的专业考核。需要指出的是，睡眠技师可分析睡眠多导图等原始数据，但不具有出具睡眠报告的资格，相关报告需由睡眠医师审核并签出。

四川大学华西医院睡眠医学中心目前配置的专业睡眠技师分别来自呼吸治疗专业及康复专业。全权负责多导睡眠数据采集、分析、存储及无创呼吸机压力滴定工作。同时外院相关睡眠进修技师及我校呼吸治疗专业学生带教工作，也由其负责。

2. 诱发电位和经颅磁刺激

四川大学华西医院诱发电位和经颅磁刺激亚专业集神经电生理、近红外光谱成像检查和重复经颅磁刺激/功能磁刺激治疗为一体，拥有肌电图/诱发电位仪、经颅磁刺激治疗仪，拥有德国 BP 公司 64 导脑电图/诱发电位、加拿大 Eyelink-1000 眼动仪、以色列 Pathway 接触热痛诱发电位刺激器、国产近红外光谱成像仪。负责精神心理疾病、睡眠障碍以及躯体疾病诱发电位和近红外光谱成像检查，重复经颅磁刺激（包括深部经颅磁刺激）治疗。

神经电生理检查内容包括事件相关电位、体感诱发电位、视觉诱发电位、脑干听觉诱发电位、电-磁刺激运动诱发电位、前庭肌源诱发电位、盆底/外生殖器神经功能检查。近红外光谱成像检查主要为临床语言流畅性任务氧和血红蛋白信号检测。精神心理疾病和睡眠障碍磁刺激治疗包括抑郁症、焦虑症、强迫症、精神分裂症、双相情感障碍、躯体形式疼痛障碍、转换障碍、失眠症、嗜睡症等。躯体性疾病治疗包括帕金森病抑郁和运动障碍、脑卒中（脑外伤）偏瘫、脊髓损害、神经源性膀胱、男性勃起功能障碍、眩晕、神经病理性疼痛等。现对人员从业资格要求详述如下：

目前对于诱发电位检查及经颅磁刺激治疗从业资格尚没有国际及国内具体要求。国内默认希望由接受过精神病与精神卫生或神经病学专业教育的人员从事，但相关报告需由具有执业医师资质的专业医师（精神病或神经病学方向最佳）审核并签出，相关治疗方案亦最好由具有执业医师资质的专业医师（精神病或神经病学方向最佳）决定。科室室负责人必须是有相关临床经验的副高及以上职称担任。

四川大学华西医院诱发电位和经颅磁刺激亚专业目前配置精神科专业主任医师和副主任医师各一名，负责中心诱发电位检查、经颅磁刺激治疗及指导进修生带教工作。

3. 脑电图

四川大学华西医院脑电图室，主要负责全院门诊及住院部常规脑电检查工作。拥有符合国际先进标准的脑电检测设备，每天至少完成 200 余例患者的检查。中心需配置专业脑电检查技师，负责脑电原始数据采集与分析。现对人员从业资格要求详述如下：

国际设有专业教学课程及考试，所有脑电专业技师需要完成相关课程学习，通过考核并获得检查授权。国内则要求完成脑电技师相关职称考试，拿到相关从业资格。同时，如果涉及癫痫中心工作，还需考虑从中国医师协会癫痫专业委员会下发的从业资格。脑电室负责人必须是有脑电检查经验的副高及以上职称。同样，脑电技师可分析脑电原始数据，但不具有出具报告的资格，相关报告需由具有执业医师资质的专业医师（神经病学最佳）审核并签出。

四川大学华西医院脑电图室目前配置的专业脑电技师，均通过相应职称考核。全权负责常规脑电数据采集及分析工作和外院相关脑电进修技师带教工作。检查室由一名副主任技师负责统筹安排。

4. 肌电图

四川大学华西医院肌电图室，主要负责全院门诊及住院部肌电检查工作。通过描述神经肌肉单位活动的生物电流，来判断神经肌肉所处的功能状态，以帮助临床医生结合症状对疾病作出诊断。拥有符合国际先进标准的肌电检测设备，每天至少完成100余例患者的检查。中心需配置专业检查技师，负责肌电原始数据采集与分析。现对人员从业资格要求详述如下：

目前对于肌电图检查尚没有国际具体要求。国内则要求完成肌电图检查相关专业培训。因为涉及部分有创操作，需要至少一名具有医师从业资质的专业医师在场或亲自操作。肌电图室负责人必须是有肌电检查经验的副高及以上职称。同样，技师可采集及分析肌电原始数据，但不具有出具报告的资格，相关报告需由具有执业医师资质的专业医师（神经病学最佳）审核并签出。四川大学华西医院肌电图室目前配置的专业技师和医师（神经病学从业资质），全权负责肌电数据采集及分析工作和外院相关肌电图进修技师带教工作。检查室由一名副主任技师及一名主治医师负责统筹安排。

5. 经颅多普勒（TCD）

四川大学华西医院TCD室，主要负责全院门诊及住院部TCD检查工作。利用人类颅骨自然薄弱的部位作为检测声窗（如颞骨鳞部、枕骨大孔、眼眶），对颅底动脉血流动力学进行评价。拥有符合国际先进标准的TCD检测设备，每天至少完成50余例患者的检查。中心需配置专业检查医师，负责原始数据采集、分析与报告出具工作。现对人员从业资格要求详述如下：

目前对于TCD检查尚没有国际具体要求。国内则要求完成检查及报告均由有超声从业资格的技师或医师完成。TCD室负责人必须是有TCD检查经验的副高及以上职称。相关报告需由具有执业医师资质的专业医师（超声方向）审核并签出。

四川大学华西医院TCD室目前配置的专业医师，全权负责TCD数据采集、分析及报告出具工作和外院相关进修技师带教工作。

6. 心电图

四川大学华西医院心电图室，主要负责全院门诊及住院部心电查工作。通过心电图机从体表记录心脏每一心动周期所产生的电活动变化图形，以帮助临床医生结合症状对疾病作出诊断。拥有心电检查设备，每天至少完成100余例患者的检查。中心需配置专业检查医师，负责心电原始数据采集与分析。现对人员从业资格要求详述如下：

国际设有专业教学课程及考试，所有心电专业技师需要完成相关课程学习，通过考核并获得检查授权。国内虽暂无相关准则，但要求最好由心脏内科专业技师或医师完成相关操作。心电图室负责人必须是有心电检查经验的副高及以上职称的人员担任。同样，技师不具有出具报告的资格，相关报告需由具有执业医师资质的专业医师（心脏内科专业最佳）审核并签出。

四川大学华西医院心电图室目前配置的内科医师，全权负责心电数据采集、分析和报告出具工作，同时负责外院相关心电图进修技师带教工作。

7. 心理评估中心

四川大学华西医院心理评估中心主要负责全院门诊及住院部心理量表评估工作。通过运用专业的心理学方法和技术，采用自评或他评量表的方式对来访者的心理状况、人格特征和心理健康做出相应判断，并在此基础上进行全面的分析，以帮助临床医生结合症状对疾病作出诊断，为心理咨询与治疗提供必要的前提和保证。拥有自评量表检查设备，每天至少完成200余例患者的检查。中心需配置专业检查技师及医师，负责心理评估量表数据采集与分析。现对人员从业资格要求详述如下：

目前对于心理评估量表检查尚没有国际及国内具体要求。国内默认希望由接受过精神病与精神卫生专业教育的人员从事，但相关报告需由具有执业医师资质的专业医师（精神病方向最佳）审核并签出。心理评估室负责人必须是有精神专业临床经验的副高及以上职称的人员担任。

四川大学华西医院心理评估中心室目前配置的精神科专业医师和技师，全权负责所有自评及他评心理评估量表的打分并出具结果。

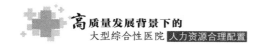

第四节　护理岗位人力资源配置现状

一、人力资源配置现状

（一）概念

护理岗位人力资源配置是以护理服务目标为宗旨，根据护理岗位合理分配护士数量，保证护士、护理岗位、护理服务目标合理匹配的过程。护理岗位人力资源合理配置主要包括以下方面：一是护士的数量与业务的总量的匹配；二是护士的能力与业务的难易程度的匹配；三是护士与护士之间知识、能力、性格等结构的匹配。

（二）配置原则

1. 依法配置的原则

医院和护理管理部门在进行护理岗位人力资源配置时要以卫生行政主管部门护理人力配置要求为依据，以医院服务任务和目标为基础，配置足够数量的护士以满足病人需求、护士需求和医院发展的需要。国务院颁发的《护士条例》明确指出：医疗卫生机构配备护士的数量不得低于国务院卫生主管部门规定的护士配备标准。

2. 基于病人需求动态调配的原则

护理岗位人力资源配置要以临床护理服务需求为导向，基于病人的实际需求进行动态调配。病人的临床服务需求随着病人数量、疾病严重程度以及治疗措施的变化而变化。科学的护理人力资源配置应通过评估病人的实际需求，进行动态、弹性调整。

3. 成本效益的原则

人力资源管理的出发点及最终目的都是实现效益最大化。在护理岗位人力资源配置过程中，管理者要结合实际不断寻求和探索灵活的人力配置方式，重视护士的能级对应及分层，在分析个人能力与岗位要求的基础上实现个体与岗位的最佳组合，充分调动护士工作积极性，高效利用护理人力资源；根据护理工作量的变化及时增减护士数量，由此降低人员成本，提高组织效率。

4. 结构合理的原则

护理单元整体效率不仅受个体因素影响，还直接受到群体结构的影响。护理单元群体结构是指科室不同类型护士的配置及其相互关系。结构合理化要求护士在专业结构、知识结构、智能结构、年龄结构、生理结构等方面形成一个优势互补的护理人力群体，有效发挥护理人力的个体和整体价值。

（三）配置要求

根据《全国护理事业发展规划（2021—2025 年）》中的最新发展目标，到2025 年：全国护士总数达到 550 万人，每千人口注册护士数达到 3.8 人，护士队伍数量持续增加，结构进一步优化。医疗机构要根据功能定位、服务半径、床位规模、临床护理工作量和技术要素等科学合理配备护士人力，满足临床护理服务需求。首次对护理岗位配置做出要求，临床护理岗位护士占全院护士总量的比例≥95％。加强护士培养培训。建立以岗位需求为导向、以岗位胜任力为核心的护士培训制度。加强临床护士"三基三严"培训，坚持立足岗位、分类施策，切实提升护士临床护理服务能力。

（四）配置现状

护理人力资源作为医院人力资源的重要组成部分，直接关系到医院护理服务工作的内涵和质量，进而影响医院的医疗质量。护理人力资源的合理配置是保证护理服务质量、患者安全和医护工作满意度的重要保障。研究显示，每位护士的工作量每增加 1 名患者，住院患者 30 天死亡率增加 7％（OR：1.068，95％CI：1.031－1.106）；本科学历者每增加 10％，可使 30 天住院患者死亡率下降 7％（OR：0.929，95％CI：0.886－0.973）。因此，护理人力资源的配置一直是卫生行业领域关注的重要问题，但我国护理人力配置现况不容乐观，主要表现为数量少，结构欠合理。

1. 数量配置

全球护理人员短缺问题持续存在，WHO 数据显示，2018 年全球每千人口护士（包含助产士）人数为 3.48 人，全球护理人员缺口为 570 万，其中我国每千人口护士数仅为 2.94，低于全球平均水平。《全国护理事业发展规划（2021—2025 年）》中提出，到 2025 年，我国每千人口注册护士数将达到 3.8 人。近年来，我国注册护士人数不断提升，最新数据显示，2019 年我国每千人口护士数已增长至 3.18 人，但离国家的标准还有很大的差距，更不及欧美等发达国家水平（见图 2-4-1）。

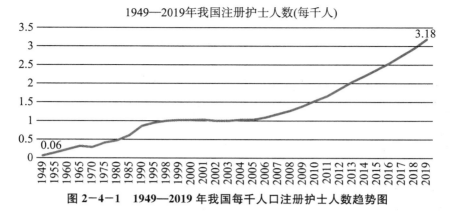

图 2-4-1　1949—2019 年我国每千人口注册护士人数趋势图

从医护比例来看，卫生部 1978 年颁布的卫医字第 1689 号文件《综合医院组织编制原则试行草案》中要求综合医院医护比例配置应为 1 : 2，但我国综合医院医护比例长期以来呈现倒置的现象，直至 2013 年这种现象才逐步得到扭转（见图 2-4-2）。近年来，我国护理队伍逐步扩大，2019 年全国卫生统计年鉴数据显示，我国医院医护比例为 1 : 1.15，但尚未达到《中国护理事业发展规划（2016—2020 年）》中提到的预计 2020 年执业（助理）医师与注册护士比为 1 : 1.25 的目标。

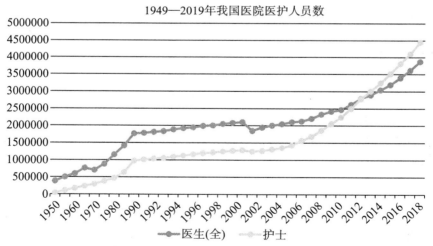

图 2-4-2　1949—2019 年我国医院医护人员数趋势图

从床护比来看，不同地区、不同医院之间差异较大，存在配置不公平的现象。床位与护士的编配比例是反映护理人力资源配置的主要方面。1978 年卫生部编制的《综合性医院组织编制原则（试行草案）》，第一次规定了医院床位数与全院护士总数的比值为 1 : （0.455~0.595），其中 500 张床位以上的医院编制标准为 1 : （0.560~0.595）。《中国护理事业发展规划（2016—2020 年）》中明确指出预计 2020 年三级综合医院全院护士与实际开放床位比达 1∶0.8，全院病区护士与实际开放床位比达 1∶0.6。目前，我国医院的种类、规模、级别差异较大，病床使用率不同、护士配置不均衡、床护比差异较大。以 2019 年四川省各级医院床护比配置数据为例，成都市医院的平均床护比最高，达到了1∶0.59，资阳市最低，仅为 1∶0.31（见图 2－4－3）。

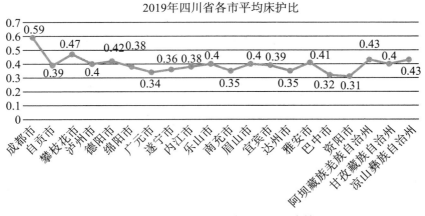

图 2－4－3　2019 年四川省各市平均床护比

2. 结 构 配 置

在现有护理人力资源紧缺的情况下，护理人力内部结构的合理配置对提高卫生人力系统利用效率、促进患者安全、提升护理质量、稳定护理人才队伍起着重要作用。近年来，我国护士队伍的结构不断完善。据《2020 年中国卫生统计年鉴》数据显示，截至 2019 年，我国医院大专及以上护士占比达 77.6%，其中本科及以上护士占比为 27.1%；护士的职称仍以初级为主，占比达 73.1%；年龄以 25～44 岁为主，总体工作年限分布均衡（见表 2－4－1）。

表 2-4-1　2019 年全国医院注册护士结构分布

类别	构成比（%）		类别	构成比（%）	
按性别分	男	3.0	按学历分	研究生	0.3
	女	97.0		大学本科	26.7
按年龄分	25 岁以下	9.8		大专	50.4
	25~34 岁	53.9		中专	22.2
	35~44 岁	20.8		高中及以下	0.4
	45~54 岁	11.4	按专业技术资格分	正高	0.3
	55~59 岁	3.0		副高	2.9
	60 岁及以上	1.1		中级	16.4
按工作年限分	5 年以下	22.6		师级	27.1
	5~9 年	31.1		士级	46.0
	10~19 年	25.9		不详	7.3
	20~29 年	11.7			
	30 年及以上	8.7			

（五）配置方法

科学、高效的护理人力配置依赖于科学、准确的护理人力配置方法。护理人力配置方法一直是国内外学者研究的热点。随着医学模式改变，护理工作的范畴、内涵及病人需求的变化，护理人力资源配方法在护理领域更是得到了充分的完善和发展。

1. 床护比

我国和日本主要采用床护比描述医院的护士人力配置。如我国根据《"健康中国 2030"规划》总体要求和《医药卫生中长期人才发展规划（2011—2020年）》，《中国护理事业发展规划纲要（2016—2020 年）》中明确规定，到 2020 年我国注册护士总数应达到 445 万，每千人口注册数为 3.14 人，医生与护士比例为 1∶1.25，三级综合医院全院实际开放床位与护士总数比不低于 1∶0.8，病区实际开放床位与护士总数比不低于 1∶0.6。日本则根据病区床位数计算出 24h 内所需平均护士人数，并根据急性期和慢性期病床调整床护比，且与医疗收费标准紧密联系。

2. 护患比

除我国与日本，其他国家主要采用护患比描述护理人力配置情况。如美国的加利福尼亚州和澳大利亚的维多利亚州由政府规定不同病区最小护患比，并随着时间变化进行调整。其中加利福尼亚州在2008年规定了各病房最小护患比为重症1:2、手术室1:1、急诊1:4和专科1:5。澳大利亚的维多利亚州则基于不同的病区及护理班次分别制定不同的护患比，并依此安排人力。此种人力配置模式提高了护士的工作满意度，降低了离职率，但该模式最大的问题是其忽略了护士工作技能的差异和患者病情的轻重程度。

3. 护理工作量测量法

护理工作量是衡量临床护理工作、科学配置护理人力资源的重要依据，最早采用量化护理工作负荷进行护理人力配置的方法。

（1）计数法。

主要通过统计护理操作的次数，简单地进行工作量的评估后指导护理人力配置和薪酬分配。仅适用于门诊输液室和社区护理工作量的统计，病房涉及的护理工作繁杂、琐碎，且与病人的病情相关，无法简单用计数法量化其工作量。

（2）工时测量法。

工时测量法是我国最常用的一种护理工作量测量方法。其在界定护理工作项目范围的基础上，采用观察法、自我记录法或两者结合的方法来对临床护理工作所花费的时间进行测量，最后通过公式来计算护理工作量，并依此进行护理人力的配置。临床中通常将护理工作分为直接护理和间接护理，根据公式计算护理人力：护士数＝（每日护理总时数/每名护士每天的工作时间）×休息系数×机动系数，其中机动系数为20%，休息系数＝365天/（365－休息天数）。国际护士会定义护理工作量范围应包括直接护理、间接护理和非病人护理的相关护理活动3部分内容。工时测量能够较客观、准确地反映患者所需的护理工作量，但随着医学模式的转变及护理学科的飞速发展，护理的职能范围和内涵在不断扩大，致使护理工作项目的种类及其所需护理时间不断变化，无法体现护理操作的技术性和风险性，且用此法计算护理工作量相对耗时、耗力。

（3）负荷权重法。

指对理工作量分析时在计数法的基础上引入权重的概念，通过专家会议法或德尔菲法，综合考虑护理项目所投入的时间、风险度、技术难度等因素，最终确定每项护理项目的分值或权重，加权后的护理工作量称为护理工作量当量。根据总的护理工作量当量计算护理人力，计算方式同工时测量法。研究结果表明，采用负荷权重法对护理工作项目赋值权重，能够客观、准确地反映科室的护理工作量，为病区的分类、护理人力的配置及绩效考核提供科学依据。依据负荷权重法统计护理工作量综合考虑了多种影响因素，避免了单纯工时测量中由于各项护理操作风险及难度不同而造成的不合理，但护理项目的赋值多由临床护理专家打分形成，主观性较强。

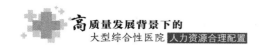

（4）护理科研项目法（Project Research of Nursing，PRN）。

由加拿大的 EROS 在 1980—1987 年间首次提出，根据每项护理活动的次数、持续时间、所需护士人数等对每个护理活动进行评分，计算病房未来24h 内患者所需的护理量来配置护理人员。我国周素鲜等引进了 PRN，并在医院 29 个临床科室试用配置护理人力，结果表明按护理量编配护理人员是科学、合理的，有利于提高整体护理质量，但其操作费时，不适合医院的日常使用。

（5）基于电子信息系统。

澳大利亚采用计算机软件包对护理工作量进行测量与评估，包括 Excel Care，E−care and Trend Care © systems 三种。Excel Care 是一个保健计划驱动系统，涵盖每个病人护理计划或临床路径，然后在护理计划的基础上形成病人的护理需求，护理单元的每项护理活动通过护理项目的次数、消耗的时间以及需要员工的级别来评估。E−care 是将 ExcelCare 进行细化并拓展到多学科系统而形成的。TrendCare 系统通过记录纵向数据来获得临床工作流程的动态信息。但是这些系统不能够测量到与护理计划或临床路径无直接关系的其他护理活动。目前澳大利亚和新西兰大多数医院使用计算机护理依赖管理系统（Computer Nursing Dependency Management System，CNDMS）进行护理人力资源的配置，即通过直接量化护理变量为护士确定病人的护理需求，进而合理安排护理人力。研究显示，利用 CNDMS 进行护理人力配置可降低护理照顾的成本，满足病人的护理需求和技术服务，这对合理利用有限的护理资源具有重要的作用。我国主要应用医院信息系统（Hospital Information System，HIS）统计护理项目，结合负荷权重法确定护理工作量后配置护理人力。运用 HIS 进行护理工作量的测算具有全面、高效、快速、便捷等优势，但需要有完善的 HIS 为支撑。

4. 患者分类法

指以患者分类系统（Patient Classification System）为基础，测算护理需求或工作量的成本核算方法，即根据病人的病情程度判断护理需求，计算护理点数及护理时数，确定护理成本与收费标准。现多用于护理人力资源的配置。国内外常见的患者分类系统包括原型患者分类系统（Proto Type Systems）、因素型患者分类系统（Factor Type Systems）和混合型患者分类系统 3 类。

原型患者分类系 统指根据疾病的严重程度、患者的护理依赖程度等来确定护理级别的一种主观测量方法。日本、德国、英国和我国的分级护理是此类方法的代表。各国的原型患者分类方法的决策主体大多为医生，且评价较为主观。另外，由于患者、病情和病种的特殊性，不同医护人员对同一患者进行分级出现不一致的现象普遍存在，这就导致了患者分类缺乏准确性和一致性。国际上主要以基于病情和自理能力的分级护理为主。

因素型分类系统根据患者护理需求，筛选发生频率高的项目并赋予一定的时间或分值，通过计算总的护理时间或分值进行患者分类。但指标的确定较为复杂，不同分类系统依据的护理需求项目差异较大。常见的有 San Joaquin 患者分类系统、RAFALA 系统中 Oulu 患者分类、欧洲的波兰－英国－桑顿－欧文（PETO）分类系统和护理干预分类（NIC）等。

混合型分类系统将原型分类方法和因素性分类方法相结合，即首先采取因素型分类法量化每一类患者的护理需求项目和护理活动时间，再按原型分类法筛选能够准确反映护理工作量的患者疾病相关因素分类患者，最后结合每类患者的护理时间指导护理人力配置。该分类系统整合了原型分类系统与因素型患者分类系统的优点，故科学性、实用性更强。常见的有罗斯麦迪可斯量表患者分类系统（RMT－PCS）、欧洲监护病房的患者分类系统（European Intensive CareUnit System，EURICUS）和我国的新护理分级系统。

（六）我院护理人力配置配置现状

我院以卫生部及医院质量管理基本精神、《三级综合医院评审标准》为依据（普通病房床位与护士比为 1：0.4，ICU 病房床位与护士比为 1：2.5，手术间数量与护士比为 1：3），结合科室收治病人病种分类、护理工作量、护理服务活动的复杂程度、风险性等将科室分为 4 个等级（特、甲、乙、丙）。全院特殊科室配置按照运管核算工作量结合岗位法确定护士数量，护理部根据运管配置建议进行配置，病房性质科室按照科室等级（特、甲、乙、丙）的配置标准进行配置。具体见表 2－4－2 所示。

表 2－4－2　普通病房护士配置标准

等级	科室名称	拟配置的床护比	参考床护比	其他指标
特等	ICU 系列和 CCU	2.62－3.09	2.5－3.0	护患比、急诊人数、死亡人数、床位使用率
甲等	普通甲等病房	0.49－0.70	0.55－0.65	
	特殊：精神 ICU	0.84		
乙等	普通乙等病房	0.48－0.65	0.50－0.60	
	特殊：肿瘤内科	0.40－0.42	0.4	
丙等	普通丙等病房	0.46－0.71	0.45－0.55	

（七）各级各类护士岗位职责

在卫生部《中国护理事业发展规划（2016—2020 年）》和《公立医院高质量发展》中对护士岗位设置及管理的要求下，我院结合现状及发展需求，建立"多轨阶梯式"成长路径，分层分类设置岗位和考核项目，达到护理岗位的能级对

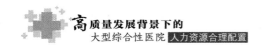

应，人岗匹配。

1. 临床护理岗位

临床护理岗位包括辅助护士、责任护士、夜班护理组长、护理组长、办公室护士、总务护士以及高级实践护士，具体岗位职责见表2-4-3。

表2-4-3 临床护理岗位工作职责

岗位名称	岗位职责
高级实践护士（APN）	1. 本专科疑难危重患者的护理方案制定与执行。 2. 承担院内专业会诊。 3. 参与制定专科疾病护理规范。 4. 负责本专科患者多学科团队合作的沟通与协调。 5. 本专科疑难危重患者护理质量的督导。 6. 指导护理组长和临床护士开展临床护理工作，提供专科护理咨询和培训。 7. 承担未来高级专科护理师的临床实践带教工作。 8. 定期组织开展疑难危重病例的案例分析和讨论。 9. 开展护理新技术、新项目。 10. 组织循证护理实践的开展。 11. 科研项目申报及组织实施。
护理组长	1. 指导下级护士完成患者生活护理。 2. 独立完成分管危重患者的护理工作，指导下级护士完成危重护理患者护理。 3. 组织实施并指导下级护士患者抢救工作。 4. 负责小组病房环境管理。 5. 统筹小组内护理人力分工与安排。 6. 负责小组的护理质量及安全管理。 7. 负责小组的医院感染预防与控制的监督与管理。 8. 组织并实施疑难病例查房及讨论，指导下级护士完成护理查房。 9. 承担复杂护理操作练习及考核工作，指导下级护士完成护理操作练习及考核。 10. 承担专业理论授课或大科层面理论培训工作。 11. 参与规培、进修和实习生的临床一对一带教。 12. 积极申报专科护理新技术及科研项目，参与病房护理科研项目实施。
办公室护士	1. 遵循医院、护理部及所在病房的护理服务宗旨和目标。 2. 保持办公区清洁、整齐，物品放置规范化，及时清理补充各种办公纸张。 3. 负责安排和调整病房的病房，接待、安排新入院和专科病人。 4. 负责办理出院、转科及死亡病人手续。审核每日送出病历的完整与质量保证。审核每日出院病人的帐页基本情况，通知中央运输当日出院病人接送。 5. 参加或组织死亡病历讨论，负责出院、死亡病人护理文件的整理、归档保存。

岗位名称	岗位职责
办公室护士	6. 负责书写交班报告，并保证书写质量。登记各专科数据如压疮、高危跌倒人数等。 7. 与护士长或专业护士一起双人查对医嘱，对于电子医嘱与执行单不符之处及时与医生沟通、核实。 8. 负责签收各种检查申请单、报告单和会诊单等，并及时分发给相关人员。 9. 负责接待咨询，耐心解答其提出的问题。
总务护士	1. 协助护士长做好科室的成本控制即开源节流：库存物质（纸张与耗材等）计划合理、出入库耗材有登记、各种仪器（含贵重）每日交接与安全使用、重复性纸张做合理安排与使用。 2. 负责病房物品的供应，包括抢救物资完好适用、无菌物品无过期失效、重复使用物品消毒管理等，以及定期对病房各种医疗仪器如心电监护仪、输液泵、注射泵等进行清洁消毒，并做好交接班。 3. 负责有计划领取一次性医疗物品并妥善保管；与消毒供应中心人员交接用后治疗用物。 4. 每日定时对病房中的各种用后物资进行清理与清洁。 5. 协助护士长计划领取各类物质：包括耗材、办公用品等。 6. 负责药品管理，包括基数药、高危药、毒麻药、抢救药及液体等。定期对该环节工作提出合理化建议，加强病房药品管理。 7. 及时清理出院、转科、死亡及停药病人药品，及时退药。 8. 负责接收并清点药房日间配送的药品。 9. 保持治疗室、医用冰箱和病区库房的清洁、整齐，物品放置规范化。 10. 医疗废物严格按要求管理和交接。 11. 负责与计费员及医生沟通，避免错计费、漏计费或多计费情况发生。
夜班组长	1. 具备整体护理知识，熟悉专科护理业务、护理技能，运用护理程序对病人实施责任制，落实整体护理。 2. 承担病房的具体临床工作岗位的同时负责夜班的病房护理管理工作，保持病房安全、安静，护理工作正常进行。 3. 掌握病房基本情况及重危病人病情。负责当班危重病人的观察及护理，对当天危重、手术、特殊病人的护理质量负责。完成本岗位病人的临床护理、治疗任务。 4. 参加重危病人的抢救及护理指导工作。 5. 负责处理各种疑难问题和突发事件。 6. 负责本组病人夜班各项护理工作的质量控制。 7. 有主动防范医疗、护理纠纷的意识，积极消除或妥善处理护理纠纷隐患。当有突发事件应立即向科室护士长或主任汇报。 8. 对夜班发现或存在的护理质量问题应及时汇报。

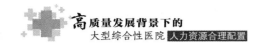

岗位名称	岗位职责
责任护士	1. 根据患者自理能力承担患者生活护理。 2. 完成分管患者的护理工作，在上级护士的指导下，完成危重患者的护理工作。 3. 在上级护士的指导下，参与患者抢救工作。 4. 参与病房环境管理。 5. 执行医院感染预防及手卫生消毒措施。 6. 参与或承担护理业务查房。 7. 参与或承担护理操作练习及考核。 8. 参与实习护士临床一对一带教。 9. 参与病房护理科研项目实施。
辅助护士	1. 根据患者自理能力承担患者生活护理。 2. 在上级护士的指导下，完成分管患者的护理工作。 3. 参与病房环境管理。 4. 执行医院感染预防及手卫生消毒措施。 5. 参与病房护理业务学习和护理查房的。 6. 参与病房护理操作练习及考核。 7. 参与病房护理科研项目实施。

2. 护理管理岗位

我院护理管理在常规三级（主任－科护士长－病房护士长）垂直管理体系下，根据医院总体发展要求，在科护士长下增设专科（副）护士长，以推动专科护理发展。具体岗位类型及岗位职责见表2－4－4。

表2－4－4　护理管理岗位工作职责

岗位名称	岗位职责	具体职责
护理部主任	行政管理	• 遵照各级行政部门及医院相关要求，制定护理发展规划、年度工作目标与计划，保证全院护理工作顺利推进。 • 组织召开护理部管理小组和部门例会。 • 定期召开科务会，并组织读书报告和业务学习。 • 定期召开科护士长、护士长、全院护士大会，沟通护理部工作情况并结合上级卫生健康行政主管部门及医院的各项任务，安排部署护理工作。 • 完成科护士长、护士长月（年）考核，为科护士长、护士长晋升和奖惩提供依据。 • 完善护理管理组织架构，部署安排护理委员会工作，为护理质量与安全管理、毕业后教育及人力资源管理提供支撑。 • 按照医院规定和部门工作要求，制定和修订部门各项规章制度。 • 与院内外相关机构和部门建立良好合作关系。

岗位名称	岗位职责	
护理部主任	临床护理	• 指导全院临床护理服务，推行患者安全与临床质量文化，确保临床护理质量与安全。 • 建立健全护理质量控制和管理的制度和流程，提升工作效率，保障临床安全。 • 创新护理质量管理模式和方法，构建华西护理质量管理新体系。 • 识别临床护理关键环节存在问题，建立预防措施以确保质量与安全并持续改进。 • 根据护理单元特色，建立护理质量指标评价体系、监控重点和关键环节。 • 督导各项规章制度、技术操作规程以及各层级护理人员岗位职责执行情况，全面落实患者十大安全目标，严防不良事件发生。 • 参与护理单元的晨交班及护理查房等，督查科护士长、护士长的护理管理及临床护理服务情况，识别患者需求及护理管理问题。 • 组织全院开展标准化建设，建立并落实护理管理、技术操作、病种/症状标准化护理流程等并予以持续更新完善。 • 参加医疗口会议，保持、协调护理部与其他部门的有效合作。 • 领导全院临床护理变革，设计变革方案、过程及系统，推进新技术、新业务开展。 • 指导质控科、科护士长、护士长用科学方法分析和改进临床护理问题。 • 组织开展优质护理及改善医疗服务行动计划，实施QCC/PDCA项目实现质量持续改进。 • 组织全院各护理单元申报国际国内专科基地、科研项目、奖项等促进护理学科发展。 • 指导各专科基地制定和落实专科基地建设规划。 • 促进以问题为中心的循证护理实践开展，推行最佳护理实践。
护理部主任	护理运营	• 与运管、经管共同确立建立护理单元运营管理指标体系。 • 建立护理管理者与运营部的沟通平台，动态监控全院护理单元的运营指标，合理调配资源，确保产生最佳财务效益和社会效益。 • 指导科护士长、护士长进行床位、手术间等资源的科学管理、合理调配，确保其高效运转。 • 指导科护士长、护士长进行成本管理，科学合理管控非计价和护理类耗材。

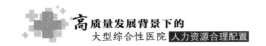

续表

岗位名称	岗位职责	具体职责
护理部主任	人力资源	• 根据医院发展及人员动态，负责全院各级各类护理人力规划、选聘、考核工作。 • 建立各层级护理人员的职业生涯发展策略以吸引、激励及留住人才。 • 制订并落实各层级护理人员的人才培养方案以建立稳定的人才发展阶梯架构，培育护理管理、临床专家、教育、科研梯队人才。 • 根据岗位胜任力制定并落实各层级特别是护理管理人员培养计划。 • 组织落实各层级护理人员的岗位管理、进阶管理、职称晋升考核和选留考核。 • 建立、健全护理绩效考核机制和标准，确保护理人员绩效分配激励护理提升和发展。 • 动态评估并合理调配全院护理人力资源，保证护理工作有序进行。
	毕业后教育	• 以岗位胜任力为核心，建立健全华西特色护理毕业后分层次教育体系和架构。 • 制定并落实分层级护理人员教学计划。
	护理团队及文化建设	• 挖掘华西护理核心价值观和服务理念。 • 制定并实施医院护理团队文化营造方案和举措。
	对外交流及发展	• 建立与国内外顶级医院合作的长效机制。 • 引进国外顶级专家到华西创业，促进华西护理发展。 • 与中华护理学会等重要学会建立紧密联系，提升华西护理国内学术影响力。 • 制定并不断完善网络联盟医院专科护理联盟发展规划，并制定详细、可行的实施方案；每年有重点工作和工作目标。
护理部副主任（分管护理质控）	行政管理	• 遵照各级行政部门及医院相关要求，指导部门工作计划、安排与管理，保证部门工作顺利推进。 • 适时召开部门例会，遵照护理部计划参加科护士长例会、护士长会议等，保持有效信息传递。 • 按照护理部要求，进行病房护理质量绩效考核，并对质控科内人员进行绩效考核。 • 根据医院规定和部门工作要求，指导制定和修订护理质量管理各项规章制度，确保规则要求有效落实。 • 协调护理质控科与院内外相关行政机构和部门的联系，促进有效合作。

岗位名称	岗位职责	具体职责
护理部副主任（分管护理质控）	临床护理质量与安全	• 引领与指导全院护理质量管理，推行患者安全与临床护理质量文化。 • 建立健全华西护理质量管理体系，包括病房护理质量指标评价体系、风险防控体系、不良事件管理体系等，持续评价与管理临床护理服务质量。 • 适时参与护理单元的晨交班并进行现场督导等，识别临床护理质量管理的缺陷环节及临床需求，督查科护士长、病房护士长的护理质量管理情况。 • 参与重大护理不良事件的讨论会，指导与总结临床护理安全隐患与风险防范流程，完善院护理不良事件审核追踪系统，并建立反馈流程以持续改进临床护理服务。 • 保持、协调护理与其他团队如医疗、药事、后勤、设备物资部等的联系，促进团队部门有效合作。 • 促进国内外、院内外质量管理相关信息的分享，保证各级护士及时知晓对质量管理最新信息的。 • 以院主题质量项目活动的方式推行临床护理质量持续改进活动，培训并提供科学方法分析和改进临床护理问题。
	护理质量改革与发展	• 促进护理质量管理的变革，推进质量管理模式与方法的创新，优化临床护理质量管理过程。 • 组建护理质量管理委员会，以由下至上的方式发现总结临床质量问题，推动质量持续改进。 引导以护理质量为主题的临床科研项目的申报与实施。
护理部副主任（分管毕业后教育）	行政管理	• 根据医院和护理部整体要求，结合毕业后教育的具体开展情况，制定护理毕业后教育的发展规划、年度目标和工作计划。 • 成立护理毕业后教育与发展委员会，确定委员会的组织架构、岗位职责、工作内容和运行模式。 • 定期了解临床教学开展情况，加强护理部－大科－病房的三级教学管理。
	教学管理	• 完善护理毕业后培训体系和组织架构。 • 识别护理毕业后教育各层级护士不同的培训需求，提供多样化的培训内容和形式，促进护理毕业后教育质量提升。 • 促进临床教学的过程评价和结果评价相结合，保证评价结果的科学性。 • 加强临床教学师资管理，保证教学质量和安全。 • 参与临床教学活动，督查实习生、规培护士、专科护士、进修护士等临床带教情况，定期收集学生及学员的反馈意见，确保临床带教工作有效实施。 • 监管毕业后教育各层级护士的培训过程，保证培训计划落实。

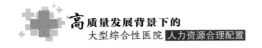

岗位名称	岗位职责	具体职责
护理部副主任 （分管毕业 后教育）	教学管理	• 推进信息化教学，实现护理培训在线管理，提高培训覆盖率，实现培训内容和和形式的信息化、多样化。 • 完善规培留院遴选和定科管理制度，做到公平、公正、透明地选拔人才。 • 组织护理毕业后教育各层级护士的报名、资料审核、录取、报到、岗前培训、考核、结业等工作。 • 组织校外实习生的培训管理、境外交流生的短期交流学习管理、短期参观学习学员的接待工作。 • 组织临床科室完成继教项目申报，为护理继教项目实施管理提供服务。
	临床创新护理项目建设与管理	• 组织、规划临床创新护理项目（青苗、循证、品管圈）的开展。 • 促进循证护理实践开展，推行最佳护理实践。 • 组织护理新技术申报与管理。
	网络联盟医院护理建设与管理	• 推进联盟医院同质化、标准化护理，加强联盟医院护理资源的"共享共赢共建"。 • 规划联盟医院联合开展研究。 • 组织联盟医院护理学术论坛。
	南丁格尔志愿服务工作	• 传承华西护理优秀文化。 • 组织开展"南丁格尔志愿者服务"活动。
护理质控科科长	行政管理	• 在护理质控副主任指导下，合理安排护理质控科工作计划与日常管理，保证工作顺利开展。 • 协助召开质控科例会，遵照护理部计划参加科护士长例会、护士长会议等，保持有效信息传递。 • 按照护理部要求，协助进行病房护理质量绩效考核及质控科内人员绩效考核。 • 根据医院规定和部门工作要求，引导护理质量管理各项规章制度的制定和修订，确保规则要求有效落实。 • 协调护理质控科与院内外相关行政机构和部门的联系，促进有效合作。
	临床护理质量	• 推行患者安全与临床护理质量文化，实践护理质量与安全管理持续改进。 • 协助建立健全华西护理质量管理体系，持续评价及改善临床护理服务质量。 • 适时至护理单元进行护理质量管理现场督导，识别临床护理质量管理的缺陷环节及临床需求。参与重大护理不良事件的讨论会，指导与总结临床护理安全隐患与风险防范流程。 • 协助完善院护理不良事件审核追踪系统，并建立反馈流程以持续改进临床护理服务。

岗位名称	岗位职责	具体职责
护理质控科科长	临床护理质量	• 保持、协调护理质控科与其他相关部门的沟通联系，促进部门间有效交叉合作。 • 组织收集国内外、院内外质量管理相关最新信息的收集及分享。 • 组织主题质量项目活动等推行临床护理质量持续改进活动，提供科学方法分析和改进临床护理问题的相关培训。
	护理质量改革	• 推进质量管理模式与方法的创新，优化临床护理质量管理过程。 • 发展引导以护理质量为主题的临床科研项目的申报与实施。
护理毕业后教育科科长	行政管理	• 根据医院和护理部整体要求，结合毕业后教育的具体开展情况，协助副主任制定护理毕业后教育的发展规划、年度目标和工作计划。 • 协助成立护理毕业后教育与发展委员会，构建委员会的组织架构、岗位职责、工作内容和运行模式。 • 定期了解临床教学开展情况，加强护理部－大科－病房的三级教学管理。
	教学管理	• 协助分管副主任形成护理毕业后教育培训体系和组织架构。 • 调查护理毕业后教育各层级护士不同的培训需求情况，丰富培训内容和形式，提高护理毕业后教育质量。 • 协助开展护理临床教学的过程评价和结果评价。 • 协助开展临床教学师资的培训和管理，保证临床教学安全。 • 参与临床教学活动，督查实习生、规培护士、专科护士、进修护士等临床带教情况，定期收集反馈意见，确保临床带教工作有效实施。 • 协助监管毕业后教育各层级护士的培训过程，保证培训计划落实。 • 加强各项临床教学工作开展和落实的监督和检查。 • 加强对教学干事工作的指导和检查。 • 协助推进建设护理信息化教学平台，实现在线培训，提高培训覆盖率。 • 完成护理毕业后教育各层级护士的报名、资料审核、录取、报到、岗前培训、考核、结业等工作。 • 协助完成校外实习生的培训管理、境外交流生的短期交流学习管理工作。 • 协助完成短期参观学习学员的接待工作。

岗位名称	岗位职责	具体职责
护理毕业后教育科科长	临床创新护理项目建设与管理	• 协助组建护理项目策划及执行团队。 • 协助组织护理项目（青苗、循证、品管圈）的开展。 • 培养护士循证和科研能力，提升护士循证知识和技能，提高循证、用证能力。 • 开展护理新技术申报与管理。
	网络联盟医院护理建设与管理	• 协助推进联盟医院同质化、标准化护理。 • 实施联盟医院联合研究。 • 协助举办联盟医院护理学术论坛。
	南丁格尔志愿服务工作	• 传承华西护理优秀文化。 • 开展"南丁格尔志愿者服务"活动。
科护士长	行政管理	• 制定大科护理发展规划、年度目标和计划。 • 每月召开护士长例会，沟通大科护理工作情况并结合医院及护理部的各项任务，安排部署大科护理工作。 • 按照护理部要求，完成科内护士长月（年）考核。 • 承担并推进护理部层面的护理委员会工作。
	学科发展与科学研究	• 引领与指导大科内申报国际国内专科基地、科研项目、奖项等促进护理学科发展。 • 指导各专科基地制定和落实专科基地建设规划。 • 指导各专科开展循证护理实践，推行最佳护理实践。
	临床护理与质量管理	• 引领与指导大科临床护理服务，推行患者安全与临床质量文化。 • 督导及评价护理单元临床护理质量，组织大科内疑难病例查房等，全面落实患者十大安全目标。 • 指导护士长开展优质护理及改善医疗服务行动计划。 • 监测大科护理质量敏感指标，实施质量持续改进。 • 促进护理与医疗、药师等多部门的有效合作。 • 引导临床护理创新，推进新技术、新业务开展，优化患者服务与资源利用。
	人力资源管理	• 及时更新科内护理人力资源信息，指导监督各护理单元护理人力测算与配置，并动态调整。 • 制定并落实大科内各层级护士的人才培养方案，培育护理管理、临床专家、教育、科研梯队人才。 • 分析、识别及计划护士培训需求，科学制订分层次培训计划。 • 根据护理部要求，组织落实各层级护士的岗位管理、进阶管理、职称晋升考核和选留考核。以岗位为基础指导建立科内各层级护士的绩效考核及分配指导方案。

续表

岗位名称	岗位职责	具体职责
科护士长	人力资源管理	• 建立分管大科护士机动库及调动流程，动态评估并合理调配大科内护理人力资源，保障紧急状态人力调配。
	教学管理	• 指导护士长制定/修订/落实科内各层级临床教学实施方案。 • 指导建立科内临床教学师资团队及培养计划。 • 督查临床实习生、规培护士、专科护士、进修护士等临床带教情况，确保临床带教工作有效实施。 • 兼任护理教研室主任/副主任者，详见护理教研室主任/副主任工作职责。
专科正护士长	行政管理	• 统筹规划本专科护理发展，指导专科副护士长做好学科发展规划、年度目标和计划。 • 指导并监督本专科护理学科建设各项任务的执行情况与质量。 • 及时完成医院及护理部/护理学院各类信息的上传下达，做好工作会议记录。
	科学研究	• 把控学科发展研究前沿方向。 • 指导专科副护士长制定并落实本专科科研培训计划。 • 指导专科副护士长完成专科科研项目申报与实施以及成果孵化。 • 科研项目申报与实施：牵头学科申报各级科研项目并实施。 • 申报各类成果奖、撰写和发表高质量论文，组织专科护理专著的编写、专利申报等。
	人才培养	• 做好专科护理人才学历提升、继续教育培训等高质量人才培养规划。 • 指导并监督专科副护士长做好专科护士培养。
	专科声誉建设	• 组织专科护理相关学术会议、学会组织与建设，开展扩大专科护理影响力的系列活动。 • 参与护理部/护理学院和大科的各项学科建设任务。 • 积极开展各类创新工作：积极开展专利申报等各类创新工作。 • 护理学科建设指令性任务。

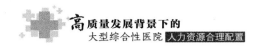

岗位名称	岗位职责	具体职责
专科副护士长	行政管理	• 协助专科护士长,结合本专科的具体情况,制定本专科护理发展规划、年度目标和计划。 • 执行并落实本专科护理学科建设规划及亚专业护理建设规划。 • 及时完成医院及护理部/护理学院各类信息的上传下达,做好工作会议记录。 • 护士长因公出差、休假时代为履行护士长各项行政管理工作。
	科学研究	• 科研培训:参与制定并落实本专科科研培训计划。 • 科研项目申报与实施:牵头并协助学科申报各级科研项目并实施。 • 成果孵化:协助申报各类成果奖、撰写和发表高质量论文,协助组织专科护理专著的编写、专利申报等。
	人才培养	• 协助专科正护士长做好专科护理人才学历提升、继续教育培训等各类高质量人才培养工作。 • 专科护士培养:协助专科护士长做好专科护士的培养及使用规划。 • 指导下级护士的科研成果产出。
	专科声誉建设	• 协助完成专科护理相关学术会议、学会组织工作,开展扩大专科护理影响力的系列活动。 • 参与护理部/护理学院和大科的各项学科建设任务。 • 积极开展各类创新工作:积极开展专利申报等各类创新工作。 • 护理学科建设指令性任务。
病房正护士长	行政管理	• 制定护理单元年度工作目标和工作计划。 • 每周合理、动态排班,保障临床护理工作安全,并提升护士工作满意度。 • 及时完成医院及护理部信息的上传下达,做好工作会议记录。 • 按照护理部要求,完成护理单元护士的月(年)考核。 • 每年组织护理单元护士进行岗位测评,建立"能上能下"的考评机制。
	临床护理及质量管理	• 指导并落实整体护理,深化优质护理服务。 • 落实并督导各级护士履行岗位职责,落实各项规章制度、技术操作规程及"患者十大安全目标"。 • 建立护理单元质量评价核心指标,实现重点环节、关键环节、高危环节的全面监控,利用管理工具提升护理管理质量和水平。 • 积极组织申报护理新业务、新技术。

岗位名称	岗位职责	具体职责
病房正护士长	护理运营	• 与经营助理等相关各方保持有效沟通，了解并分析护理单元运营指标。 • 加强护理单元物资和耗材管理，并创新、优化、变革管理流程和方法。
	人力资源管理	• 病房护理团队文化构建。 • 对护理单元护理人力进行科学测算，保证护理单元合理的人力配置，并人岗匹配。 • 建立护理单元内各层级护士的绩效考核及分配方案。
	教学管理	• 制定护理单元内临床教学师资团队培养规划。 • 指导副护士长制定/修订/落实科内各层级临床教学实施及评价方案。 • 参与临床教学活动督导。
病房副护士长	行政管理	• 协助护士长制定本护理单元护理发展规划、年度目标和计划。 • 制定临床教学、护理质量管理工作计划，重点明确，目标可达成。 • 在护士长指导下，对护理单元护士进行合理分工及人员安排。 • 按照护理部要求，协助护士长完成护理单元护士的月（年）考核。 • 护士长因公出差、休假时代为履行护士长各项行政管理工作。
	临床护理及质量管理	• 应用护理程序对患者实施责任制整体护理。 • 协助护士长落实"患者十大安全目标"，识别护理关键环节及潜在风险，运用质量管理工具，持续质量改进。 • 关注专科技术发展，推动护理新业务、新技术工作开展。 • 建立并落实专科护理技术操作、病种/症状标准化护理流程等并予以持续更新完善。 • 深入推进医护一体化工作，指导各层次护士提升临床护理知识和技能，保障临床护理安全。
	教学管理	• 在护士长指导下完成本护理单元护理教学工作，合理选拔各层次带教老师，组建师资团队，并对教学师资进行定期培训和考核。 • 指导完成各层次学员的教学计划并组织实施。 • 根据护理部工作安排，高效、高质完成护士毕业后教育相关管理工作。 • 建立并完善临床教学反馈评价机制，定期收集学生及学员的反馈意见，持续提高教学满意度。 • 进行临床教学的改革创新。

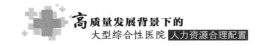

第五节　药学岗位人力资源配置现状

医院药学是医院医疗工作的重要组成部分，华西医院临床药学部（药剂科）是集药品供应与调剂、制剂生产与检验、临床药学实践与教育、药学科研和教学为一体的综合性科室。部门以"促进合理用药、保障用药安全"为核心，通过不断持续改进药学服务内容与质量，优化药品采购、储藏、调剂、使用和评价的全流程管理体系，多角度、多层次提升合理用药水平。

药师是提供药学服务的重要医务人员，是参与临床药物治疗、实现安全有效经济用药目标不可替代的专业队伍。为了有效提升科室人力资源管理的整体水平，临床药学部（药剂科）按照医院要求，立足岗位实际，优化岗位设置，强化人力资源配置管理，明确岗位职责，优化、量化岗位考核指标，着力提升工作效率，努力促进药学服务高质量发展，积极探索构建适应人民群众需求的药学服务体系，满足人民群众日益增长的医疗卫生健康需要。

一、临床药学部（药剂科）人员及组织构架

（一）人员基本情况

截至 2021 年 12 月 31 日，临床药学部（药剂科）共有药学专业技术人员 300 多名，其中博士占比为 3%，硕士占比为 15%，本科占比为 71%，专科占比为 11%；博士生导师 4 名，硕士生导师 2 名。其中国家杰出青年科学基金获得者 1 名，四川省学术和技术带头人 1 名，四川省卫生健康首席专家 1 名，四川省天府科技领军人才 1 人，四川省学术和技术带头人后备人选 3 名，四川省卫生健康委学术技术带头人 2 名，四川省卫生健康委学术技术带头人后备人选 4 名，四川省中医药管理局学术带头人后备人选 1 名。

（二）临床药学部（药剂科）部门分布情况

临床药学部（药剂科）部门包括临床药学室、西药库、住院部药房（含发热药房）、门诊药房、急诊药房、中药组（含中药饮片配方部、中药库、中药煎药室）、心理卫生中心药房、制剂室（含中药制剂室、西药制剂室）、质控室、肠外营养液调配室（TPN）、静脉用肿瘤化疗药物调配室（PIVAS）、药品不良反应监测室（ADR）、代谢疾病与药物治疗研究所、分院区药房（含上锦南府医院药剂科，华西天府医院药剂科，温江院区药房）等部门（见图 2-5-1）。

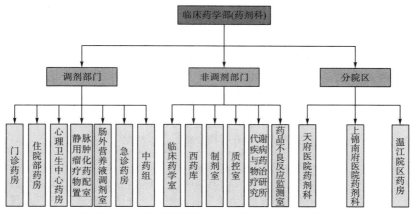

图 2－5－1 临床药学部（药剂科）各部门分布图

二、国家、行业岗位设置要求

根据原卫生部印发的《二、三级综合医院药学部门基本标准（试行）》要求，医疗机构应当根据本机构功能、任务、规模设置相应的药学部门，配备和提供与药学部门工作任务相适应的专业技术人员、设备和设施。三级医院设置药学部，并可根据实际情况设置二级科室；二级医院设置药剂科；其他医疗机构设置药房。药学专业技术人员数量不得少于医院卫生专业技术人员总数的 8％。药剂科药学人员中具有高等医药院校临床药学专业或者药学专业全日制本科毕业以上学历的，应当不低于药学专业技术人员总数的 20％。药学专业技术人员中具有副高及以上药学专业技术职务任职资格的应当不低于 6％。

根据《中华人民共和国药品管理法》《处方管理办法》《医疗机构处方审核规范》《医院中药房基本标准》等法规文件，药学部门相关岗位设置及人员要求情况如下（见表 2－5－1）。

表 2－5－1 岗位设置及人员要求情况

部门设置	岗位	人员要求	执行文件
药品供应保障部门	采购、验收（西药）	第六十九条 医疗机构应当配备依法经过资格认定的药师或者其他药学技术人员，负责本单位的药品管理、处方审核和调配、合理用药指导等工作。	《中华人民共和国药品管理法》（2019 年国家主席令第 31 号）
	采购、验收（中药）	三、人员（四）中药饮片质量验收负责人应为具有中级以上专业技术职务任职资格和中药饮片鉴别经验的人员或具有丰富中药饮片鉴别经验的老药工。	《医院中药房基本标准》国中医药发〔2009〕4 号

部门设置	岗位		人员要求	执行文件
药品调剂部门	审核、调剂、发药、复核	西药	第五条 从事处方审核的药学专业技术人员应当满足以下条件：（一）取得药师及以上药学专业技术职务任职资格。（二）具有3年及以上门急诊或病区处方调剂工作经验，接受过处方审核相应岗位的专业知识培训并考核合格。	《医疗机构处方审核规范》国卫办医发〔2018〕14号
			第五章 处方的调剂 第三十一条 具有药师以上专业技术职务任职资格的人员负责处方审核、评估、核对、发药以及安全用药指导；药士从事处方调配工作。	《处方管理办法》中华人民共和国卫生部令第53号
		中药	第三十条 中药饮片调配后，必须经复核后方可发出。二级以上医院应当由具有主管中药师以上专业技术职务任职资格的人员负责调剂复核工作，复核率应当达到100%。	《医院中药饮片管理规范》国中医药发〔2007〕11号
			进一步规范中药饮片处方开具和审核 二级以上医院中药饮片处方应由具有主管中药师以上专业技术人员职务任职资格的负责处方审核、核对、发药以及安全用药指导；其他医疗机构应由具有中药师以上专业技术职务任职资格的人员负责。	《进一步加强中药饮片处方质量管理强化合理使用》国中医药医政发〔2015〕29号
	中药煎药		三、人员 煎药室负责人应为具有中药师以上专业技术职务任职资格的人员，煎药人员须为中药学专业人员或经培训取得相应资格的人员。	《医院中药房基本标准》国中医药发〔2009〕4号
			第九条 煎药人员应当经过中药煎药相关知识和技能培训并考核合格后方可从事中药煎药工作。煎药工作人员需有计划地接受相关专业知识和操作技能的岗位培训。	《医疗机构中药煎药室管理规范》国中医药发〔2009〕3号

部门设置	岗位	人员要求	执行文件
药品调剂部门	静脉用药集中调配	第三章 人员基本要求 第十五条 静配中心负责人应当由具有药学专业本科及以上学历、药学专业中级及以上专业技术职务任职资格、药品调剂工作经验和管理能力的药师担任。 第十六条 负责用药医嘱审核的人员应当具有药学专业本科及以上学历、药师及以上专业技术职务任职资格、3年及以上门急诊或病区处方调剂工作经验，接受过处方审核相关岗位的专业知识培训并考核合格。 第十七条 负责摆药贴签核对、加药混合调配的人员，原则上应当具有药士及以上专业技术职务任职资格；负责成品输液核查的人员，应当具有药师及以上专业技术职务任职资格，不得由非药学专业技术人员从事此项工作。 第十八条 从事静脉用药集中调配工作的药学专业技术人员，均应当经岗位专业知识和技术操作规范培训并考核合格，每年应当接受与其岗位相适应的继续教育。	静脉用药调配中心建设与管理指南（试行）国卫办医函〔2021〕598号
药品质量控制部门	药品不良反应监测	第十四条 从事药品不良反应报告和监测的工作人员应当具有医学、药学、流行病学或者统计学等相关专业知识，具备科学分析评价药品不良反应的能力。	《药品不良反应报告和监测管理办法》（卫生部令第81号）
制剂生产部门	制剂与药检	第八条 制剂室和药检室的负责人应具有大专以上药学或相关专业学历，具有相应管理的实践经验，有对工作中出现的问题作出正确判断和处理的能力。制剂室和药检室的负责人不得互相兼任。 第九条 从事制剂配制操作及药检人员，应经专业技术培训，具有基础理论知识和实际操作技能。凡有特殊要求的制剂配制操作和药检人员还应经相应的专业技术培训。	《医疗机构制剂配制质量管理规范》（国家药品监督管理局令第27号）

部门设置	岗位	人员要求	执行文件
临床药学室	临床药师	第三十四条 医疗机构应当根据本机构性质、任务、规模配备适当数量临床药师，三级医院临床药师不少于5名，二级医院临床药师不少于3名。 临床药师应当具有高等学校临床药学专业或者药学专业本科毕业以上学历，并应当经过规范化培训。	《医疗机构药事管理规定》卫医政发〔2011〕11号
	药学门诊	从事药学门诊服务的药师应当符合以下条件之一： 1. 具有主管药师及以上专业技术职务任职资格、从事临床药学工作3年及以上； 2. 具有副主任药师及以上专业技术职务任职资格、从事临床药学工作2年及以上。	《医疗机构药学门诊服务规范等5项规范》国卫办医函〔2021〕520号
	药物重整	药师应当符合以下条件之一： 1. 具有主管药师及以上专业技术职务任职资格、从事临床药学工作3年及以上； 2. 具有副主任药师及以上专业技术职务任职资格、从事临床药学工作2年及以上。	
	用药教育	医疗机构从事用药教育服务的药师应当具有药师及以上专业技术职务任职资格。	
	药学监护	医疗机构从事药学监护服务的药师应符合以下条件之一： 1. 符合本机构相应要求的从事临床药学工作的药师； 2. 具有临床药学工作经验的副主任药师及以上专业技术职务任职资格的药师。	
	居家药学服务	基层医疗卫生机构从事居家药学服务的药师应当纳入家庭医生签约团队管理，具有药师及以上专业技术职务任职资格，并具有2年及以上药学服务工作经验。	

三、岗位配置现状、未来展望

（一）岗位配置现状

华西医院临床药学部（药剂科）设置药品供应保障部门（含西药库房、中药库房）、药品调剂部门（含门诊药房、住院药房、心理卫生中心药房、急诊药房、

PIVAS、TPN、中药饮片配方部)、制剂生产部门(含西药制剂室、中药制剂室)、药品质量控制部门(含质控室、ADR)、临床药学室及其他部门(含行政管理、工勤等)。

(二)未来展望

1. 岗位优化整合,实行大部门制

业务类型相同或相近的岗位进行优化调整,集中统筹人员,精简合并岗位,减少分药房设置,实行大部门制,例如新增分院区将住院药房、门诊药房、急诊药房合并为一个药学服务单元,节约空间及人力。

2. 建立轮岗制度,形成部门人才梯队

为了培养高素质复合型人才,完善人力资源管理体系,建立科学轮岗制度,明确轮岗目标、计划、资格、年限、比例及考核标准等,将流程细化、量化到每一个环节,形成完整的轮岗机制。打破临床药师与调剂药师二元结构,充分引入竞争机制,临床药师与调剂药师可以相互转岗,促进药学人员综合发展,开展人才梯队培养。

3. 充分利用信息化、智能化,提质增效

临床药学部(药剂科)大力开展信息化、智能化建设,在病区设置智能药柜、引进自动发药机、开展系统自动审方等,不仅减少药房工作人员负担,提高工作效率,让药师从简单到烦琐的工作中解脱出来,开展贴近患者、贴近临床的精准药学服务,同时减少药品调剂差错,降低医疗事故的发生率。

4. 提高医、教、研、管综合创新能力

临床药学部(药剂科)将以"改革创新"为主题,不断推动医疗、教学、科研、管理四位一体协同发展。加强医疗质量管理,持续改进医疗质量;建立医学与理学、工学协调发展,促进学科交叉、融合、创新,构建和完善相互支撑、协同发展的学科体系,加强科研成果转化;完善人才培养体系,全面提高人才培养质量,同时加强师资队伍建设。

四、对应的岗位职责、考核体系

(一)对应的岗位职责

1. 临床药学部(药剂科)主任、副主任职责

(1)在医院的领导下,全面负责科室业务、教学、科研等工作。

(2)贯彻执行《中华人民共和国药品管理法》及其他国家药政法规,督促本科室人员履行职责，认真执行各项规章制度和流程，落实质量与安全管理及持续改进相关任务。

（3）负责组织制定学科规划和工作计划，并监督实施。

（4）在医院的领导下，合理调配科室资源完成各项业务工作，并定期对各部门组长管理工作进行考核。

（5）树立风险意识，加强宣传教育，防范医疗纠纷或重大差错事故。

（6）掌握本专业国内外发展动向，不断吸取国内外先进经验，开展新业务、新技术和科研工作，组织撰写学术论文，推动学科发展。

（7）负责本科室业务训练、人才培养和技术考核工作。安排进修、实习人员的培训，并担任教学工作。

（8）负责本科室医德医风建设，掌握全科人员的思想、业务能力和工作表现，提出考核、晋升、奖惩和培养意见。

（9）临床药学部（药剂科）副主任在主任领导下，按照主任的分工履行主任职责的相应部分。

2. 临床药学部（药剂科）党支部书记兼副主任职责

（1）负责召集支部委员会和支部党员大会；结合本单位的具体情况，认真贯彻执行党的路线、方针、政策和上级的决议、指示。

（2）研究安排支部工作，将支部工作中的重大问题及时提交支部委员会和支部党员大会讨论决定。

（3）了解掌握党员的思想、工作和学习情况，发现问题及时解决，做好经常性的思想政治工作。

（4）检查支部的工作计划、决议的执行情况，按时向支部委员会、支部党员大会和上级党组织报告工作。

（5）经常同行政以及工青妇等群众组织保持密切联系，交流情况，支持他们的工作，充分调动各方面的积极性。

（6）抓好支部委员的学习，按时召开支委民主生活会，搞好领导班子的自身建设，充分发挥支部委员的集体领导作用。

3. 药品供应保障岗位

西药库在医院及科室领导下，严格执行相关法律、法规及医院规章制度，根据本院医疗、教学和科研工作的需要，有计划地、及时地、准确地做好药品采购、供应、管理工作。负责全院住院药房、急诊药房、门诊药房及温江分院区药房的药品采购供应及 EMT（中国国际应急医疗队）药品保障工作，严格按照相关要求对药品进行分类储存和在库管理，全力保障临床用药安全。

4. 药品调剂岗位

门诊药房、住院药房、心理卫生中心药房：在医院及科室领导下，严格执行相关法律、法规、行业技术规范及医院规章制度，做好药品管理工作。负责全院药品调剂与药事管理工作，与临床科室沟通开展门诊药学服务，解决患者及临床用药实际问题，竭诚为医、护、患提供优质高效的药学服务。

急诊药房负责急诊患者的药品调剂、医嘱审核、突发公共卫生事件的应急性药品供应与药品质量控制等工作，提供全天 24 小时的药学服务，全年无节假日休息，确保急诊患者抢救和用药的绿色通道畅通。

肠外营养液调配室（TPN）、静脉用肿瘤化疗药物调配室（PIVAS）：在医院及科室领导下，严格执行相关法律、法规、行业技术规范及医院规章制度，做好药品配置工作。肠外营养液调配室负责全院 50 多个临床科室的个性化处方的肠外营养液配置工作。静脉用肿瘤化疗药物调配室负责全院细胞毒药物、抗生素及普药等配置工作，守护患者针尖上的安全。

中药组在医院及科室领导下，严格执行相关法律、法规、行业技术规范及医院规章制度，做好药品管理工作。负责全院门诊及住院患者中药饮片调剂与药事管理工作，为患者提供优质的中药药学服务。

5. 制剂与生产岗位

制剂室在医院及科室领导下，根据相关法律、法规和技术规范，进行制剂与生产。负责配制取得注册批件的医疗机构制剂，承担全院的医院制剂供应工作，保证各临床科室及患者的用药及时性和安全性。负责医院制剂中间品及成品送检工作。负责医疗机构制剂许可证换证工作，负责制剂方面的资料准备工作。

6. 药品质量控制岗位

质控室在医院及科室领导下，根据相关法律、法规和技术规范，结合医院实际情况开展工作。负责本院医疗机构制剂质量管理工作，开展具有中医药特色的新药研发及成果转化工作，构建特色的中药新药及制剂研发体系。

药品不良反应监测中心（ADR）在国家和四川省药品监督管理局、国家药品不良反应监测中心以及四川大学华西医院的指导下，积极开展我院药品不良反应/事件监测工作。负责全省的药品不良反应监测网络的建设和维护。承担四川大学华西医院药品不良反应报告表的敦促、收集、核实、评价、反馈、上报工作。负责严重药品不良反应、用药错误、药品质量缺陷所导致的严重药害事件的报告、调查、分析、警戒工作。

7. 临床药师岗

在医院及科室领导下，开展"以病人为中心，以合理用药为核心"的临床药学工作。组织临床药师参与临床药物治疗、药学查房、病案讨论、合理用药咨询、处方点评、医嘱点评、药物合理使用专项评价、个体化给药方案制定、ACE 药学实践项目、缓和医疗药学实践项目、心衰综合管理等以患者为中心的服务模式，不断提高合理用药水平。承担各级各类临床药师及四川大学华西医院临床药师规范化培训学员培养工作。

8. 其他岗位

在医院及科室领导下，负责本科室的医疗、教学、科研、人事、后勤保障等管理工作。协助领导制定本科室发展目标、工作计划和实施方案，按期总结汇报。负责本科室员工、进修生、规培生、实习生的业务培训和考核工作。协助领导做好上传下达工作。

（二）临床药学部（药剂科）人力资源考核体系

1. 实施定岗定编，建立人力资源配置标准

根据科室现有岗位和人员，通过定岗定编合理调整人员结构，药剂科协同运营管理部对各部门工作负荷与压力进行合理评估与分析，对各部门工作量、工作效率、工作种类、人员数量、人员层次等进行合理评估，坚持按照"以事定岗、以岗定人"的原则科学配置各部门岗位。

2. 明确专业技术人员岗位等级设置

根据医院定岗定级要求，药学专业技术岗位分为 12 个等级（见图 2-5-2）。

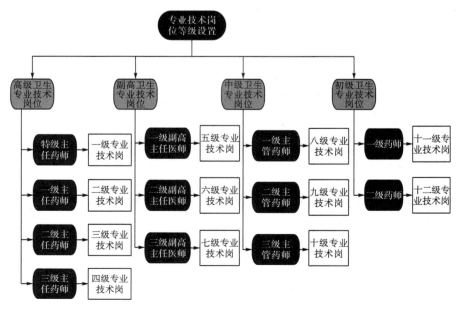

图 2-5-2　药学专业技术人员岗位等级设置

3. 开展竞争上岗，形成内部竞争机制

科室开展副组长岗位竞聘上岗，要求综合素质高，工作能力强，能认真履行岗位职责，熟悉该部门业务，同时需要满足以下条件之一：①副主任药师/副教授及以上；②博士工作 5 年及以上；③硕士学历及主管药师工作 5 年及以上；④具备一定管理经验，如曾任职科室助理、党小组组长等，任期为 4 年，定期组织考核。真正形成有竞争、有激励、有约束，优胜劣汰的用人机制，建立有效的内部竞争机制，激发员工的活力。

4. 建立完善的培训体系，提升员工专业水平

培训的形式多样化，采取线上＋线下相结合的培训方式。培训对象包括本科室员工、新员工、进修生、规培生、实习生、医联体医院医务人员等，同时举办各类培训班，提高药学人员专业技术水平。培训内容丰富，包括药品法律法规、药事管理、案例分析、"三基三严"、职业道德教育、廉政风险防范等，培训结束后进行考核。通过理论与实践相结合的方式，以过程考核为抓手，培训与考核并进，培养理论知识扎实、实践技能过硬的团队，建立标准的培训体系，不断提高员工素质及整体水平。

5. 完善绩效考核体系，建立科学的考核指标

每个岗位设置关键绩效指标（Key Performance Indicator，KPI）（帕门特，2012），关键指标的制定必须遵循 SMART 原则（张英，2020），实行量化管理，同时有些工作无法用数量来衡量，需要考虑用定性与定量相结合的方式来制定，建立科学有效的考核指标，提高工作效率，有效激发员工的积极性和主动性。

6. 开展医、教、研、管综合考核

临床药学部（药剂科）坚持以医疗、教学、科研、管理一体化发展，努力提升医疗质量与安全，持续优化教学流程，加强基础研究和成果转化，不断提升精细化管理能力，促进医院药学高质量发展（陈园园、朱滨海，2015）。

第六节　行政岗位人力资源配置现状

在现代化医院人力资源管理工作中，行政、后勤工作是兼具基础性与重要性的工作，是保障医院各部门协调发展、项目高效推进的中坚力量，其岗位配置的核心导向价值不言而喻，对充分优化整合医院人力资源要素，实现医院人力资源管理的高效能等具有积极作用。

随着现代化医疗行业的快速发展，面对疫情反复的紧迫形势，医院有必要立

足人力资源管理实际，配合事业单位改制，对行政、后勤人事配置进行相应的动态改良，以便更好地辅助医院各部门完成教学、医疗与科研任务，满足卫生部门及受众群体提出的多样化需求。在响应医疗单位人事制度改革工作中，高校附属医院更需要科学运用行政、后勤岗位配置的基本方法与规则，全面优化提升医院人力资源管理效能。充分发挥行政、后勤岗位配置的重要作用，通过科学的人力资源配置促进医疗单位人事制度改革的顺利进行。

一、国家、行业岗位设置要求或标准

（一）公立医院岗位设置的定义

公立医院岗位设置是指在上级部门核定的人员控制数范围内，根据相关标准对医院各级各类岗位数量进行的结构划分。根据现行的岗位设置政策文件规定，目前公立医院岗位设置是将人员分为管理岗、专业技术岗和工勤岗三个类别，并按照医院所属的事业单位类别设定这三类人员的比例、岗级结构，同时规定了岗级晋升的基本原则和条件。

岗位设置管理制度是现代人力资源配置与管理的重要组成部分，它与医院的薪酬体制存在着密切的相关性，也对医院的人才管理起着重要的基础性和导向性作用。因此，结合薪酬制度改革背景对医院行政、后勤岗位设置进行研究和思考具有重要的意义。

（二）公立医院岗位设置的背景

近年来，为建立健全体现医疗行业特点的公立医院薪酬体系，根据国务院办公厅《关于城市公立医院综合改革试点的指导意见》，全国多省（市、区）推行公立医院工资总额管理办法。工资总额管理办法是指上级管理部门根据绩效综合评价，统筹考虑医院收支状况、人员结构、服务质量、成本控制、医疗服务性收入增长、床位与人员配比以及院长年度绩效考核等因素，核定公立医院年度工资总额作为医院在职人员工资总额支出的最高上限。

该项改革打破了以往的按照医院收支结余的一定比例划定工资总额的较为粗放型的薪酬体制。在该项改革中，对于医院内部薪酬分配办法，配套的改革指导意见明确了院长以外其他员工工资由基本工资和绩效工资两部分组成，绩效工资按照医院内部绩效分配办法执行，其核心突破在于以"岗位"为依托，实行编内和编外人员同岗同薪。员工的薪酬不只与收支结余挂钩，还根据各类别各科室岗位系数和医院实际情况进行绩效工资岗位间分配，岗位系数由各医院组建的岗位评价委员会，对各类各级别岗位从专业知识技能、学历职称、工作强度等各方面进行岗位评价后制定，并要求要妥善处理好不同学科、不同岗位之间的收入分配关系，重点向临床一线医务人员特别是高层次人才、业务骨干、关键岗位倾斜。

二、岗位配置现状、未来的展望

我国医疗体制改革进入新的实施阶段，这对医院人力资源管理提出了更高要求，对人力资源管理中岗位设置的科学性提出了更高标准。合理的岗位设置是新时期医院人力资源管理中的重要内容，是优化人力资源配置，提高人力资源利用效能的关键路径。

医院依据相关规定，立足自身发展，率先建立分类别、分层级的考核评价与晋升机制，打造"能上能下"的人才流动通路，形成了以岗位管理为核心、纵向五大系列（医疗、教学、科研、行政、后勤）、横向三大层次（骨干层、中间层、基本层）的分系、分类、分层、分级的新型和现代化医院人力资源管理体系。

其中，医院行政、后勤人员管理在医院的发展中起着承上启下的作用，一方面，为保障医院人员职称晋升、项目申请、人才引进、考核评价、薪酬制定等工作的正常运行，行政人员提供了必不可少的职工服务；另一方面，后勤人员为医院的安全生产、环境卫生等提供了最基础的服务保障。医院的行政后勤管理内容涵盖整个医院的人员、设备及投入等，从总体上看，医院的行政后勤人事管理是整个医院的重要组成部分，对医院的发展至关重要。只有合理制定医院的行政、后勤岗位配置，才能有助于提升医护人员的积极性，高效配置医院的各项资源，保证医院的整体利益，使医院在激烈的市场竞争中生存下去。

（一）员工的数量构成及配置

随着市场化经营模式的不断深入，华西医院综合化、集团化发展趋势明显，规模逐步壮大，人力优势逐渐巩固。截至 2021 年，华西医院已聘有职工 15955 人，管理人员 695 人，占职工总数的 4.36％；工勤人员 1767 人，占职工总数的 11.07％。对行政、后勤人员的岗位配置见表 2-6-1 所示。

表 2-6-1　行政、后勤人员构成表

	职工数	后勤岗位 （含劳务派遣）	行政岗位	其他岗位
总人数	15955	1767	695	13493
现比例	100％	11.07％	4.36％	84.57％
标准比例		20％	8％~10％	—

注：标准比例数值来源：《综合医院组织编制原则试行草案》《医疗机构基本标准（试行）》

工资总额管理办法中对行政、后勤人员的分配比例进行了总额控制，以成都为例，规定"行政后勤人员分配比例原则上不超过核定工资总额的 10%"。在实际工作中，根据岗位设置的规定，行政后勤人员无专技职称可聘任，故将管理、管理辅助人员界定为行政岗人员。

（二）员工学历分布及配置

近年来，随着医院管理理念的不断深入，各医学类院校、管理学科方向硕士、博士点逐步增设，相应毕业生和深造人员的学历也得以提高，华西医院行政、后勤人员学历也呈逐年上升趋势。以行政人员学历为例，现阶段，华西医院拥有博士学历的管理人员（不含劳务派遣）63 人，占全院博士总人数的 2.69%；硕士学历人员 349 人，占全院硕士总人数的 19.6%；本科学历的管理人员 247人，占全院本科总人数的 4.37%；大专及以下学历的管理人员 35 人（见表 2-6-2）。

表 2-6-2 行政、后勤人员学历分布表

类别	博士	硕士	本科	高中	初中	大专及以下	总计
行政	63	349	247	1	0	35	695
后勤	0	1	72	14	12	37	136
总计	63	350	319	15	12	72	831

（三）员工年龄与职称的构成及配置

年龄与职称分布是反映人力资源配置是否达优的又一重要指标，医院人力资源部门有必要做好人力的年龄及职称规划。截至 2021 年，华西医院共有职工 15 955 人，管理、后勤人员（不含劳务派遣）共计 831 人，其中，30 岁以下人员共 180 人，占总职工数的 21.7%；31~40 岁人员共 334 人，占总人数 40.2%；41岁~50 岁人员共 167 人，占总人数的 20.1%；51 岁以上人员共 150 人，占总人数的 18.1%。其中，拥有初级职称人员 214 人，占总职工数的 25.8%；中级职称人员 283 人，占总人数 34.1%；副高级职称人员 49 人，占总人数 5.9%；正高级职称 37 人，占总人数的 4.5%（见表 2-6-3）。

表 2-6-3 行政、后勤人员年龄与职称分布表

职称	30 岁以下	31~40 岁	41~50 岁	51 岁以上	总计
正高	0	0	14	23	37
副高	0	4	21	24	49
中级	15	159	76	33	283

职称	30 岁以下	31~40 岁	41~50 岁	51 岁以上	总计
初级	113	112	18	5	248
未定职	52	59	38	65	214
总计	180	334	167	150	831

近年来，国家高度重视公立医院人力资源管理中岗位设置工作的实施与创新，在应用人力资源管理体系建设、岗位职称评定以及编制和薪酬制度改革等方面制定并实施了一系列重大方针政策，为新时期各级各类医院高质高效地推进人力资源管理工作提供了基本遵循与导向，在优化岗位设置、提升人力资源管理整体效益等方面取得显著成就，强化了医院岗位设置内部管理的科学性认知，提高了医院人力资源管理的运行效率，降低了医疗卫生工作中的经济成本。同时，各级各类医院同样在创新岗位设置模式、突出特色等方面进行了积极探索，有效调动了行政工勤人员服务医护、医护服务病患的主观能动性。

针对岗位设置改革总结出如下几个方面的建议：

1. 完善岗位分析及评估体系

新的薪酬体系不再以人员的身份作为岗位设置的单一依据，医院必须完全打破传统的以事业编制人员身份为基础的设置原则，不再强化管理人员、专技人员、工勤人员的界限，而是转向对岗位的全面管理，将设置的依据转向对医院业务发展规划和学科规模的客观需求上，从岗位性质、职责任务等多方面对全院所有岗位进行分类、分级、分析，制定完善的岗位说明书制度，明确岗位资格条件、工作标准、职责权限，并建立与岗位说明书相匹配的岗位评估体系，全面定编、定员、定责，以此作为建立体现岗位绩效分配制度的基础，明确同岗同酬、岗变薪变。

2. 科学设置岗位结构比例和数量

岗位设置在遵循总量控制、按需规划、动态调整的原则下，应结合医院学科建设及人员梯队实际，充分考虑学科之间、科室之间发展的不同现状、工作量与发展规划，在总量范畴内制定弹性的结构比例幅度，建立临床、保健、医技、药、护理、非卫技等不同专业梯队的结构比例，并对重点学科、优势学科、重点实验室等医院重点扶持的学科，在各等级岗位的比例上予以倾斜，兼顾公平与效率；同时为急需紧缺专业高、中级人才预备机动岗位，为人才的引进和流动预留空间。

3. 着力提升人力资本的增值

以工资总额管理为核心的薪酬体制改革，要求医院在有限的财力、物力和人力环境下，着力提升和开发人员配置及人力资本的效能。医院应通过岗位设置的优化调整，明晰重点学科的人才需求、团队建设及研究任务等，将每一位员工安排至最合适的岗位，并通过岗位的描述为其未来发展构筑明确的目标及职业规划，制定系统、科学的院科两级培训计划，使员工的个人价值不断得到提升，对内营造全院范围内良好的人才工作心态环境，对外加强人才的吸纳能力，以此为医院制定具体的学科发展战略提供有力支持。

4. 动态完善收入分配机制

新的薪酬改革核心是突出岗位绩效的激励功能，也是确保医院收入分配制度改革顺利实施的保障。一方面，应根据岗位工作量，科学核定人力资源配置总数；另一方面，通过岗位设置管理，把基础工资与岗位绩效结合在一起，为绩效考核和收入分配机制改革奠定基础。为最大限度地激发员工的工作积极性和主动性，以人力资源配置方案和岗位设置方案核定的各科室人员编制数标准，根据每月实际工作量核定当月绩效奖金额度，并按在岗制数范围内"增人不增资、减人不减资"原则核定月绩效奖金，鼓励多劳多得、优劳优酬，全面提高人力资源的使用效率。

高校在岗位设置平稳入轨后，动态化管理需要贯穿设岗、聘用、合同签订、考核等诸多环节。岗位设置动态管理，随着学校生源情况、办学规模、科研投入的加大，用人在增加，尤其是教师（科研、医疗）岗位是增量的主体，岗位设置需要进行及时调整；岗位聘用动态管理，聘用的主要内容是岗位职责、上岗条件和考核办法，学校在不断发展，岗位职责应与时俱进，要及时修订；上岗条件要结合学校员工实际科学合理地编制，尤其是教师（科研、医疗）岗位要做好平衡；聘用合同动态管理，聘用合同不应重"签"轻"管"、流于形式，要监督、检查、动态地跟踪聘用合同的履行情况。但是，许多学校通过核定岗位数圈定岗位人选和聘用条件，且会在一个聘期内使用，这在一定程度上会影响聘用合同动态管理。岗位考核要动态管理，岗位考核是岗位设置管理中的重要组成部分，学校应以其为抓手，明确岗位工作任务是否按质按量完成，应与绩效工资、岗位竞争聘用挂钩，把考核结果作为续聘、晋升、降职、支付工资福利待遇的依据。

受传统人力资源管理理念及岗位设置模式的束缚，当前医院岗位设置实践中依旧存在薄弱环节，不利于全面优化整合人力资源价值。因此，医院应立足自身实际，从人力资源管理的现实需求与现状出发，建立健全完善可行的岗位设置实施方略，强化岗位设置与绩效评定的有机结合，细化岗位评价体系，准确把握医院岗位设置的核心方法与路径，为全面挖掘岗位设置的导向性价值奠定基础，为促进医院人力资源管理效能改进保驾护航。

三、党委办公室人力资源配置现状

2018 年 6 月，中办印发《关于加强公立医院党的建设工作的意见》（以下简称《意见》），对公立医院加强党的建设做出全面系统的要求。2018 年 8 月，国家卫生健康委员会党组制定印发的《〈加强公立医院党的建设工作的意见〉实施办法》（以下简称《实施办法》），对于推动公立医院党的建设工作给出了更明确的要求。

公立医院的党务工作，是指在公立医院内部以党为中心开展一系列的党内管理活动，围绕党的建设进行的一系列具体党内管理活动，主要包括院内党委领导班子建设、宣传思想、干部管理、人才发展、党员管理、党风廉政建设、党的群团统战工作等。党务工作者是负责党务工作的具体人员，是公立医院党建工作的重要载体，既有利于提高党务工作成效，促进公立医院高质量发展；又可以充分发挥思想政治优势，引导医护人员实现医院发展的长远目标，是保证公立医院党务工作顺利开展的基础性力量。

（一）公立医院党务工作者人力资源配置普遍存在的问题

随着公立医院高质量发展的深入推进，对公立医院党建工作提出了更高标准、更严要求。在党建与业务融合发展过程中，公立医院党务工作者人力资源配置方面的问题逐步显现。

1. 对医院党建工作重要性认识不足

对医院党建工作重要性认识不足，严重制约医院党建工作的顺利开展。部分医院的党建工作对事业发展的影响逐渐弱化，严重的甚至缺少了党建工作对医院管理工作的指导。对职工的思想政治培养不够，员工无法对医院产生较强的归属感。部分医院的党务工作者对党建工作热情低下，对一些新情况和新问题缺乏深入研究。部分党支部认为党建就是组织党员学习、发展新党员，内容单调，形式单一。部分医疗业务骨干存在重业务轻党建思想，对入党不感兴趣，导致党的后备力量缺失。

2. 对医院党务工作者的科学规划管理不足

党务工作者的规划配备明显不足。公立医院专职党务工作者占全体职工的比例普遍低于 0.5%。党务工作者人员数量的不足严重阻碍了党务工作的正常开展。

对党务工作者的任命把关不严、教育培训不够、监察监督考核不严。部分医院党建工作缺乏有效的监督考核与评价，缺少党务干部激励机制，对党建工作的感召力、向心力、凝聚力产生消极影响。部分医院存在党务工作者角色地位边缘

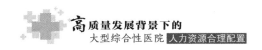

化，身份认同和价值认同不够高。

3. 医院党务工作者的自身水平不足

目前医院大部分党务工作者来自临床一线员工。由于医院是专业的医疗技术单位，在招收人才时侧重于临床一线的诊疗技术能力，而非党务方面的综合素质，导致在从事党务工作的专业性上大打折扣。这部分党务工作者需要通过后期的针对性培训增强党务工作能力。但医院党务工作者外出进行党务方面的学习、培训等机会较少；兼职党务工作者基本上是单位的业务骨干，承担较多而繁重的临床一线的业务工作，无时间、无精力去抓党务工作。因此，医院党务工作者能力的提高和视野的拓宽在客观上被严重制约，知识结构落后、管理能力不能满足新形势的要求。

（二）四川大学华西医院党务工作者人力资源配置现状

建立健全党务工作机构、配齐配强专职党务工作人员，是强化公立医院党建工作、促进公立医院现代化管理体制建立、推动公立医院高质量发展的重要保障。

1. 党务机构设置方面

按照《意见》《实施办法》要求，三级医院一般应当单独设立党委办公室、组织、宣传、统战、纪检等党务工作机构；其他设党委的医院一般应设立党委办公室和纪检机构，并设专人负责组织、宣传、统战、群团等工作；其他医院一般应当设立党务工作办公室或行政相应机构合署办公。四川大学华西医院根据基层党组织建设和事业发展需求，不断优化党群部门设置。目前院党委下设党委办公室、组织部、宣传部、统战部、纪委办公室·监察处、审计处、学生工作部、工会、团委·青工部·医务社工办 9 个党群职能部门，为国内设立党务部门最完备的医疗机构。尤其统战部的单独设置，开全国医疗机构之先河。

2. 党务工作者设置方面

《实施办法》要求按照不低于医院职工总数的 0.5%（部分省份不低于 1%）的标准，配齐配强专职党务工作人员。四川大学华西医院现有党务工作者可以分为四类专兼职人员：一是党委书记、党委成员，包括党委书记 1 人、副书记 2 人、纪委书记 1 人，党委委员 23 人；二是党委内设机构工作人员，9 个部门目前共有员工 76 人；三是党总支书记及各党总支委员，包括党总支书记 8 人，8 个党总支委员共 43 人；四是党支部书记及各党支部委员，包括党支部书记 99 人，党支部委员共 369 人。

3. 党务工作者的优化及保障方面

《意见》《实施办法》均要求推动党务工作队伍专业化职业化建设，探索建立职务职级"双线"晋升办法和保障激励机制，实行职务（职称）评审单列计划、单设标准、单独评审。四川大学华西医院打造的培养、考核、保障及激励体系，使党务工作者有效发挥主观能动性，推动专业化水平，营造出积极向上的华西文化氛围。

（三）四川大学华西医院党务工作者人力资源配置经验做法

四川大学华西医院党建工作已经走过了 70 多年历程，从最早的地下党的活动，到今天院党委领导下各职能部门、各基层总支、支部开展的工作，从涓涓细流逐步汇聚发展到江河湖海。在这个过程中，医院坚持党委的领导核心作用，以党建工作统领全局，以专兼职党务工作者能力提升为抓手，推动形成了党建工作和事业发展"同频共振"的良好局面。

1. 加强组织领导，提升核心能力

党委中心组学习全面提升领导班子能力水平。院党委理论学习中心组由院党政班子成员、党总支书记、党委委员组成。制定《医（学）院党委理论学习中心组学习制度》，领导班子不仅严格按照制度组织、开展中心组学习，还结合院领导分管业务进行分层分类学习。每月编印《党委理论学习中心组学习月报》，涵盖 3 个版块内容："重要讲话"版块主要收集习近平总书记各类讲话原文；"重要会议与文件"版块聚焦中共中央、中办、国办下发的与医疗、科研、教学、管理相关的重要会议精神或文件；其他版块主要收集教育部、国家卫生健康委员会、科技部等与我院业务高度相关的上级部门出台的与医学教育、医疗服务、医学研究、医院管理相关的制度文件。

压实"两个责任"，强调"一岗双责"。推动党委主体责任、书记第一责任人责任、班子其他成员"一岗双责"责任和纪委监督责任贯通联动、一体落实。院党委书记履行全面从严治党第一责任人职责，做到重要工作亲自部署、重大问题亲自过问、重点环节亲自协调、重要案件亲自督办；管好班子、带好队伍、抓好落实，支持、指导和督促领导班子其他成员履行全面从严治党责任，发现问题及时提醒纠正。院党委领导班子其他成员根据工作分工对职责范围内的全面从严治党工作负重要领导责任，按照"一岗双责"要求，领导、检查、督促分管和联系部（处）、科（室）全面从严治党工作，对分管和联系部（处）、科（室）党员、干部从严进行教育管理监督。院领导班子坚持落实"一线规则"有关要求，定点联系科室、班级和党支部，定期开展交流活动。

2. 党群党支部增强党务工作者的聚合力

党群党支部早在 1971 年就已设立，时称附属医院办事机构党支部。支部目前包括除学生工作部外的其他 8 个部门党委内设机构（学生工作部主要由辅导员

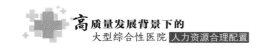

组成，需要作为学生党支部书记开展工作，故未列入党群党支部）。党务内设机构工作者以党群党支部的形式开展工作、凝聚共识。党群党支部现有党员43人，其中正式党员41人，支部党员平均年龄40岁，平均党龄17年。党群党支部下设5个党小组，即党办党小组、组织统战党小组、宣传党小组、纪检审计党小组及工会团委党小组。党群党支部持续以建立三型"学习型、服务型、创新性"党支部为目标，把学习党的创新理论与推动学校教育改革、医院医疗卫生改善，公立医院党建工作发展结合起来，积极创新支部工作，以支部工作推动医院党建工作。

2017年由党委内设的七个部门创新推出"思政直通车"党建品牌项目，面向院内外开展"菜单点击式""送上门"的思想政治工作培训。"思政直通车"包含39项培训题目内容，既有国家大政方针的解读，又有解决实际问题的经验分享，科室可以根据实际，自主选择培训内容，既实用又接地气，受到了基层党员和群众的欢迎。2018年，"思政直通车"进行了升级，课程内容来源扩大到全院各支部推荐，提供思政工作培训菜单。2021年，华西思政直通车进一步整合资源、内容优化、整体迭代，推出了4.0版本并纳入教职工继续教育体系。其中，精品课程20门，计算教职工继续教育A类学分；常规课程23门，计算教职工继续教育课程B类学分。精品课程还与党建考核加分挂钩，实现思政教育与员工、学生成长相融合，进一步激活课程活力。"思政直通车"项目年授课近百场，年均培训教职工超过7000人次。有效扩大党群内设机构在院内思想政治建设方面的影响力，充分激发出全院热情。

2019年，党群党支部创新打造"院史宣讲小分队"，由党支部牵头，支部各部门推选1～2名工作人员组建院史宣讲小分队，为医院、部门/科室的各类参观、接待服务。已成为医院专科基地培训以及成都市初中生、高中生到华西医院参观交流的特色项目。

3. 创新引领，提升基层党务工作者能力水平

院党委坚持把党支部建在三级学科上，统筹考虑医院事业发展，结合机构改革和业务拓展，充分征求各级党组织意见建议，适时稳步推进院内党支部优化设置工作。教职工中以科（室）、部（处）为单位设立党支部，临时应急队伍设立临时党支部，积极探索依托分院区、科研园区、学科交叉团队等建立党支部，真正做到"有业务区就有党员，有党员就有党组织"。同时，综合考虑各党支部人员岗位、亚专业、工作地点等因素合理分设党小组，充分调动党小组主动性，有力增强学科活力。

（1）基层党务工作者能力提升。

抓好党支部书记队伍培养锻炼。2018年以来，每季度组织党总支、党支部书记院内培训闭门会议，学习习近平新时代中国特色社会主义思想、党内法规、

制度政策，同时，加强党总支、党支部内部交流分享，每次交流优差各半，倒逼相对较差的党支部奋力追赶。依托中国井冈山干部学院、中国延安干部学院等高水平高质量培训基地，形成"学有所获、学有所成、学有所用、人人向往"的固定培训项目，深化打造"双带头人"党性教育专题培训品牌。

开展党务骨干业务能力提升计划。对党支部委员进行集体培训，由党委书记和副书记专题授课。开展分序列培训，对组织委员、宣传委员分别培训，侧重点不同。开展有针对性的专题培训，邀请四川省委党校、四川省直机关党校、电子科技大学专家为党务骨干授课，开展学术研讨、实地走访、支部分享、团队拓展等深度交流。依托国家卫生健康委党校，加强党务骨干队伍系统培训，选派教职工党支部委员、党务骨干赴延安、嘉兴开展能力提升专题培训，集中邀请中央党校、国家及省市卫生健康委专家和医疗行业领域党建专家授课，把党史学习教育、专业技能培训、理论素养提升相结合，培训内容丰富、形式多样、满意度高。党务骨干赴延安党史学习教育培训返程途中为群众办实事，用行动实践"为人民服务的初心"的事件，被人民日报、央视新闻等报道。

（2）党支部标准化、规范化建设。

凝练出基层党建"华西支部宝"模式七要素：①支部怎么设。根据党支部设置与行政组织架构相匹配原则，将党支部建在三级学科上。②书记怎么选。明确政治可靠、业务可信、形象可敬的选用标准，如机关后勤党支部书记由党员部长兼任，临床科室由业务骨干担任。③职责怎么定。厘清党建目标、党风廉政、意识形态三个主体责任，在学科发展、人才留用、奖金分配、行业作风、设备耗材五个方面党政同责。④条件怎么给。明确临床医技党支部书记与科室主任职务同级，党支部书记兼任副主任，副主任转任党支部书记需一年试用期考核。党支部书记与主任管理酬金同档，高于副主任30％。⑤工作怎么考。党支部建设工作单独考核，与业务相区分，实现同部署、同考核、同挂钩。结果既用于团队，又用于干部个人考核。能力怎么提。培训对象上，依托干部培训、专项培训和分序列培训精准所需；⑥培训方式上，在线打造"学而时习"教育品牌，在位定制追光计划，抓住新冠疫情关键事件推出政治生日强化党员身份意识。⑦队伍怎么备。重点着力党支部书记"双带头人"、党支部委员和党务序列管理后备人才三支队伍。

以"标准化"加固"底板"，以"可视化"做强"长板"。制定印发《关于加强党支部标准化建设的实施办法》。在全国公立医院中率先编印《党支部规范化建设手册》，内容包括党支部工作的基本内容、党支部书记工作、党支部委员和党小组工作、党支部工作问答、党支部常用文书和党支部工作常用党内法规等，明晰党支部工作要点和流程，规范全院党支部工作。年初有计划。通过签订党建目标责任书，明示党建工作承诺。定期有督导。每年由院党委组织部牵头组织全

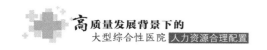
覆盖党建工作推进督导 2 次，个别指导党支部工作 20 余次。年中有交流。根据上年度党建考核结果，精心组织优差支部相互交流借鉴学习。年末有考核。全面开展党建年终考核和党支部书记抓党建述职评议，明确考核结果与评先评优、年终绩效、职务晋升等挂钩。党委书记逐一约谈考核排在后 20% 的党支部书记和科主任，要求党政同心，双向融合。

（3）党支部考核评价体系。

2016 年，我院开始探索更多地以量化标准考核评价党支部工作，建立起与业务考核相区分的客观量化的支部党建考核指标体系，推动支部党建工作与业务工作同计划、同部署、同考核、同挂钩。2020 年，为进一步发挥党建考核"指挥棒"的作用，突出问题导向、结果导向，切实提高党建工作质量，减轻基层负担，根据中组部《关于优化改进基层党建考核工作的通知》，对党支部考核指标体系进行大幅度修订。2021 年，对照考核文件制定党建考核工作操作指南，进一步细化评分细则，优化考核方式。修订后的党建考核制度由过程导向逐步向结果导向转变，由党建基础管理向党建工作质量提升转变，突出党建与业务深度融合，改进形成新一轮具有华西特色的党支部考核体系。

（4）支委考核评价与激励机制。

激发党支部委员工作的积极性、创造性，锻造一支铿锵有力的党务骨干队伍是确保党支部教育管理到位、宣传学习到位、纪律执行到位的重要基础。2020 年 11 月，院党委首次制定印发《党总支委员、党支部委员、党小组长考核办法》，立体实施支委价值认定，政治待遇上明确支委参加年终干部考核述职评价，参与科室管理小组会议，设置专项表彰名额等，进一步加强支部建设与业务工作相互融合、相互促进；经济待遇上肯定包括党总支委员、党支部委员、党小组长在内的党务工作者（在职教职工）的工作付出，给予相应的价值认定。制度试行后一年于 2021 年 11 月修订，并规范长期执行。

习近平总书记指出，要建设高素质专业化的党务干部队伍，把党务干部培养成为政治上的明白人、党建工作的内行人、干部职工的贴心人。四川大学华西医院通过培养和造就一支有较高思想政治觉悟和业务水准的党务工作队伍，不断提升公立医院党建工作的科学化、专业化水平，作为党建工作标杆单位，持续引领公立医院高质量发展。

四、运营管理部人力资源配置现状

（一）国家、行业岗位设置要求或标准

2020 年，国家卫生健康委会同国家中医药局联合印发了《关于加强公立医院运营管理的指导意见》（国卫财务发〔2020〕27 号），明确了新时代我国公立

医院运营管理的概念内涵，即公立医院运营管理是以全面预算管理和业务流程管理为核心，以全成本管理和绩效管理为工具，对医院内部运营各环节的设计、计划、组织、实施、控制和评价等管理活动的总称，是对医院人、财、物、技术等核心资源进行科学配置、精细管理和有效使用的一系列管理手段和方法。指导意见同时提出了公立医院运营管理中要坚持的公益性、整体性、融合性、成本效率和适应性五项原则，明确提出在公立医院改革过程中要"进一步提高医院运营管理科学化、规范化、精细化、信息化水平，推动公立医院高质量发展，推进管理模式和运行方式加快转变"的工作要求，为新时代下我国公立医院运营管理模式的改革创新指明了方向。

精细化、科学化管理是现代医院运营管理的方向，这对我国医院管理人才的水平提出了更高要求。《中共中央、国务院关于卫生改革与发展的决定》中明确指出，要高度重视卫生管理人才的培养，造就一批适应卫生事业发展的职业化管理队伍。目前，国内大部分医院依然存在管理人才非职业化的现状，许多医院管理岗位由临床一线技术骨干担任，容易造成管理外行以及管理和医疗业务难以兼顾的问题，成为医院向精细化、科学化管理转型的瓶颈。此外，内地大型公立医院的组织管理模式大都采用直线职能制模式，即在院级领导下设置相应职能部门，实行院级领导统一指挥，职能部门专业分工。在这种传统模式下，运营管理过程中涉及的横向和纵向的沟通协调变得异常烦琐和复杂。

针对上述挑战，许多国内公立医院在近些年开始探索职业化的运营管理模式。2005 年，四川大学华西医院借鉴了台湾长庚医院的模式，率先成立了运营管理部，培养了大陆地区首批专科经营助理（科经理），成为大陆公立医院创新运营管理模式的先驱。近年来，国内有不少发达城市公立医院借鉴了华西医院的组织创新模式，也纷纷进行了医院组织管理或运营管理模式方面的探索与创新。通过设置横向枢纽式运营质量管理部门，建立专科运营助理制度，实现专业化医疗与职业化管理的有机结合，同时运营管理部门在医院内发挥枢纽协调服务作用，让跨部门的沟通协调和业务推进变得更简单。

（二）运营管理部的岗位配置现状

1. 运营管理部门及专科经营助理的设置

21 世纪初，四川华西医院也借鉴了台湾长庚医院的模式，创新成立了运营管理部，培养了大陆地区首批专科经营助理（科经理），成为大陆公立医院创新运营管理模式的先驱。华西医院于 2001 年在大陆地区率先成立"医疗质量管理部"，专职履行医疗质量管理职能。2003 年，提出"运营创新"概念，并着手筹办专职运营管理人员的培训。2005 年在大陆地区首创"运营管理部"，该部门主要职能是从事医院经营分析、人力资源管理、绩效管理、设备物资管理、科室空间规划、工程管理、环境安全管理及流程改善等。2007 年又将设备物资部和总务部进行整合，成立"采供维保部"。在整个医院组织构架中，院长和副院长实行"分口负责管理制"，运营管理部扮演中枢性串联协调性角色，成为各科室及部门之间横向协同的纽带，缓解了传统组织结构中纵向管理所带来的各自为政、沟通不畅等问题。

国内首批专科经营助理（科经理）在华西医院培训上岗，标志着华西医院在"职业化医院管理人"建设过程中迈出至关重要的一步。专科经营助理作为运营管理部的核心角色，日常工作是深入各临床科室，帮助各科室负责人统筹科室的日常管理及优化改进，负责科室之间的协调、交流、互动等工作，是各科室、各职能部门工作的支持者和执行者。

华西医院的组织管理模式创新和科助理制度的实施，体现了医院专业管理人员在医院管理中的重要作用，诠释了运营管理模式中横向纽带的重要意义。近年来，国内有不少发达城市公立医院借鉴学习了华西医院的组织创新模式，北京、上海、广东、陕西、江苏等地的城市公立医院也纷纷进行了医院组织管理或运营管理模式方面的探索与创新，例如上海申康医学中心在新华医院探索的以"业财融合"为抓手的"组团式"专科运营管理模式。

2. 华西医院运营管理部人力现状分析

华西医院运营管理部应该配备具有财务、审计、人事、医疗、护理、物价、医保、信息化、工程技术等知识背景的人员担任运营管理员，切实承担好运营管理的具体工作。目前华西医院北京清华长庚医院组建的运管团队有 118 人，其中，专科秘书 68 人，经营助理 50 人，硕士研究生及以上学历者占 62.00%，具有医院管理、公共卫生、财务管理、工商管理、金融等专业背景。

专科经营助理岗位设置主要依据全院床位数及专项来设置，每 250～300 床设置 1 名助理，其是运营管理部的核心角色，按照华西医院的规章，围绕"沟通、服务、创新"的理念，并基于运营管理部的职能，明确专科经营助理的具体 11 项岗位职责。为了使科室负责人脱离非专业性事务以及科室日常行政管理事务，每科室配置 1 名专科秘书进行辅助性的行政工作。

培养运营管理的人才以"岗位说明书"为基础、以岗位胜任力为目标，制定运营管理人员教育培训制度，从新进员工开始，涵盖试用期、稳定期、成熟期、发展期等不同阶段。从全院运营管理人员的共通性培训到部门的专业技能培训，从计划统筹到管理改善等多方面不断进行培养。设置跨部门轮训制度、专案训练制度，多维度提升行政人员的专业能力。

定期学习培训，学习新技能，把握运营前沿，从而促进人才梯队的不断完善和复合型管理人才的培养。例如每年组织运营助理参加一定的院内外培训、举办会议、院际交流、各类专项学习等；同时，将临床专科运营助理纳入院周会参会对象，可及时了解医院重大发展决策。

医院实行职务分类管理，建立运营管理人员职级（岗位）和职务（职称）"双梯"晋升制度。按工作性质和岗位职责以及岗位履职所需的知识、技能、经验等设定管理和事务两大职类，每个职类设置若干个职级，每个部门的每个岗位职级都有相应的"岗位说明书"，明确岗位要求和聘任标准，建立院内职级晋升体系，行政人员经过历练和考核，逐级提升。建立与职级（岗位）相对应的职务（职称）晋升体系，包括专业技术类职称、医院管理研究类职称、职员职称 3 个系列。"双梯"进阶制度的设立拓宽了行政团队的晋升和职业发展渠道，激励员工不断提升自身的专业化能力。

对运营管理员进行分级定岗，完善层级设置，规划运营管理员的职业发展生涯。例如可将运营助理设置为三级，依次为"助理""专员""主管"，设置相应的岗位津贴，在分别设置晋升条件的同时，也可参考末位淘汰制，形成内部良性竞争机制。"主管"岗位可纳入医院储备人才库，在干部选拔任用时，同等条件下予以优先考虑。狠抓实效、敢动真格，真正实现运营。

（三）运营管理部工作职责及岗位职责

1. 运营管理部工作职责

运营部是属于医院，服务于科室的横向、枢纽式专职管理团队，是医院资源配置评估、院科协同运营、经济绩效管理的实施者，通过加强数据分析和反馈、不断优化运营模式提升医院精细化运营质效。具体职责为：协助编制医院事业发展规划与总体建设规划；负责医疗业务相关的人力资源配置规划与评估建议；为医学装备管理委员会秘书单位，负责委员会日常工作，承担接收临床科室设备、耗材等购置申请，完成设备配置评估论证等任务，并按医学装备管理委员会议事规则定期组织相关会议，及时将委员会决议反馈临床科室。每季度对 50 万元及以上的医用设备的动用率进行评价、分析、反馈，提高设备动用率；负责医疗业务空间规划、调整，负责医疗院区标识的维护与更新；负责临床科室及护理单元床位的规划调整及床位信息的维护更新；负责收集整理院科运营数据，建立院科资源配置及业务运营数据库，及时掌握院科运营动态，每周在院务会上通报院科运营情况，及时反馈院科运营过程中存在的问题；每月召开运管会，对月、季、平年、全年院科运营情况进行专题分析汇报，提供院、科、医疗组长及专项运营数据及专题报告，为院科精细化运营提供决策参考；负责医院信息系统相关基础数据的动态维护；协助执行医院成本及预算管理制度，加强成本控制，降低运营消耗；定期（月、季、半年、年度）对医院人力、设备、材料、药品、空间、床位、能源、工作量、工作效率、综合质量等专项进行纵向和横向绩效分析评估，客观反映医院经济管理状况，促进医院经济管理科学化、规范化和精细化，提高医院运营效率与质量，确保医院公益性办院方向；以医院愿景、战略、文化和服务为导向，持续优化医院绩效考核与薪酬体系，持续完善医疗、科研、教学、行政、后勤绩效方案，建立公平、公正、高效的激励机制；监督执行医院绩效分配政策，保证职工福利待遇，每月按时召开经管会，审核发放全院各类型绩效分配，完成全院职工奖酬金分类汇总结账处理，确保医院发放酬金资金安全、经济数据信息的安全与完整；充实科室行政管理架构，协助科室负责人完成医疗、教学、科研等非专业性事务以及科室日常行政管理事务，提升服务意识，提高服务水平；完成医院交办的临时任务及其他事项。

2. 专科经营助理岗位职责

运营管理助理主要职责包括经营分析、设备管理、物料管理、人事管理、绩效管理、流程改善、项目管理、医务管理、环境安全管理、空间规划及工程管理。积极推行运营助理员、价格协管员制度等，辅助协同临床业务科室加强科室内部运营和价格管理工作。

运营管理员（或专科经营助理），应该是一批最了解问题的专家，他们是问题的发现者、反馈者、改善者，更是解决方案的制定者和推动者。他们具有较高的综合管理能力，懂得经营理念、会计报表、战略分析、人力资源管理等各方面知识，并具有极强的沟通能力，能够根据医院总体战略目标和发展方向，协助临床科室主任做好科室的经营管理。一方面能为院领导和临床科主任提供准确、及时的运营数据，使得科室发展目标与医院的目标更加契合，另一方面，也可以为一线医护人员节约出更多的时间，使他们能够集中精力专心做好医疗、教学和科研工作。

运营管理员在医院战略和中高层管理者的带领下致力推动医院管理改善，不断提升医院管理效益和效率。具体来说就是围绕医院、科室关注的重点问题，针对实施重点，明确工作内容：主要进行科室运营决策支撑与建议，通过各类专项分析，提出针对性管理建议；医院资源评估与配置，参与对科室资源配置申请的论证和评估工作，并提出专业评估意见，实现各类资源的有效利用；科室运营成本分析与控制，形成完整的科级成本核算分析体系，实现动态化精细化成本控制；信息沟通及反馈，一方面收集科室问题与处理意见反馈，另一方面传达医院重大决策精神；临床数据管理平台建设支撑，探索与开展适用于临床运营管理工作的临床数据管理需求，助力临床数据管理平台建设；推进医疗流程梳理再造，将提升服务品质、内涵质量和促进学科发展作为抓手，加强管理协作，形成管理合力。具体的岗位职责如下：作为各口、各职能部门工作的延伸和执行者，在临床科室负责人和部门、科室负责人指导下，把医院宏观发展与科室发展有机结合起来，主动进行科室之间的协调、交流和互动；协助临床科室负责人进行科室日常管理，促使医院各种政令及工作布置在科室得到充分的贯彻实施；按时完成科室运营管理相关的各项常规工作，如科室基本资料的维护更新、各科医疗组主要效率指标报表的整理分析、反映科室运营情况的相关指标整理分析、10 万元以上设备使用情况分析等，并逐渐加强临床科室的经营损益情况分析，及时与经管科就科室的业务情况、报益情况和管理情况进行沟通讨论，协助经管科完成各科的绩效考核；按时完成相关临床科室资源配置的评估及论证，如人力评估、设备投资效益分析、单项成本分析等；全面熟悉科室运营状况，充分运用各种沟通技巧及时收集、整理并汇报科室运营的各种信息，深入调研科室在运营过程中需要跨口、跨部门、跨科室沟通、协调、互动的问题，分析原因，必要时形成专题调研报告提交部门；督促、指导并协助专科秘书完成相应工作，负责所属科室秘书的考核；积极参与医院整改项目，协助完成各相关项目资料收集、整理、分析及推进实施；及时完成相关的专项工作，并及时上报或反馈相关信息；完成床位管理、标识管理等各专项工作；遵守劳动纪律、服从工作安排，完成各种临时交办的事项。

3. 绩效管理专项助理岗位职责

参与医院绩效分配制度的改革，承担分配方案的策划、调研、测算、组织、实施。根据各科室的业务内容、经营状况、技术风险等进行绩效评估，拟定与实施医院各职系绩效分配方案，建立公平、公正、高效的激励机制；定期（月、季、半年、年度）对医院各项绩效指标进行绩效分析评估，客观反映医院经营管理状况，促进医院经济管理科学化、规范化和精细化，完成医院内部绩效分配管理，确保医院公益性办院方向；监督执行医院绩效分配政策落实，保证职工福利待遇政策。每月按时审核发放全院各类型绩效分配，完成全院职工奖酬金分类汇总结账处理，确保医院发放酬金资金安全，经济数据信息的安全与完整；每月建立与汇总全院人力资源配置、工作业务量、业务收入、运营成本、医疗质量、护理质量、病人满意度、科研业绩、教学业绩等数据库，为绩效评价与绩效分配提供依据；完成医院和部门安排的临时任务；处理绩效分配及成本管理辅助日常事务；协助定期编制绩效奖酬金发放表；对部门（科室）再次分配进行核对和监督；发放过程发现各类问题，及时沟通反馈，确保资金安全；医疗组长质量奖励（编码、归档）、科室会诊、院外会诊（含远程）、值班费、周末门诊绩效分配、门诊挂号的统计核算等，并完成相关数据分析；外派人员薪酬管理，制表发放，数据库建立。

4. 专科秘书岗位职责

专科秘书是协助科室负责人完成医疗、教学、科研等非专业性事务以及科室日常行政管理事务的专职人员。按照医院构建医疗、教学、科研、管理职业体系的具体要求，根据医院有关规定，制订专科秘书工作职责；负责科室文件、报刊、信件、邮件、电报等的收发，按要求进行登记，并及时送达相关人员；负责科室文件、报告的打印、编排、校对，做好计算机和打印设备的日常维护和管理，节约纸张，降低消耗；做好公务电话记录，并及时向相关人员传达；科室需用车时，与院长办公室联系车辆，并办理车辆使用的相关手续；协助推进办公区域内的6S管理，维护办公区域的整洁、安全和卫生；协助科室负责人做好人员考勤记录，及时向科室负责人报告考勤的严重违规事件（如旷工）。协助科室定期将考勤汇总情况上报人力资源部；认真负责地做好会议准备工作，会议期间做好相关记录，会后及时整理会议纪要；协助科室负责人起草请示、报告、纪要、简报、总结、通知等文件，在科室负责人签核后，呈送相关部门或相关领导；文件结案后，按医院有关规定整理、归档、编号、登记，并根据科室需要，做好上级文件、科室报告、设备资料、各种报表、职工考勤表、教学资料等的分类建档工作。经科室负责人授权，在医院档案科的统一指导和管理下，对科室档案进行妥善保管和使用，对过期和无价值档案按医院相关规定进行销毁；科室需要保存的档案重点是医院和相关部门颁发的文件、技术资料和业务资料。根据档案的重要性和保留价值进行分类保管，其中 A 类属于永久保存，B 类属于长期保管（15 年以上），C 类属于短期保管（15 年以下）；负责科室图书、期刊的订购和发放，妥善做好科室现存图书期刊的整理、分类、上架存放工作，做好借阅和归还记录；协助科室负责人安排科室内教学场地等工作；协助教务部门做好本科室的教学质量管理，收集教学评估表，并负责教学档案和各种教学资料的日常整理和维护，服务于科室教学人员；协助医院纪委完成病人满意度调查；按时完成医院领导、相关部门和科室负责人临时交办的各项工作和任务。

五、医务部人力资源配置现状

（一）医务管理部门的工作职责

国家层面目前尚未对医务管理部门的工作职责做出统一的要求，但从各级医院的实际操作情况来看，因为医院规模、类别、文化等不同，对医务管理部门的工作职责也会做出不同的规定。但随着现代管理科学的逐渐发展和医院管理理论的日趋成熟，医务管理工作的主要职能主要包括计划、组织、协调和控制 4 个职能。

1. 计划职能（Planning）

即根据医院总体工作计划以及内外部的工作环境，拟定未来一段时间内医院拟达到的目标以及实现这些目标的途径、手段，如：医疗业务年度工作计划的拟定等。

2. 组织职能（Organizing）

即根据有关法律、法规、条例、标准及医院的规章制度，组织全院医技人员认真贯彻执行，保证医疗业务工作的常规运行，杜绝医疗事故，减少医疗差错。

3. 协调职能（Coordination）

即正确处理医院内外各种关系，为医院正常运转创造良好的条件和环境，促进医院整体目标的实现。如：组织协调院内外会诊及重大、急危病人的抢救，组织实施临时性院外抢救、医疗等任务。

4. 控制职能（Controlling）

即确保医院的各项工作与原有的计划相符合，根本目的在于及时发现工作中的不足和差错。如制定医疗质量标准和考核办法，并对全院医疗质量进行检查、监督和控制，确保医疗安全。

（二）医务管理的组织结构

组织结构（Organizational Structure）是指，一个组织整体的结构是由任务、工作和责任关系以及连接组织各部门的沟通渠道所构成的系统模式。其本质是组织全体成员为了实现组织目标，而在管理工作中进行的分工协作。组织结构的设计要受到内外部环境、组织规模、组织的发展目标、组织文化等多重因素的影响，并且在不同的环境、不同的时期、不同的使命下有不同的组织结构模式。而医务管理的组织结构，一般是指与全院医疗业务系统活动有关的科室设定、分工安排、人员权责以及各个要素之间的相互关系。对于综合医院而言，一般涉及医务管理相关工作的部门主要有医务科（处）、医疗质控科（办）、医疗综合科（患者接待中心）、行风管理办公室等，但上述相关科室之间可能会因为医院规模、管理理念等的不同，而彼此之间存在包含或者并列关系。各种组合其实并无完全的优劣之分，只要是有利于实现医院管理目标，增加医院对外竞争力，提高工作效率，就是合适的组织架构。目前，全国对于医务管理部门的组织架构主要有以下几种：

（1）设立医务部，下辖医务科、医疗质控科、医疗综合科等，目前大多数医院均采用这种模式。这种模式的优点在于：在统一的部门下，科室之间较少存在沟通壁垒，各项医务管理举措能够及时得到有效推进和落实；不足之处在于：不利于建立和健全各科室的责任制。

（2）分别设立医务处、医疗质控科、医疗综合科、病案科，这种模式的优点是：结构比较简单，各科室直接向分管医疗副院长负责，便于医院命令的统一；缺点是：部门间的沟通层本较大，而且容易存在因部门间沟通不当传达给临床一线的指令不统一的情况，同时，如果部门间职能职责定位不清，还容易存在推诿

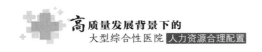

扯皮的现象。

（3）鉴于两者之间的模式，如有的医院设置医务处，医务处下面设医疗综合科、医疗科和行风管理办公室，但单独设立医疗质控科。有的医院设置医务处，医务处下辖医务科、医疗综合科，但单独设立医疗质控科、行风管理办公室等。

（三）国内医务管理部门人力资源配置现状

1. 人员配置数量不足

目前，全国各级医院都在推进医院管理的精细化、标准化进程，以不断提高医院管理水平和管理效率，但要实现医院管理的精细化、标准化，前提是科学、合理地配置人力资源。但目前，部分综合医院仍然存在"重临床、轻管理"的情况，医务管理部门的可持续发展不能得到重视，人员配置总量仍显不足，医院规模的扩张未能与医务管理部门的人员配置实现同步，有的综合医院医务管理部门甚至就只有几个人，每个人需要撑起数十项工作任务，再加之随时面临的各种临时任务，导致各项工作千头万绪，工作严重超负荷，工作人员就只能够保证"大事不乱"，根本无从落实医务管理的精细化要求。

2. 人员结构不合理

年龄结构方面，目前国内大多数医务管理部门存在年龄"断档"的情况，很少有医院的医务管理部门能够做到人才梯队年龄结构合理。大多数表现为年轻人较多，少数医院又表现为缺乏年轻人。人才的"断档"，对于医务管理部门的可持续发展带来严重的影响。学历层次方面，受医务管理学科本身起步较晚的影响，目前国内大多数医务管理部门的工作人员仍然以本科及以下学历为主。而医院作为知识密集型产业，越来越多高精尖的技术和管理方法管理理论得到应用，对医务管理人员的学历水平也提出了更高的要求。年龄结构方面，因医务管理部门属行政后勤部门，与临床一线医务人员相比虽然工作较为轻松，但工作内容相对单一，且薪资也不太高，对男性的吸引力也相对较弱，所以目前大多数医务管理部门仍然以女性工作人员为主。而女性工作人员由于生育、子女教育等压力，加之"三孩"政策的全面放开，导致医务管理部门人力资源的进一步紧张。

3. 专业化管理水平不高

医务管理部门作为全院医疗业务管理的重要职能部门，医务部管理人员工作能力和水平直接影响到医院整体服务质量的好坏。但受医院管理学科发展的制约，目前国内大多数医务管理部门工作人员来自临床、管理、医事法学等专业，复合型的管理人才并不多（赵大仁、曹勃、温尔刚等，2021：89），管理长期依靠自我经验式管理，缺乏对现代科学管理工具的有效运用，整体管理效率低下。

（四）新时期医务管理面临的挑战

1. "互联网＋"带来的挑战

随着信息技术不断发展，信息终端便携化智能化、5G 网络和 Wifi 技术在中国的普及，加之受新冠疫情的影响，开展线上诊疗服务已经逐渐被大众所接受，而且线上诊疗服务能够打破以往医患之间的地域界限、时间界限，使医疗服务效率更高。截至 2021 年上半年，全国已经设置审批 1600 余家互联网医院。另外，信息技术的进步也丰富了卫生行业主管部门的监管手段和监管方式，使得医务人员的不合理行为"无所遁形"。面对这一系列的改变，要求作为医疗业务主管部门的工作人员要更加积极的作出调整，要进一步梳理管理体系，改变管理流程，转变监管方式，强化机制体制建设，适应市场变化。

2. 多院区发展带来的挑战

根据国家深化医疗卫生体制改革相关文件精神，随着分级诊疗制度逐渐进入"深水区"，为了更好地引导优质医疗资源向医疗服务能力薄弱、群众医疗需求较大的地区下层，开展分院区建设已经成为各大综合医院的主要手段和必然趋势。而分院区建设面临的最大问题是如何保证与本部的同质化，但同质化一定不是简单的照抄照搬，内外部环境一旦发生变化，原有行之有效的工作制度、流程、手段就不一定能够取得好的结果。因此，需要医务管理人员学会对整个医务管理内容去芜存菁，洞悉医务管理的内涵和实质，尽可能地对各项工作进行制度化、体系化、标准化改造以利于快速复制，同时要积极探索将医务管理从管理实务性工作上升到学术理论高度，确保不因内外环境的变化而取得不一样的成果。

3. 学科快速发展带来的挑战

当今社会是一个快速发展的社会，人们对健康的需求不断增大，大量资本不断涌入医疗卫生领域，行业竞争压力持续增大，医院一旦不发展就意味着倒退，倒退就有可能被整个社会所淘汰。而且随着科技水平的不断进步，各种各样高、精、尖、优的诊疗技术、治疗手段层出不穷，这些新技术、新理论、新事物在医院的应用，对医务管理部门原有的监管规则带来了一定的挑战，这就要求医务管理部门的工作人员要不断地加强学习，尽可能地掌握行业动态和相关信息，积极应用科学的管理方法、管理手段，持续优化工作流程，提高工作效率，保障医疗质量和医疗安全。

4. 医师多点执业带来的挑战

医务管理部门最重要的管理对象是医师，过去医师的工作单位相对固定。但随着医改的深化，医师多点执业制度逐渐成形，该制度直接使得医师的身份从原来的"单位人"向"社会人"转变，这也必然会引起医务管理工作发生变化。1.

传统的医师毕业后培养遵循"谁培养谁受益"原则，掌握了对医生技术劳务价值使用的控制权。而多点执业政策执行后，既有格局将被打破，可能出现"为他人做嫁衣裳"的局面。2. 不同地点执业过程中，参与多点执业的医师面临的医疗纠纷和医疗安全问题等医疗风险和责任的分担也将是新形势下医务管理部门即将面对的问题，特别是在医师执业相关法律法规不完善的情况下这一问题将更加凸显。3. 医师多点执业对传统的工作评价模式也将产生挑战，多点执业后医师的工作将在多个执业点进行，其执业绩效考核会变成一个相对动态的过程，无论是工作数量和质量还是数据收集的全面性、及时性都将面临新的挑战。

5. 医师的流动

医师的流动虽然能够扩大医院的影响力，但也有可能会带走部分病源，从而影响到主执业机构的既得利益。

（五）医务管理部门工作人员应具备的基本素质

医务部承担着应对和组织协调医院内外各方利益关系的重任，对内要服务全院医务人员，积极开展对医疗行为的监督和管控，督促医务人员落实有关政策文件要求；对外要服务患者，及时接待、解答患者投诉咨询；与上级卫生主管部门做好沟通协调，落实相关政策要求。而且随着医疗体制改革的不断深入和社会优质资本不断涌入医疗行业，整个行业的竞争压力也在不断增强，对医院医务管理水平提出了更高的要求，需要吸纳更多掌握基本卫生政策、管理学知识、社会学知识、医学知识等交叉的复合型人才。作为新时代医务管理部门工作人员，应该具有以下基本素质：

1. 具有医学、管理学等多学科交叉的知识体系

医务管理工作面临的最核心内容就是对医疗活动的监督和指导，因此，要求医务管理部门的工作人员要掌握一定的医学知识，了解常见病、多发疾病的一般处理原则，了解部分基本操作，能够及时地了解国内外医学发展的动态，确保在进行医疗质量检查和日常处理医疗相关事务中不说外行话，不做外行事。另外，随着现代管理科学理论和研究方法的逐渐成熟，也随着各级医院医务管理部门工作的逐渐信息化、精细化、标准化，传统的依靠个人经验的粗放管理模式必须要向现代科学的精细化管理模式迈进。因此，医务管理人员必须要跟上时代的步伐，具有较强的医院管理理论知识，掌握科学的管理分析方法，才能更好地适应现代管理社会的发展。

2. 敏锐的数据洞察和分析能力

当前，我们已经处于数字化时代，数据成为这个时代最重要的生产资料，而且获取、转化及分析大数据的速度和能力已经成为各国生命经济发展的新引擎。

医院作为全民医疗健康大数据的终端生产者，其产生的健康医疗数据具有体量巨大、增长处理速度快、数据结构多样化和应用价值高等特征（舒影岚、陈艳萍、吉臻宇等，2019：143-147），医务管理部门作为掌握这些健康数据的"第一手"人，及时高效的开展对数据的挖掘和分析，能够为推进医院尽快适应信息化时代要求，开展患者规范化、个性化治疗，更好地改善医院运营、管理手段，提高管理效率，抢占医学研究、精准诊疗和尖端移动设备前沿阵地起到积极作用。

3. 较强的服务意识和组织协调能力

医务管理部门作为行政职能部门，要切实履行好对全院医疗业务活动的监督、管理、指导作用，但同时作为医院的服务部门，要将"以患者为中心、以医务人员为中心"的服务理念贯彻执行到所有的管理政策方针以及行动中去，一切以方便医务人员、方便患者为核心，切实降低临床医务人员的沟通成本，保障为患者提供优质的医疗服务。同时，医务管理工作经常涉及与不同部门、不同人员之间的沟通协作。而且医疗业务因其特殊性，经常会遇到需要紧急协调有关部门、有关人员完成相关工作的情况，如协调不同科室的医师参与急危重症患者抢救，组织实施临时性的院外抢救或医疗支援等任务，这就要求相应的工作人员必须具有较强的组织协调能力。

4. 具有一定的科研和教学能力

科技是国家强盛之基，创新是民族进步之魂。作为新时期医务管理工作者，为顺应时代的发展进步需要，不能仅仅局限于埋头做事，还要学会及时将工作经验总结形成科研文献，提高整个行业的管理同质化水平；而且科研创新也是促进医务管理学科化发展的重要手段。另外，也正是因为医务管理的学科化进程不断推进，各个医院之间的相互交流学习频次不断增强，作为综合医院医务管理工作人员也要具备将日常工作经验与现代管理理念结合，开展教学工作的能力。

（六）四川大学华西医院医务部人力资源配置现状

四川大学华西医院医务部下辖5个科室，分别为医务科、医疗质控科、医疗综合科、病案科和行风办公室。

1. 医务科

负责全院医师执业准入管理（包括执业注册及在岗培训、医疗技术及授权管理、放射防护管理）、医院学科发展建设与发展，以及公共事务协调工作（如会诊管理、指令性任务落实）等。

2. 医疗质控科

负责医疗质量控制工作的具体实施；拟定并提交医疗质量控制计划，组织实施，采用质量管理工具开展质控工作；建立和完善医疗质量控制指标和评价体

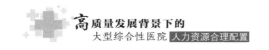
系、负责医疗质量管理相关培训工作；完善医疗安全管理工作制度、规章和流程，并组织实施；为各临床科室和医技科室提供医疗质量管理的咨询服务及管理方法，督导科室做好医疗质量管理工作。

3. 医疗综合科

医疗综合科主要负责全院医疗纠纷防范与处理，做好医疗不良事件管理以及突发应急事件的处置工作。

4. 病案科

病案科主要负责全院病案资料的收集与管理，落实病案疾病编码工作。

5. 行风办公室

行风办公室主要职责为：负责全院行风意见和建议的收集、管理；年度医德考评；患者满意度调查；行风案件处置以及四川省医疗"三监管"平台认定问题的调查回复等工作。

（七）人力资源配置分析

目前，医务部共有员工 72 人。部门设部长 1 名，副部长 3 名，除行风办公室外其余 4 个科室分别设科级干部 1～2 名。

（八）医务部岗位管理

医务部多年来一直致力于"精细化"管理理念的探索和落实，形成了一套精细化的管理理论方法，积累了一定的工作经验，提高了工作效率。

1. 明确岗位分工

精细化管理始于明确的岗位职责和岗位分工，医务部在推进精细化管理中将部门内各科室的工作情况进行了认真的总结梳理，并结合医院发展规划和未来发展趋势，建立了如授权管理岗、执业医师管理岗、医疗技术管理岗、医师培训管理岗、分院区建设岗等岗位；同时，明确了岗位具体的工作内容及工作流程，如授权管理岗位具体负责全院住院总医师、医疗组长、门诊医师级别调整、高风险及限制性的医疗技术等的授权管理。明确的岗位职责和清晰的岗位分工，减少了员工之间相互推诿的情况，确保了责任到人。另外，为了加强复合型人才的培养，医院每年针对全院医疗管理的痛点、难点问题，建立年度重点工作项目，每个项目由医务部安排专人负责全面整改、全程跟进，切实提升了员工解决问题的能力。

2. 科学的流程管理

科学的流程管理是实现精细化管理的必然要求。针对各项具体工作任务，积极加强与相关部门的沟通，明确了部门责任及其责任人，建立了工作流程图、明确了工作时限，并及时向全院进行公示，确保各项工作能够有条不紊地开展，避免了因流程不清造成的效率低下。如：建立了新技术申报与管理流程、各类资质授权的申报流程、会诊申请流程等。

3. 强化信息化支撑

现代社会是信息化社会，信息化手段的应用能够明显地提升工作效率。对此，为了不断提升工作效率，强化事前事中监管，医务部积极探索，联合信息中心开发了全院多学科会诊申请系统、门诊医师权限申请系统等一大批需要医务部审批签字类别的系统，改变了过去提交纸质申请材料的方式，切实实现让"临床一线人员少跑路，信息多跑路"，也避免了过去因相关人员不在办公室而无法签字带来的效率低下问题。同时，医务部的重要工作是规范全院医务人员诊疗行为，医务部与有关部门合作，开发 VTE 识别系统、抗菌药物监控管理系统等，实现了对诊疗行为的事前、事中监管，切实减少了不规范诊疗行为的发生。

六、医院感染管理部人力资源配置现状

我国医院感染管理于 20 世纪 80 年代步入专业化发展道路，经过 30 多年的发展，取得了长足的进步。目前，我国的医院感染管理与防控事业在各个方面仍面临着严峻的挑战。2019 年 12 月以来，在抗击新冠疫情过程中，医院感染管理发挥了巨大的作用。而此次疫情中出现的医务人员感染、医院感染等事件也凸显了医院感染防控中的不足与漏洞（徐思璞、丁萍、李蕊等，2020）。其中，人力资源的配置是被广泛关注问题之一。构建一支专业化、规范化的专职感控队伍，充分发挥感控人员的专业作用，做好医院感染防控显得尤为重要。

（一）医院感染管理部岗位设置要求

1. 国内医院感染管理岗位设置要求

通过应对 SARS 疫情、甲型 H1N1 流感等重大突发公共卫生事件，我国已经充分意识到医院感染管理在控制传染病疫情传播中所发挥的重要作用。2006年，原国家卫生部颁布的《医院感染管理办法》中规定，住院床位总数在 100 张以上的医院应当设立医院感染管理委员会和独立的医院感染管理部门；住院床位总数在 100 张以下的医院应当指定分管医院感染管理工作的部门；其他医疗机构应当有医院感染管理专（兼）职人员。2009 年，卫生行业标准《医院感染监测规范》（WS/T 312）中要求，医院应按每 200～250 张实际使用病床，配备 1 名医院感染管理专职人员。2016 年，卫生行业标准《医院感染管理专业人员培训指南》（WS/T 525）中明确了对医院感染管理专业人员的培养要求，从医院感染知识理论、技能、法律、法规、标准、规范等方面进行系统培训，使医院感

管理专业人员具备院感防控的专业知识，并能够承担医院感染管理工作和业务技术工作，为我国培养高素质的专业医院感染管理人员提供了指南。2021年，国务院应对新冠疫情联防联控机制发布《关于进一步加强医疗机构感控人员配备管理相关工作的通知》，进一步对感控人员的配备及管理做出要求：对于新冠肺炎非定点医院，原则上按照每150~200张实际使用病床配备1名专职感控人员；100张以下实际使用病床配备2名专职感控人员；100~500张实际使用病床配备不少于4名专职感控人员；500张以上实际使用病床，根据医疗机构类别，按照每增加150~200张实际使用病床增配1名专职感控人员。各科室应当至少指定1名医务人员，作为本科室的兼职感控人员，鼓励同时配备兼职感控医师和护士。实际使用病床数多于50张的科室，应当每50张床至少配备1名兼职感控人员。新冠肺炎定点医院的感控人员配备数量应当保持在非定点医院的1.5-2倍。对感控人员的专业结构要求为医师占比不低于30%，护士占比不高于40%，其他人员占比不高于30%。

2. 国外医院感染管理岗位设置情况

世界卫生组织（WHO）要求卫生保健机构的感染控制专业人员（感染控制小组）包括感染控制专家、流行病学专家、感染性疾病专业人员，他们可以为一所医院或者一组医疗保健机构服务，但在行政上属于另外的部门（如实验室、医务部、护理部、公共卫生部）。感染控制小组的人员结构根据卫生保健机构的类型、需要和资源而定。

美国医院感染管理是以美国卫生与人类服务部（相当于我国国家卫生健康委员会）、美国环保局、美国劳工部等行政管理部门为核心，依托美国疾病预防控制中心、食品药品监督局、国立卫生研究院、职业与健康管理局以及其他专业技术机构对医疗机构医院感染进行管理（王绍鑫、王磊、秦晓东等，2019）。其感控人员的核心能力和职业发展始于1981年，由独立机构——感染控制和流行病学的认证委员会（Certification Board of Infection Control and Epidemiology，CBIC）发起。CBIC是一个自愿组成的、自治的多学科委员会，为感染控制和应用流行病学专业人员提供指导和管理认证过程，其目标是通过开发、管理和推广大家认可的认证过程来提高感控行业的水平。CBIC大约每5年开展1次调查分析，评估感控的现状以及现有的认证考试是否符合医疗机构实际工作需要，证书持有者必须每5年进行一次重复测试。美国的感染控制和流行病学专业协会（Association for Professionals in Infection Control and Epidemiology，APIC）为其提供培训和认可。2012年，APIC提出了感控"未来能力发展战略"，主要领导力和项目管理、感控、技术以及执行改进或实施科学等四个方面（程棣妍、乔甫，2018）。美国医院感控人员配备数量一般根据医院规模、重症患者数确定，无硬性指标，一般是每100~250床配置1名专职人员。

2009 年，欧洲疾病预防控制中心（European Centre for Disease Prevention and Control，ECDC）基于感控的核心能力开展了培训标准化的项目，但是直到 2014 年欧洲 33 个国家中仅有 10 个为感控医生和护士提供了培训和资格认证。目前，针对感控从业人员，还没有欧洲认可的硕博士项目或职业认可委员会。日本医院要求必须配备专门的感染管理医师和护师——注册感染管理医师，实现医院感染管理人员的职业化培养，进一步保证了医院感染管理的专业性（吴杨昊天、沈燕飞、韩雪梅，2020；徐敏、易文婷，2013）。

（二）四川大学华西医院医院感染岗位设置现状及职责

1. 岗位设置现状

四川大学华西医院主院区核定床位 4300 张，医院感染管理部现有专职感控人员共计 20 人，其中医师占比 25%，护士占比 35%，其他人员占比 40%。按照国家最新要求和医院的发展规划，未来还将增加 7 名感控专职人员，这 7 人的专业类别应分别为医师 4 人、护士 2 人、其他类别 1 人。

该院在发展过程中，通过给医院感染管理部门匹配人力资源切实帮助解决了许多临床一线的问题，保障了医疗质量和医疗安全。以医院感染监测实验室的建设为例，由于医院环境卫生学监测和消毒效果监测是国家规定动作，也是医院感染控制工作的重要组成部分，由于缺乏专业人员，长久以来医院感染管理部与实验医学科微生物实验室联合开展此项工作，存在时间、实验地点、实验项目等诸多限制，在出现医院感染事件时更难及时、有效开展相关检测工作，导致发现问题太迟或缺乏直接证据。为此，2014 年医院感染管理部在医院的大力支持下，筹建了医院感染监测实验室，并在人力资源部的支持下，匹配了 1 名卫生检验专业的硕士作为专业技术人员，专职负责实验室日常工作。实验室建设和人员到位后，除日常的环境卫生学监测和消毒效果监测工作以外，该实验室逐步开展了综合 ICU、急诊 ICU、小儿 ICU、神经 ICU 等科室的耐碳青霉烯类革兰阴性杆菌的主动筛查项目，通过筛查实现了对多重耐药菌的早发现、早隔离，减少了院内交叉感染的发生；同时，该技术人员还开展了病原体的同源性检测项目，根据防控的需要对医院内的重要多重耐药菌进行同源性检测，从分子层面帮助我们理解多重耐药菌的传播模式和以前忽略的关键环节，比如通过开展对床单元周边空气的培养让我们认识到控制扬尘操作的重要性，通过对 ICU 内洗手池污染情况的检测让我们关注到水池在传播耐碳青霉烯类肺炎克雷伯菌、耐碳青霉烯类铜绿假单胞菌等病原体中的作用，为我们开展针对性的防控措施提供了科学依据，同时也帮助临床解决了一些常见的困惑。

近十多年来，华西医院医院感染管理部专职人员从 7 人增加至 20 人，专业覆盖临床医学、护理学、流行病学、卫生统计学、医院管理等。随着专职感控人

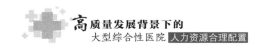

员数量的增加、专业范围的不断扩大，部门工作逐步从经验管理转向循证管理，从单一专业方向转变为多个亚专业方向，并为每个亚专业配置一定数量的专职人员，组成亚专业小组，负责相应工作的推动，为临床工作解决了一系列实际问题。如采用专职人员驻点 ICU 干预模式，使 ICU 内医院感染发生率下降超过70％；开展多重耐药菌目标性监测，将多重耐药菌参照危急值管理，新增转移床位、评估终末消毒效果等措施后，ICU 多耐菌院内获得率下降 5.12％。

2. 岗位职责分工

我院医院感染管理人员岗位工作，在充分考虑专业背景、专业兴趣点和整体工作安排的基础上，将亚专业分组和片区管理交叉融合，辅以阶段性重点项目的开展，有针对性地配置人力及动态调整其岗位职责。

（1）亚专业分组。

质量控制组，负责完成片区管理的质量控制、科室自查、考核数据反馈、一次性无菌用品和消毒药械管理及审证、兼职感控护士和感控督导员管理和考核、年终评优等工作，同时负责培训计划安排、进修和参访安排等工作。

ICU 团队，负责全院所有 ICU 的医院感染管理、医院感染相关监测和控制工作的开展，同时兼顾血液透析事件、全院中央静脉导管相关血流感染以及各种注射的医院感染预防和控制工作。

SSI 防控组，负责开展重点手术部位感染的监测、预防和控制相关工作。

监测及流调组，负责完成医院感染散发病例的主动监测、医院感染现患率调查、突发事件的流行病学调查。新冠疫情期间，此组人力进行动态调配。

传染病及职业防护组，负责完成全院传染病疫情报告、管理和防控工作，负责完成全院感染性职业暴露的应急处置和预防控制工作。

实验室组，负责完成日常环境微生物监测、消毒效果监测、多重耐药菌主动筛查、突发事件的环境流调和同源性检测等工作。

（2）"包片到人"，全面熟悉感控工作。

由于本院面积较大、科室众多、工作人员结构复杂，为了明确各科室的管理责任，督导各科室落实各项医院感染防控措施，也为了避免专职人员因太过专注亚专业方向，而丢弃了科室医院感染基础管理的基本技能，即出现严重"偏科"的情况，医院感染管理部按照科室分布特点和人员专业特点，将全院各临床、医技科室分成若干片区，每名专职感控人员均对应负责该片区内所有科室的多重耐药菌防控、手卫生、清洁消毒、医疗废物等各项基础感控措施、传染病报告管理、医院感染培训等工作，并定期进行轮换调整，同时通过每周一学来相互沟通和交流，确保专职人员对基本的感控措施和管理有全面的掌握。另外，设置 1 名机动岗位，动态填补因长期出差、休假造成的管理空档。

（三）我国医院感染管理配置现存的问题及展望

目前，我国医院感染管理人员仍面临着人力资源数量配置不足、专业人才专业素养亟待提高等一系列问题。

一方面，在人力资源配置上，仍存在医院感染专职人员配备不足、专职人员数量的增加跟不上医院床位数增加的幅度的问题；由于待遇、职称晋升等问题造成专职人员队伍不稳定，流动性大，缺乏高学历、高素质人才加入；专业分布不合理以及培训过于碎片化，后备力量不足等，导致与国外医院感染管理建设仍有一定的差距（刘思娣、李春辉、李天亿等，2016）。在未来，为了更好地开展感染控制工作以及疫情防控工作，医院应结合自身特点重新评估医院感染管理人员配置的数量、专业分布和人才培养，确保在突发公共卫生事件时，感控人员能充分利用其专业性，使相关事件能得到快速、专业的处置。

另一方面，我国医院的感染防控从业者，大多是从临床医学、护理、检验等专业技术岗位转岗而来，多学科融合的人才队伍虽为开展医院感控工作奠定了好的基础，但也不易打破既往的工作思维习惯，缺乏创新意识，直接制约医院感染管理专业向纵深发展（张思玮、刘九言，2022）。比较好的是，包括四川大学在内的个别高校，已经开始尝试开设医院感染管理专业方向，如四川大学华西临床医学院与公共卫生学院合作，打破了学科、专业和院系的组织边界，联合开设了"预防医学＋医院感染管理创新班"建设项目，旨在依托华西医院医院感染管理部培养同时具备预防医学专业技能、医院感染预防和控制实战经验的高素质医院感染管理人才，首批23名学生将于2022年毕业。

另外，医院感染防控工作是关系医疗质量、患者及医务人员安全的关键内容，涉及诊疗活动和护理工作的全过程，其相关工作内容也是目前医院等级评审、公立医院绩效考核及各类医疗综合质量检查的必查项目。目前，新冠疫情仍在全球蔓延，各级医疗机构的感控工作丝毫不能松懈，必须慎终如始，优化医院感染人才队伍结构，确保队伍稳定，为医院感染管理岗位储备充足的专业人员，这将是促进我国医院感染控制的重要举措，也是医院发展的必然趋势。

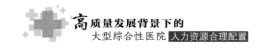

第七节　后勤岗位人力资源配置现状

一、设备物资部人力资源配置现状

（一）国家、行业岗位设置要求

随着医疗领域技术的不断革新，越来越多的高精尖医疗器械得以应用于临床，使医院综合水平得到了飞速提升。为保障全院装备和物资的及时供应及医疗装备的安全使用，目前我国医院均设立了医学装备管理部门，有的称为设备物资部，部分医院也称之设备部、设备科、医学装备处或医学工程科等等，尽管称谓不一，但职能相似。医学装备管理部门的职能基本包括物资采购、物流供应及医疗装备管理，对应岗位为采购员、库房管理员、临床工程人员，主要负责编制采购计划、论证与评估、采购验收、维修维护、质量控制与风险评估、调配调拨、仪器使用培训与监管等相关工作。近年来，国家和行业对医院管理要求愈渐规范和严格，这也就要求各级医院要不断提高从业人员水准，规范和优化人员配置。目前采购员和库房管理人员的岗位配置仍然按照医院规模和业务划分设置岗位，但针对临床工程人员的配置准则讨论已从 20 世纪 80 年代开始发展至今。临床工程人员的合理配置是保障医院医疗设备安全高效运行的重要因素，目前国内外临床工程人员配置方法主要如下：

1. 以卫生人员数量按比例配置

2011 版《三级综合医院评审标准和实施细则》中明确规定，地方医院工程技术人员占卫生技术人员的比例不低于 1%。

2. 以医院开放床位数按比例配置

根据《医院管理学医学装备管理分册》，建议床位数与装备技术管理人员的比例为 20∶1~30∶1。另有研究调查发现，每百张床位至少配备 1 名或 2.5 名相关工程技术人员。研究人员进一步提出将不同科室的每百张床位赋予不同的人员配置权重因子，综合得出临床工程人员配置总和，如重症监护室权重因子设置为 2.5，CT、MRI 室权重因子最低为 1.5。

3. 以医疗设备数量按比例配置

研究者结合设备数量和保障工作量的关系，建议设备较多的大型医疗机构，每 400 台件设备配备一名工程技术人员。

4. 以医疗设备总值金额按比例配置

《医院管理学医学装备管理分册》中按医学装备总值配置人员的方案为：以 8 千万元为基数配备 8 名工程技术人员，此后资产总额每递增 1500 万元，工程技术人员增加 1 名。

5. 以临床工程部门工作量测算配置

主要考虑保障设备运行所需要的工作时长，运用公式计算所需的工程技术人员数量。但此种方法计算公式复杂，不能仅凭主观印象和人为简单设定得出结论。

（二）国内设备物资部岗位配置发展现状

我国综合性医院在近几十年高速发展，但设备、物资等相关管理由于经验不足发展迟缓，存在滞后性。同时，由于后勤保障系统非医院的核心业务部门，为控制人员编制和成本，往往忽视了后勤团队的建设。此外，为贯彻执行国务院关于加强政府采购监督管理与操作执行相分离的体制建设的改革举措，不少医院实行采管分离，将采购业务从设备部（科）中独立出来，独立后仍然归属于后勤装备管理部门，缺乏科学、合理的人员配置准则。

由于我国医学装备管理人员配置体系发展尚未成熟，现各级医院大多根据经验和实际工作需要设定岗位，可能存在人员学历结构老化、人员配置不足、与实际需求不符等问题，严重制约了医院诊疗水平的提升，在各方面都难以适应现代医学发展的需求。同时，随着国家政策法规的升级，新技术新产品的快速更新迭代，对医学装备部门和人员也提出了新的挑战：

（1）《中华人民共和国采购法》《医疗器械监督管理条例》《医疗机构医用耗材管理办法（试行）》等国家法律法规相继修订和出台，对医院物资采购、物资供应和医疗器械监督管理也提出了更加严格的规范性要求。医院装备管理部门工作本身存在特殊性、多样性和专业性，这就要求部门合理配置专业人员，既要在各个环节符合国家政策法规，又要高质量高效率完成岗位任务。

（2）高精尖的现代化仪器装备发展迅速，因此医学装备管理部门人员不应仅限于满足日常工作安排，还需要具备较高的专业技能和高度的敏感性，关注市场前沿技术发展，帮助医院快速引进新技术、新产品，协助临床人员快速适应新设备开展高难度研究或新业务技术。简言之，只有医学装备管理部门人员配置合理，才能实现高效的管理效能，助力医院提质增效。

（3）医疗机构在后勤社会化方面也进行了探索和实践，多元化服务模式逐渐兴起，部分医院将供应链、维修维护或采购业务部分或全部包给第三方，或者通过信息化手段优化流程以提高管理效能。这就要求医院综合考虑服务质量、运

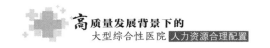

营成本、监督管理等方面，精简机构，合理设置岗位和人员。

（三）四川大学华西医院设备物资部人员配置

我院于 1994 年设立设备处，对大中型设备购置进行事前审计和论证，同时成立物资供应科，集中管理全院物资。2001 年成立资产管理小组管理全院资产设备入库、盘点、报废等工作。经过多次调整，现已形成组织架构完备的设备物资部，归属于后勤口，负责全院医疗、教学、科研的仪器设备、器械、耗材、医学信息系统、办公用品、民用用品等物资供应、采购、维护和固定资产管理工作，为医院的可持续发展提供物资保障。设备物资部下设采供科和医学工程科，采供科主要负责物资论证、决策、购置、物流库存管理和固定资产管理，医学工程科主要负责全院全院医疗、教学、科研相关专业仪器、设备的安全运行和管理，包括维修、维护、质控、计量、使用培训、应急调配、验收、报废评估等工作。

1. 组织架构

为做好大量的资产物资采购和管理工作，部门完善组织架构，由上到下依次为：部长、副部长、科长、科室组长（技术主管）、职员。设备物资部人员组织架构如下图所示（见图 2-7-1）。

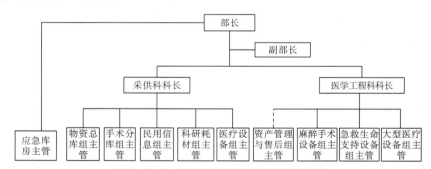

图 2-7-1 设备物资部人员组织架构图

应急库房组：负责全院应急库房、江安 EMT 库房、温江总库及分库、创维战略储备库房管理。

物资总库组：负责本部医疗、民用、实际、建辅建材、高新科技园、新川科技园物资配送管理。

手术分库组：负责普通手术室、介入手术室等 8 个分库房物资配送。

民用信息组：负责信息设备、软件、民用设备、耗材、建辅建材、装修改造、安防、保洁等各种民用项目的购置。

科研耗材组：负责科研设备，检验、病理、精准类设备和试剂，以及手术器械和新进耗材的购置和在院耗材管理。

医疗设备组：负责医疗设备年度计划、财政项目、办公会及临时设备购置，政府采购招标及投诉处理。

资产管理与售后组：负责医学装备资产管理与售后技术管理，公文流转，发票审核，器械不良事件，档案、维保售后等工作。

麻醉手术设备组：负责麻醉、手术类专业设备管理，部分普通科室医疗设备和办公区办公设备的常规管理工作。

急救生命支持设备组：负责生命急救支持类设备管理，部分普通科室医疗设备和科研片区科研设备的常规管理工作。

大型医疗设备组：负责放射、放疗、核医学等大型设备管理，部分普通科室医疗设备和教学楼教学设备的常规管理工作。

2. 人员配置现状

设备物资部人力资源涉及本部院区和温江院区，以及天府医院、上锦医院、海南三亚分院和厦门分院等多个业务片区。同时，我院在院资产体量较大，并且每年呈较大的增幅。根据精简高效和按需设岗的原则，结合本部门的功能、规格、规模及总体工作安排，截至 2022 年 3 月，部门现有总人数 116 人，采供科 91 人（其中物流工人 34 名），医学工程科 25 人。其中高级职称 1 名，占岗位总量的 1%，中级职称 17 名，占岗位总量的 15%，初级及以下 98 人，占岗位总量的 84%。人员岗位分为管理岗、专业技术岗、工勤岗三类，本部门以专业技术岗位为主，具体岗位设置如下：

（1）管理岗位 22 人（含管理辅助岗），占岗位总量的 19%，负责领导职责或管理业务。按单位管理层级，共有领导管理岗位 4 个，其中包括部长 1 名，副部长 1 名，科长 2 名。

（2）技术岗位 53 人，占岗位总量的 46%，从事专业技术工作。

（3）工勤岗位 41 人，占岗位总量的 35%，负责技能操作、服务保障等。

为进一步加强队伍能力建设，适应医院高质量发展，聘用国内外高层次学历人才，部门现有本科 40 人，硕博士 33 人。

3. 岗位等级

为提高人员技术水平及管理效能，激励人员发展，根据人力资源部定岗定级原则，针对不同岗位类别设置的等级，其中管理岗位最高等级为管理十二级，技术岗位最高等级为十二级。级别与岗位的职称及工作期间所取得的成绩相关，达到相关要求可进行相应级别的申报。通过岗位类型、岗位职称、岗位等级的划分，丰富了人员管理模式，既体现了专业的分工，又使优秀人才适配岗位需求，实现人才能上能下，薪酬可高可低，增强了科室人员的工作积极性和创造力。

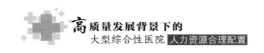
4. 人员配置准则

（1）管理领导小组。

在院领导的领导下，由部长、副部长、科长组成了部门管理领导小组。集体决策，全面统筹部门的业务工作开展。

①岗位要求。

中级职称及以上，需具备较强的领导能力以及综合素质，具有相关工作深厚的经验积累，熟悉本部门业务工作并提出发展规划。

②岗位职责。

设备物资部部长在医院主管院长领导下，根据医院的战略发展目标，围绕医院中心工作，制定本部门一定时期内的工作规划、任务与目标。全面负责设备物资部的各项工作，包括党建工作、廉政风险防控教育、组织文化建设、人员培训工作、调整下属科室的班组架构、部门员工绩效考评，指导和完善部门规章制度。全面负责内外协调工作，包括院内各部门间以及上级单位间的沟通协调工作，来访接待和其他单位间的交流学习工作。

设备物资部副部长在设备物资部部长领导下负责协助完成设备物资部的日常事务管理，持续优化部门内部工作流程，协助采购工作按计划完成，强化项目组织管理、继续教育、人才培养、部务公开、教学管理、安全生产、休假考勤等工作。

采供科科长在设备物资部部长领导下全面负责本科室的业务工作和行政管理工作。具体包括拟定采购工作计划并监督实施，监管医院库房管理及物资配送，加强员工绩效考评，优化工作流程，制定各业务板块规章制度，以及各部门间协调沟通以及外单位间交流学习，部门员工培训等相关工作。

医学工程科科长在设备物资部的领导下负责本科室的业务和行政管理工作。具体包括根据相关法律法规组织对全院医疗设备进行维修维护、安全巡检、计量质控、应急调配、报废评估，组织开展医疗器械使用人员和医学工程技术人员的培训与考核，加强本科室的教学、人才培养、交流学习和绩效考评，优化工作流程，制定本科室相关工作制度等相关工作。

③人员配置。

管理小组 4 人，包括部长 1 名，副部长 1 名，医学工程科科长 1 名，采供科科长 1 名。

（2）技术主管。

技术主管（科室组长）由科室业务能力突出的人员担任，按需设岗，根据医院要求组织评聘。

①岗位要求。

基本要求为硕士研究生学历及以上，中级职称及以上。另管理岗要求具有较强的沟通协调能力，技术岗要求具备较强的医疗设备维修及管理能力，以及较强的物流管理能力。

②岗位职责。

根据科室管理领导小组工作部署，完成上级领导安排的工作，指导和管理各小组成员完成日常工作；学习贯彻执行上级有关政策方针及规章制度，组织编制本部门有关工作规程、规章、制度；对本部门廉洁风险防控及安全生产负有管理和监督责任。

③人员配置。

医学工程科 4 名技术主管，包括急救生命支持设备，大型医疗设备，麻醉手术设备，资产管理与售后。采供科 5 名技术主管，包括医疗设备，科研耗材，民用信息，手术分库，物资总库。另含应急库房 1 名技术主管。

（3）普通职员。

针对部门普通职员，由于工作内容和岗位性质不同，因此部门医学工程科、采供科（含物流管理）的人员配置各有其要求。

①医学工程科职员。

根据医院职称晋升序列，医学工程科人员由于从事全院设备维修维护、计量检定等安全保障工作，因此多数人员归属工程师序列职称。

岗位要求：生物医学工程专业，计算机专业及医学相关专业毕业，熟练使用OFFICE、SPSS 等办公软件。另管理岗需要具有较强的服务意识、语言沟通能力和团队协助精神；技术岗需要具有相关的专业知识学习以及经验积累。

岗位职责：参与医疗设备的维护、维修、计量检定、质量检测与控制等全生命周期管理，相关医疗设备操作培训、评估与评价，协助科室管理医疗设备使用，年度计划申报，参与医疗设备智慧化管理等工作。

人员配置：我院是一所集科研、教学、医疗为一体的大型综合性三家医院，综合医院现有设备总量、业务工作特点及相关配置建议，现有普通岗位共计 14人（不包含科长及技术主管）。其中本院 12 人，温江分院 2 人。主要岗位包括维修技术管理岗、质控技术管理岗、电梯维修技术与安全管理岗、高压氧舱维修技术与管理岗、科研设备管理岗、计量管理岗等。

②采供科职员（采供岗）。

岗位要求：本科毕业或以上学历，生物医学工程专业及医学相关专业毕业优先考虑，熟练使用 OFFICE、SPSS 等办公软件。有较强的服务意识、语言沟通能力和团队协助精神；

岗位职责：按照设备物资采购工作制度和工作流程，主要负责组织实施全院医疗、教学、科研的仪器设备、器械、耗材、医学信息系统、办公用品、民用用品等设备物资的市场调研、比选采购和到货验收等工作，做好与临床科室的沟通

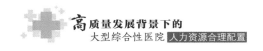

服务。

人员配置：采供科主要按照我院采购业务量以及工作实际和既往经验进行人员配置。根据不同的业务板块划分，采供科按照申请类型、对接科室、拟采购设备的品类等标准以采购（或管理）小组的形式分配业务，开展具体工作。

首先，我院医疗设备采购年预算金额逐年增长，医学装备购置与使用管理技术主管以及其分管的五名采购管理人员按照申请类型、对接科室等标准分配具体采购任务。

其次，我院在院耗材约两万余种，耗材试剂年采购金额也呈增长趋势，科研类设备也呈上升趋势。医用耗材监管与评价技术主管以及其分管的六位采购管理人员，分别负责新进耗材的调研评估及采购和在院耗材的管理、检验和科研设备的采购管理。

随着我院信息化建设的推进，信息类采购项目数和预算金额在逐年增长。信息购置管理技术主管及其分管的 4 位采购管理员分别负责软件、硬件、服务、同时监管民用办公设备、其他材料共 5 类采购业务。

③采供科职员（物流管理岗）。

岗位要求：本科毕业或以上学历，生物医学工程专业及医学相关专业毕业优先考虑，熟练使用 OFFICE、SPSS 等办公软件。有较强的服务意识，语言沟通能力和团队协助精神；有两年及以上医院库房管理工作经历者优先。

岗位职责：按照我院库房管理制度和相关工作流程，对医用、民用、器械等耗材进行验收、出入库、贴码、配送管理，并负责提供各类突发应急事件的物资保障。同时负责我院在用耗材服务、质量控制和库房安全管理，以及耗材异动分析管理。

人员配置：我院按照实际工作需要，设总库房和手术分库房两大类库房。

我院总库房包括医疗库房、民用库房、试剂库房、建辅建材库房和温江库房，主要负责本部和温江院区 500 多个末级单位、高新片区以及新川科技园等近 50 个科研单位的物资配送管理。我院年物资配送量约 1 亿件次，共配置库房管理人员 9 名，配送工人 20 名。

为更好地服务临床，方便手术的开展，我院将高值耗材配送服务前移，设手术分库房共计 9 个，包括手术材料库、麻醉材料库、眼科材料库、手术器械库、心导管介入材料库、急诊材料库、医技楼介入材料库、泌尿材料库、温江手术库。配合手术的开展，手术分库房的工作时长为早上 8 点至择期手术结束。外科手术常规手术结束手术时间为晚上 8 点后，介入手术常规结束时间为凌晨后。我院年手术量超 10 万台次，高值耗材出库量约 30 万件次，共配置库房管理人员 13 名，配送工人 12 名。

结合医院坚持新冠疫情常态化防控的工作要求，我院另设 3 个应急战备库房,分别为本院应急库房、江安 EMT 库房、双流防疫物资战略储备库房,面积达 3000 平方米,配置配送工人 2 名。我院应急物资储备库入库数量超 1000 万个(支),按照"平战结合"的管理原则,强化储备物资的动态调配和管理,及时将相关物资调配至临床使用,避免储备物资的过期失效。

(四)设备物资部人员配置改进措施

1. 优化人力资源配置

优化人员结构,有计划地引进专业人才,加强部门人员职称和学历的晋升,提高人员综合能力和素质。对关键岗位建立健全目标责任制,加强对任务目标完成情况的考核,建立健全考核体系,并将考核结果作为任用、续聘、晋升和奖惩等的主要依据。建议技术岗位实施医院聘用制、非技术岗位实施第三方聘用制,全面高效保障工作的同时,合理降低用人成本。

2. 改革人才管理

公开招聘,择优聘用,实施竞争上岗并定期考核。同时,结合设备物资部保障医疗卫生事业单位的工作开展和人民群众卫生需求的特点,为提高卫生服务的质量,应对人才进行科学分类管理,针对管理岗、技术岗、工勤岗分别建立一套高效的符合部门工作特性的人员培养和管理的机制,同时也有利于优秀人才的提拔。其次应实施分级管理,对各层级的岗位权责清晰、职责明确,要优化主管、骨干、管理辅助、一般人员的分工协作,最大化提高工作效能。根据技术岗位特点,加强职业技能培训,组织实施卫生行业专业技术资格的评价和认证工作。

二、基建运行部人力资源配置现状

(一)岗位设置要求

四川大学华西医院基建运行部是院党委和行政领导下,按照国家、省、市有关基本建设法律法规进行基本建设管理,对全院医疗业务用房及配套设备设施和院区环境进行维护管理的职能部门,下设了基本建设科、动力运行科、物业管理科。基建运行部根据在建项目、服务面积、服务内容等医院实际需求情况,结合《Ws 434—2013 医院电力系统运行管理》《WS 435—2013 医院医用气体系统运行管理》《WS 436—2013 医院二次供水运行管理》《WS 437—2013 医院供热系统运行管理》《WS 488—2013 医院中央空调系统运行管理》等行业管理标准,同时参考《成都市物业服务力量配备指导标准》等进行了岗位人员配置。

(二)岗位配置现状

基建运行部现有职工总人数 230 人,其中劳务派遣 167 人。部门内设置基建运行部长 1 人，基建运行部副部长 1 人，总工程师 1 人及各科科长 3 人。建运行部本遵循以下的原则来进行岗位配置：①人岗匹配原则。科室根据不同的岗位工作内容、工作难度、工作职责、员工胜任力等多方面进行人岗配置，确保每位员工能较好地完成工作任务。②能级对应原则。不同的岗位对于员工的能级要求是不同的，同时不同的员工能级也是不同的，在员工岗位配置方面，员工能级过高是浪费人力资源，故科室在进行岗位配置时需避免大材小用或小材大用的问题。③双向选择原则。在进行人岗配置时，一方面要考虑员工的能力、素质等是否符合岗位要求，另一方面也需考虑员工是否能在岗位上充分发挥自己的才能，这样才能保证员工做好岗位工作，同时能从工作中获得更多的乐趣，工作积极性也会上升。各科室岗位配置具体情况如下：

1. 基本建设科

基本建设科现有职工 27 人，根据工作内容分设了相应的管理小组，完成了基本建设项目建设周期的全过程管理，主要包括：①规划设计管理组，共 3 人，设主管 1 人，技术骨干 2 人，根据医院总体发展建设规划完成基本建设项目中的规划设计管理工作，配合立项报建和档案管理人员完成相关工作，及时与造价综合技术主管和工程技术主管等人员进行沟通协调等；②造价综合管理组，共 4 人，设主管 1 人，技术骨干 3 人，负责组织工程造价组全体人员完成基本建设管理中各类与工程造价相关的工作，配合基建招标比选组完成各类招标比选工作，与规划设计技术主管和工程技术主管沟通协调；③工程管理组，共 11 人，设主管 3 人，技术骨干 8 人，共 11 人负责组织工程组全体人员开展基本建设项目的实施，协调解决项目建设过程中的相关技术问题，完成基本建设项目的质量、安全和进度管理目标，共 2 人，与规划设计主管和造价综合主管沟通协调；④医疗工艺组，共 2 人，协助医院建设过程中医疗工艺流程有效实施，协调解决医院用户与设计师之间的问题与需求，协调完成各阶段医疗工艺设计流程的进度目标，负责医疗工艺流程实施过程中的质量检查，配合基建改造项目的整改与实施，确保基本建设工作顺利进行，；⑤报建管理组，共 2 人，负责从事与政府部门的事务协调工作，包括在项目策划论证、立项用地规划许可、工程建设许可、施工许可、竣工验收、建成投产等各阶段，与政府有关部门开展立项、报建、报批等沟通协调工作，确保基本建设工作顺利进行。

2. 动力运行科

动力运行科现共有 89 名员工，其中第三方劳务派遣人员 67 人（占比75.3%）。为了促使科室全体员工给医院临床业务提供优质、高效服务工作，动力运行科在遵循配置原则的情况下，结合科室工作内容，下设四个专业技术组，分别是配电技术组、医用气体组、供热及给排水组、中央空调组，其架构情况见

图2-7-2所示。

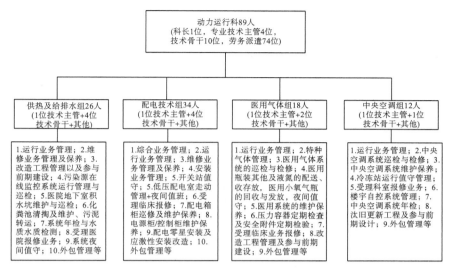

图2-7-2 动力运行科人力资源配置情况

3. 物业管理科

物业管理科现有人员112人，其中第三方劳务派遣人员98人（占比87.5%）。其中华西医院主院区70人，物业服务面积51.27万平方米；温江院区15人，物业服务面积6.5万平方米；科技园27人，物业服务面积4.6万平方米。随着物业服务面积的增大和楼宇老化，业务量的激增带来了物业服务品质和人力需求的失衡，通过对近年来相关业务量数据进行整理分析，基于业务量对医院物业的人力资源需求量进行了科学测算与配置，以保证事（岗位）得其人，人尽其才，从而实现人力资源与其他资源的合理配置。本着以提高服务效率、品质和专业化水平为目标，科学设计并优化业务流程，并根据业务分类和工作流程合理设计管理构架；在流程优化的基础上因事设岗，根据工作量核定岗位数量，进行岗位设置规划；根据为后勤人员提供完善的职业发展规划等思路进行了岗位设置。

（1）维修安装改造组。

参考《成都市物业服务力量配备指导标准》，建筑物及其附属设施维护人员配备的最低标准不得低于25000平方米。多层住宅4000平方米配1人，高层住宅1660平方米配1人，高层写字楼2500平方配1人，医院物业因其自身特殊性，其人力配置标准也有所不同。

主院区零星维修安装组共35人，设置1技术主管，1技术骨干，其中零星维修22人，同时为提高维修及时性、便于科室管理，综合考虑现有人力、服务面积、工作量后，将院区划分为3个区域，分片区配置人力，每个片区设1片区

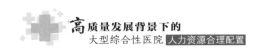

组长岗，负责协调管理本区域内日常维修工作。单项改造 9 人，其中应包括泥瓦工、木工、焊工。医师公寓及公房管理 4 人。

（2）医用气体终端维护保养组。

医用气体终端维护保养组共 4 人，设 1 技术骨干，1 班组长，负责全院气体终端超 110 万个。据统计，在巡修过程中可解决 90% 以上的终端故障问题，故人力主要工作为按计划进行日常巡视维修和重点科室负压终端清洗工作。前期在对负压终端进行一周压力测试后，得出 7 天为一个清洗更换周期较为合理，每个清洗养护时间约为 12 分钟，以此为依据进行人力配置。

（3）中央空调末端清洗消毒组。

中央空调末端清洗消毒组共 11 人，设 1 班组长，其中表冷器清洗消毒 2 人一组，过滤网清洗消毒 1 人一组，按下表操作时间标准测算配置人力（见表 2—7—1）。

表 2—7—1　人力配置表

项目	分类	标准操作时间
表冷器清洗消毒	新风机组	大 120 分钟/台 小 90 分钟/台
	风机盘管	大 40 分钟/台 小 30 分钟/台
过滤网清洗消毒	新风机组	8 分钟/个
	风机盘管	大 9 分钟/个 小 7 分钟/个

（4）园林绿化组。

园林绿化组现有员工 14 人，服务范围包括主院区、温江院区及科技园，负责室外绿地养护、室内绿地养护和苗圃植物管理工作。

（5）外包单位管理。

随着医疗体制的改革，医院后勤服务由传统的自管模式向外包模式过渡，呈现出多样化的形式，设有外包单位管理岗 2 人，其中设 1 主管岗位，负责管理生活垃圾清运、太平间延伸服务点、环境保洁等第三方公司。

（三）岗位配置优势及不足

1. 优势

①提升管理效率，科室通过合理的人力资源配置，明确了职责，细化了分工，落实了责任，进一步规范了科室规章制度，大大地提高了工作效率，降低了

人力资源成本。在人力不充裕的情况下，结合维修现状运用 PDCA 循环法因时因地持续改进，分片区管理，优化业务流程，形成以预防性巡修为主，临床报修为辅的模式，逐步提升人均服务面积，提升临床满意度，有效降低故障报修率。②提高管理水平，科室管理者能清楚地从多方面认识人力资源存在的问题，并能及时优化与调整，确保科室各项工作稳步推进，进而在无形中促使科室实现人力资源管理的科学化和规范化。③充分竞争。各业务板块设技术主管、骨干、班组长等岗位，岗位实行公开竞聘制，为员工提供了广阔的发展空间和公平竞争的机会，激发工作积极性。班组内员工各年龄段均衡配置，老员工可帮助新员工迅速适应环境，坚持"以老带新"的传统，以实现互帮互促，共同进步。④增强员工认同感。科室秉承"以人为本"理念，定期地开展员工培训，帮助员工掌握各专业领域的新理论、新技术和新设备，全面提升综合业务素质；此外，各专业技术组会根据岗位需要进行动态的人员调整，这样有助于员工岗位配置的更加合理，确保合适的人在适合的岗位，充分地调动了员工的工作积极性。

2. 不足

①人员专业性与医院发展存在差距。随着医疗卫生体制改革的不断深化推进，医院进入一院多区的发展时代，但由于科室技术人员的专业单一，这在一定程度上限制了医院一院多区发展的速度。若在医院新院区建设与运营时期，培养专业结构单一的技术人员是无法匹配医院的全面发展的，因此科室需改变原有的人力资源战略规划，制定培养"一专多能"的人才队伍计划。②物业管理科班组间的专业分工较细，优点是专业对口，返工率低。缺点是各班组之间有重复巡检的情况，人员不能统筹使用，无法就近支援。维修人员整体学历偏低，高等级技能人才比例偏低，需重视加强各项专业技能培训。③培训方式力度不够。人力资源作用充分发挥的前提是有效进行人力资源的开发，即通过有效措施的支持来将员工的潜力挖掘出来，为促进单位的整体发展提供帮助。但现有的人员专业与综合知识培训机会相对较少，无法将其潜力全力挖掘，导致无法全力促进医院发展。此外，培训方式更多以讲授为主，忽视了人员学习的主体地位，配合性较差，这也会削弱培训效果。

3. 未来展望

充分了解国家政策、法规及行业标准、规范，这些是不可逾越的红线。根据医院各阶段发展需求，服务性岗位在保障基础运营的情况下根据医院运营情况可进行调整。管理层专人专职，只有专职才可以更好调动发挥管理人员能动性。有良好的激励机制，不断提高标准使全员共同进步。对于外包形式坚决不能以包代管，要建立管理机制。

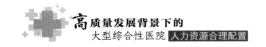

（四）基建运行部总体职责

华西医院基建运行部主要职责包括根据医院的事业发展规划，组织编制、评审、修订、报批医院总体发展建设规划；协助国有资产管理部办理新征用地手续，配合运营管理部完成医院空间规划布置；组织编制医院中长期基本建设计划，并编制年度基本建设投资计划；组织基建项目设计方案的征集，组织编写可行性研究报告或项目申请报告，向相关部门申请项目立项；牵头组织基建招标比选组等相关工作；完成医院基本建设和维修改造任务；完成医院水、电、气（汽）、中央空调等的运行管理及各类动力保障设备设施维护、保养及年检（审）工作；开展全院的节能降耗管理，依托能耗监控平台推进能源管理的专项工作；完成综合物业管理工作，提高主动服务意识，制定业务用房维保标准，保持业务用房的使用完好，积极采取措施着力提升医院院容院貌，并对外包业务进行监督和管理；督导各科室进行房屋附属设施设备固定资产管理；处理相关重大应急突发事件等。

1. 基本建设科岗位职责

基本建设科负责了全院新建、扩建和改建项目，基本建设工作程序，包括根据医院总体发展建设规划和医院建设需求，组织编制审核报批基本建设项目立项、可行性研究报告、初步设计和投资概算及调整等前期审批文件，负责办理各类专业报建审批手续，并申领各项许可证，负责基本建设工程的质量、进度、安全、投资、文明施工等的控制与监管，负责办理各类专项竣工验收及工程验收备案手续，负责退还各类保证金等。自项目准备至项目完成，包括了按"总体规划→立项→勘察、设计招标→勘察、设计→监理、施工招标→工程报建→施工管理→竣工验收→交付使用→移交档案（保修管理）→退还保证金"的程序进行。

2. 动力运行科岗位职责

动力运行科负责了全院水、电、气（汽）、中央空调等的运行管理及各类动力保障设备设施维修维护、保养及年检（审）工作，并积极开展节能降耗工作。其工作内容主要分为四个板块，具体包括医院动力保障系统安全生产工作，安全隐患定期排查，设备发生故障及时组织检修，发现隐患及时组织处理，做好技术把关工作等日常运行业务；推广新技术，节能降耗，改造不合理的设备，完善设施和施工遗留的缺陷，定期开展医院节能降耗管理，依托能耗监控平台推进能源管理等专项业务；动力保障设施设备的汰旧更新等改造业务；监督与管理外包单位等外包业务管理，以及科室职业技能培训、固定资产管理等综合类业务。

3. 物业管理科岗位职责

物业管理科负责全院末端设施的零星维修、单项改造、医用气体终端维护保养、中央空调末端清洗消毒、园林绿化、环境保洁等工作，具有维护难度大、卫生标准高、专业性强、突发任务多、面广量多等独有特点。

（1）零星维修：零星维修涉及医院门窗、地面、墙面、顶面、管线、装饰等设施设备。其特点为区域多、工种杂、时限紧、单个工作量不易确定。基础设施维护一旦不及时，极易发生安全隐患，尤其是零星维修会给医院带来不易控制的安全因素，造成服务满意度不高。

（2）单项改造：单项改造指的是在原有建筑物配套设施设备上，根据医、教、研需求，由物业管理科新安装的设施设备、配件和室内空间改造。当科室有单项施工需求时，需在 ERP 系统中进行申报，通过审批流程后方可执行。

（3）医用气体终端维护保养：医用气体终端是抢救患者生命的一种必不可少的设施，终端的安全直接关系到病人的生命安全，发生堵塞给进行中的手术和治疗带来一定的安全隐患。全院气体终端超 10 万个，其中 96% 纳入了维修范围。

（4）中央空调末端清洗消毒：中央空调为现代建筑之"肺"，根据国家《集中式空调末端通风系统卫生规范》卫生管理要求规定，应定期对集中空调系统进行检查、检测和维护。末端包括：风机盘管、新风机组、表冷器、空气过滤网、过滤器、空气净化器等。

（5）园林绿化：室外绿地的日常养护、室内植物的日常养护、各种机具的日常养护、苗圃植物管理、会议植物摆设工作。

三、财务部人力资源配置现状

（一）国家、行业岗位设置要求或标准

国家卫生健康委员会、国家中医药管理局发布《关于印发公立医院内部控制管理办法的通知》（国卫财务发［2020］31 号），明确提出关于以下岗位设置的要求：

1. 预算业务方面

合理设置预算业务关键岗位，配备关键岗位人员，明确岗位的职责权限，确保经济业务活动的预算编制与预算审批，预算审批与预算执行，预算执行与预算考核，决算编制与审核，决算审核与审批，财务报告的编制、审核与审批等不相容岗位相互分离。

2. 收支业务方面

合理设置收入、支出业务关键岗位，配备关键岗位人员，明确其职责权限，确保医疗服务价格的确认和执行、收入款项的收取与会计核算、支出事项申请与审批、支出事项审批与付款、付款审批与付款执行、业务经办与会计核算等不相

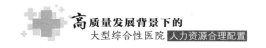

容岗位相互分离。

（二）岗位配置现状

财务部是统一管理全院财务活动的职能部门，通过"八大职能、三大科室、二十余类岗位"实现财务部人力资源配置，具体见图2-7-3所示。华西医院财务管理工作职能主要包括财务核算管理、资金规划与管理、成本管理、专项经费管理、物价管理、财务内控管理、结算管理和分院（区）财务管理与监督。

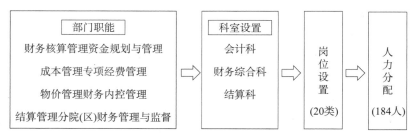

图2-7-3 财务部人力资源配置思路

为实现该八种工作职能，财务部下设会计科、财务综合科和结算科三大科室，并在各科室内根据科室职责设立具体岗位类型。其中，会计科和财务综合科分别包含8类岗位，结算科包括4类岗位。此外，还设有上锦南府医院、华西天府医院、华西厦门医院等分院（区）财务科，芳草、锦城、光华三个社区医院财务，以及西南心理咨询师培训中心、西南司法鉴定中心、工会、关爱家政公司等分支机构财务，并由管理小组进行管理与监督。基于20个岗位类型，财务部进一步按照岗位要求与职责进行人力分配，形成目前规模达184人的财务团队。

1. 财务部部门架构与工作职能

财务部部门架构与工作职能具体见图2-7-4所示。财务部按照"部门—科室—岗位"的层级进行架构，部门各项业务活动由管理小组统筹领导，科室业务由科室领导具体负责，岗位职责由科室职员实施、履行。

三大科室中，会计科设有会计核算管理、基建设备物资二级会计管理、预算决算管理、专项经费管理、资金税务管理、工资绩效管理、往来管理、独立核算单位财务管理8类岗位。财务综合科设有综合管理、价格管理、招标比选、成本管理、票据管理、财务内部控制、独立核算单位财务管理、财务办公室8类岗位。结算科设有综合管理、审核对账、医保清算及欠费管理、收费结算4类岗位。

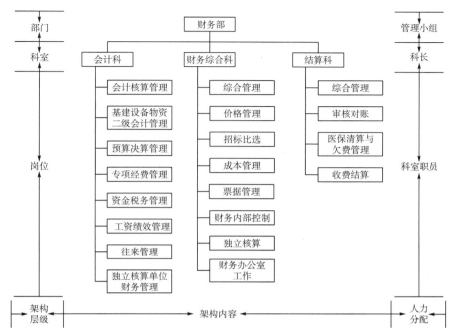

图2-7-4 财务部部门架构与工作职能

2. 财务部人力资源配置总体情况

财务部现有员工共计184人,现设部长1名、副部长3名,组成部门管理小组。财务管理及会计核算人员共计43人,主要由会计科和财务综合科员工构成;门急诊及住院收费结算人员共计124人,归属于结算科;派驻上锦南府、华西天府、华西厦门、社区医院、健康科技等机构人员共计17人。人力资源配置总体情况见图2-7-5和图2-7-6所示。

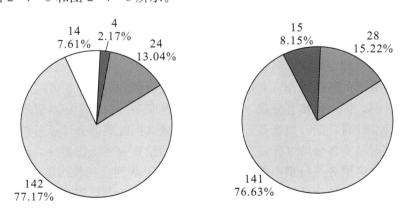

图2-7-5 财务部人员职称和学历分布

职称分布层面，财务部具有初级及以上职称的员工占比达 92.39％。其中，具有高级职称的员工共 4 人，具有中级职称的员工共 24 人，分别占财务部总人数的 2.17％和 13.04％。具有初级职称的员工人数最多，共 142 人，占财务部总人数的 77.17％。

学历分布层面，财务部现有硕士学历员工 28 人，本科学历员工 141 人，大专及以下员工 15 人，分别占财务部总人数的 15.22％、76.63％和 8.15％。

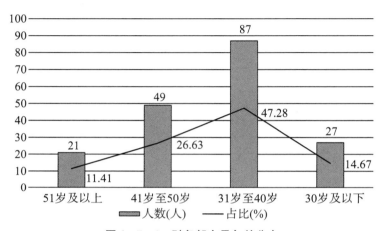

图 2-7-6　财务部人员年龄分布

年龄分布层面，31 岁至 40 岁员工是财务部人数分布最多的，共 87 人，占财务部总人数比例为 47.28％。其次为 41 岁至 50 岁员工，共计 49 人，占财务部总人数比例为 26.63％。30 岁及以下员工共 27 人，比 51 岁及以上员工多6 人。

（三）对应的岗位职责

1. 财务部管理小组

财务部管理小组由 1 名部长和 3 名副部长组成。部长在院领导的带领下，全面负责财务部的各项工作，对部门各项工作进行综合协调。3 名副部长分别分管财务综合科，同时负责各分院（区）及社区医院等的物价、成本管理业务工作指导；分管会计科，同时负责各分院（区）及社区医院等的会计业务指导；分管结算科，同时负责各分院（区）及社区医院等的结算业务工作指导。此外，管理小组还对分院区财务进行集中统一管理，派财务团队到全托管医院开展财务工作，对进行独立核算的全托管医院和医联体医院进行财务指导与监管。

2. 会计科

会计科现有人员共计 25 人，涉及 31 个岗位，采用"一人多岗、一岗多人、专岗专人"的岗位设置方式，负责财务部的会计核算工作。具体岗位与人力分配如下：

（1）会计核算管理类岗位（11人）。

①审核记账岗（5人）：负责每日收入、各类日常费用报销审核及账务核算，以及重要的大额支出双人审核及账务处理。

②稽核监督岗（3人）：负责会计核算工作的稽查和复查，包括收入稽核、支出稽核、账表稽核等。

③总账管理岗（1人）：负责各类明细账、总账、结账管理，以及账表数据审核等。

④票据开具岗（1人）：负责医院非医收入、暂收款、代收代付款的票据开具、保管和核销等工作。

⑤凭证装订与会计档案管理岗（1人）：负责医院财务凭证及附件的整理装订工作和财务凭证、财务报表、财务明细账等财务相关档案资料的归档管理工作。

（2）基建设备物资二级会计管理类岗位（3人）。

①基建会计（1人）：负责基建项目财务核算与管理，主要包括工程支付审核和记账、项目投资成本核算、工程项目往来款项管理，以及竣工财务决算办理，工程项目财务决算报表编制与分析。

②设备物资会计（1人）：负责设备物资入库、调拨和出库的二级账务核算，设备物资往来款项管理，设备物资入库单、资产报废单等的整理、装订和报关，参与设备物资盘点工作等。

③药品会计（1人）：负责药品入库、调拨和出库的账务核算，自制制剂的成本核算，药品往来应付款管理，参与药品盘点工作等。

（3）预算决算管理类岗位（6人）。

①预算管理岗（2人）：负责全员收支预算、财政专项资金预算、新增资产预算、住房改革支出预算等预算编制、上报、批复、执行分析和考核等预算管理工作。

②决算管理岗（2人）：以财务核算数据为基础，负责财务报表编制工作，主要包括全国卫生计生财务年报、部门决算报表、住房改革支出决算报表、政府采购信息统计报表、政府财务报告、经济运行报表、财政部资产月报、卫统报表和武侯区统计报表等。

③财务分析岗（1人）：负责各类财务分析工作，主要包括医院收支经营分析、财务状况分析、预算执行分析、经济运行指标分析、决算分析、年报分析、住房改革支出分析、政府采购执行分析等常规分析，以及根据管理需求开展的应收医保款、药品结余和卫生材料等专题分析。

④国库集中支付管理岗（1人）：负责医院财政国库集中支付资金的申报、计划、支付审核、账务处理及对账工作，财政资金执行统计与分析，国库集中支付专项检查等。

（4）专项经费管理类岗位（11人）。

①财政专项管理岗（1人）：负责医院中央与地方财政补助专项的全生命周期财务管理工作。

②科研专项管理岗（6人）：负责医院纵向科研项目、横向科研专项经费项目与院拨科研项目的全生命周期财务管理工作。

③教学专项管理岗（1人）：负责医院教学专项的全生命周期财务管理工作，包括专科护士培训、MBA教学、住院医师规范化培训和双创基金等教学项目。

④其他专项管理岗（1人）：负责医院除科研专项经费、财政补助专项经费、教学专项经费之外的其他专项全生命周期财务管理工作。

⑤临床医学院教学经费管理岗（2人）：负责临床医学院教学经费、科研经费的财务管理，主要包括教学经费预算的编制、执行、监督、考核、统计和分析，科研经费使用的全生命周期财务服务，院内编制教职工的工资薪酬核算，并协助医院教职工办理四川大学相关经费报销事务等。

（5）资金税务管理类岗位（5人）。

①资金规划岗（1人）：负责经济政策研究、资金统筹规划、资金配置方案制定、日常银行账户及资金管理、银行账户年检、对公外汇结算、售汇业务办理、银行付款票据购买等。

②资金对账管理岗（1人）：负责医院所有银行账户对账管理，每月对医院所有账户银行明细账清理勾销，编制银行存款余额调节表；对银行未达账逐笔查明原因，并及时调整处理。

③银行和现金出纳岗（2人）：负责医院每日现金、无现金、银行收付结算及对账，现金、银行日记账编制，银行票据、"银行预留印鉴"章、银行U盾保管，银行退票管理，患者及院外单位转款查询等。

④税收筹划岗（1人）：负责医院各项税费测算、申报及缴纳工作，包括个人所得税、增值税、文化事业建设费、房产税、城镇土地使用税、工会经费、印花税等；国家税收政策研究，为医院争取税收减免优惠。

（6）工资绩效管理类岗位（2人）。

①工资核算岗（1人）：负责医院在职职工、离退休职工工资、"一卡通"、公积金、购房补贴、社保等核算、发放与缴纳，编报各类工资统计报表。

②绩效核算岗（1人）：负责全院教职工绩效薪酬发放和职工个税核算、申报、预扣代缴数据查询、释疑等工作。

（7）往来管理类岗位（8人）。

①应收医保款管理岗（2 人）：负责医院应收医保款明细台账管理，完成业务、财务、医保三方数据对账工作，后续账务核算、催收、回款核销、分析等，协助医保办进行医保扣款申诉。

②应收医疗欠费管理岗（1 人）：负责医院门诊、住院欠费的明细台账管理，完成业务、财务数据对账工作，以及后续的账务核算、催收、回款核销、分析等，病人欠费补交、出院病人结算票据管理、"无密码结算"病人医疗费用收退工作等。

③供应商往来管理岗（3 人）：负责药品、耗材、设备、基建等往来供应商清理、对账、核销和分析等管理工作。

④其他应收应付款管理岗（2 人）：负责药品、耗材、设备、基建等往来供应商清理、对账、核销和分析等管理工作。

（8）独立核算单位财务管理类岗位（4 人）。

①四川西南司法鉴定中心财务管理岗（1 人）：全面负责医院下属独立核算单位四川西南司法鉴定中心的财务核算管理工作。

②四川西南心理咨询师培训中心财务管理岗（1 人）：全面负责医院下属独立核算单位四川西南心理咨询师培训中心的所有财务核算管理工作。

③医院工会财务管理岗（1 人）：全面负责医院工会财务管理工作。

④关爱家政公司财务管理岗（1 人）：全面负责关爱家政公司财务管理工作。

3. 财务综合科

财务综合科现有人员共计 14 人，涉及 8 个岗位，负责成本核算与成本管理、价格管理、财务内部控制和财务办公室工作等工作内容。具体岗位与人力分配如下：

（1）综合管理岗（1 人）。

负责科室业务管理、人员管理、制度更新、流程优化等，包括医院价格管理、成本核算、财务内部控制、票据管理及办公室管理工作等。

（2）价格管理类岗位（3 人）。

①专职价格管理岗（2.5 人）：负责对医院医疗服务价格进行具体管理，包括收费许可审核、医疗服务价格监督与审核，协助上级部门开展医疗服务价格检查，医院设备与物资采购的日常监审。

②院外医疗服务价格管理岗（0.5 人）：负责对医院医疗服务价格进行具体管理，指导分院区医疗服务价格行为，包括分院区医疗服务价格政策解读、收费政策指导，并配合相关部门物价检查、价格收费监督检查等工作。

（3）招标比选类岗位（3 人）。

①设备物资招标比选监督岗（1.5 人）：负责审核比选医疗设备、医用耗材等供应商资质，监督、参与物资设备比选定价全过程，日常监审医院设备与物资

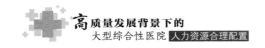

采购。

②基建比选及验收监督管理岗（0.5人）：负责对医院基本建设项目、零星修缮和设备设施的采购维修保养等工作进行具体管理，包括审核比选基建项目、设备、维修保养供应商资质、监督和参与基建项目、设备、维修保养比选定价全过程，日常监审医院基建项目、设备、维修保养采购。

③设备物资付款审核岗（1人）：负责与设备物资部的票据交接、发票与入库单审核、与会计科设备物资会计的票据交接工作。

（4）成本管理类岗位（4人）。

①成本核算岗（1人）：负责成本分摊参数维护、成本分摊与账簿结账、科室项目成本核算基础数据调研及数据整理和临床路径与医疗项目对应。

②成本管理岗（2人）：负责编制医疗及医技科室经营状况和成本效益分析报告、医院经营简报，开展成本效益专项分析。负责拟定成本核算方案和成本分析、绩效评价等指标体系，开展医院经营状况分析，组织专业知识学习与培训。

③ERP系统管理岗（1人）：负责ERP系统需求收集与整理，互联互通、项目与成本检测等数据处理与对外报送，采集科室消耗数据、HIS收入项目信息、病种数据等。

（5）票据管理类岗位（1人）。

①票据管理岗（0.5人）：对票据流转的全过程进行监督管控，包括票据购买、申领、保管、核销、审核等。

②部门档案管理岗（0.5人）：负责部门财务人事档案整理、装订与归档等工作。

（6）财务内部控制岗（2人）。

负责拟定财务部内部控制制度，制定并实施财务部内部控制年度计划，建立财务部风险防控机制，通过定期抽检与不定期抽查对医院经济活动的风险进行防范和管控。

（7）独立核算岗（3人）。

①临床营养科及膳食中心核算岗（1人）：负责营养膳食中心的会计核算、成本核算、收支预算、报表编制与报告分析等工作。

②光华社区核算岗（1人）：负责青羊区光华社区服务中心的全套财务核算工作，包括审核、报销、记账、报表、月末及年终结转，银行账户业务，税务申报年检等。

③院外单位出纳岗（1人）：负责管理医院投资公司的银行和现金收付款业务。

（8）财务部办公室岗位（4人）。

①财务办公室岗（2人）：负责财务部日常事务的接洽管理、内外部文书的

上传下达，组织财务部员工相关活动和培训等，严格执行财务部公章管理制度，负责保管和使用公章，配合财务部领导完成相关工作。

②分期付款经济合同管理岗（1人）：负责审查分期付款经济合同、登记合同付款信息、审核合同付款记录与交接合同付款资料。

③对外房屋出租出借收款管理岗（1人）：负责执行医院对外出租出借房屋合同的收款管理，包括按照合同约定收款、登记并保存收款信息、定期跟踪合同收款情况、配合果子不做好房屋出租出借合同的报税统计工作。

4. 结算科

结算科现有人员共计124人，负责结算科综合管理、审核对账、医保清算与欠费管理与收费结算等工作。具体岗位与人力分配如下：

（1）综合管理类岗位（6人）。

负责科室业务管理、人员管理、制度更新、流程优化、系统创新、风险防控、信息故障处理、患者引导、对外宣传、文件管理、物资管理、纠纷处理等。

（2）审核对账类（5人）。

审核及账务管理岗包括门诊审核及账务管理员工3人和住院审核及账务管理员工2人。负责审核票据报表、与银行对账、报表汇总编制、零钞、周转金、印章票据管理、票据存根归档、支票管理、基金管理、应收管理。

（3）医保清算及欠费管理类岗位（5人）。

①医保清算岗（2.5人）：负责按医保要求对50余种医保支付类型的医保患者进行联网清算、资料整理并报送相关资料。

②医保外联岗（1人）：负责与15个医保机构经办点进行对接，递交50余种医保支付类型清算资料，收回各项医保应收账款。

③欠费管理岗（1.5人）：负责欠费催缴及处理，以及救助基金申请。

（4）收费结算类岗位（108人）。

①门诊收费岗（38人）：负责门诊收费及当日退费、综合服务。

②急诊收费岗（16人）：负责急诊办卡、挂号、收退费、入院办理。

③专用收费岗（4人）：负责门诊隔日退费、合同记账、职工窗口、肝炎门诊收费。

④体检中心收费岗（2人）：负责个人及团体收退费、合同记账及对账业务。

⑤出入院办理岗（28人）：负责入院收费、核酸报告审核、医保登记、各类住院患者出院审核、费用结算、在院交费、外伤登记、职工窗口、业务咨询、综合服务等。

⑥专设结算岗（11人）：负责办卡、挂号、收费、记账、出入院业务办理，医保审核及登记整理、病案复印收费。

⑦永宁结算岗（9人）：负责永宁院区挂号、门诊收费、出入院业务办理等。

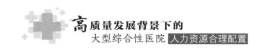

四、安全保卫部人力资源配置现状

（一）国家、行业岗位设置要求或标准

1. 安保人力配置原则

（1）充分性原则。坚持按需设岗，充分调研、论证岗位需求，提出合理、可行的配置建议。

（2）有效性原则。职责分明、任务清楚、要求明确、考核有据。

（3）灵活性原则。根据现实情况的特点和变化，弹性调整岗位人数、工作时间和工作模式，提升工作效率和质量。

（4）节省人力的原则：本着节约人力的目的，充分论证科学技术代替人工、科学技术与人工相结合的可行性，不断优化人力配置。

2. 医院安保人力配置政策

2013年10月，国家卫生计生委、公安部印发了《关于加强医院安全防范系统建设指导意见》，要求医院要按照《企业事业单位内部治安保卫条例》的规定设立专职保卫机构（保卫处、科），根据医院工作量、人流量、地域面积、建筑布局以及所在地社会治安形势等实际情况，配备专职保卫人员和聘用足够的保安员，确保安全防范力量满足工作需要。保安员数量应当遵循"就高不就低"原则，按照不低于在岗医务人员总数的3％或20张病床1名保安或日均门诊量的3‰的标准配备，有条件的医院可以在此基础上增加保安员数量。

（二）岗位配置现状、未来的展望

1. 基本情况

四川大学华西医院安全保卫部归属于后勤口，同时受党委双重监管，主要负责医院治安、消防、安防建设、秩序管理、安全生产监管、环保监管、队伍建设、国家安全、外协监管等9个主要板块的业务，下属治安消防科、综合管理科两个科。部门现有总编制271人，岗位分为管理、技术、工勤三类，具体包括部长1名、科长2名、技术主管6名、技术骨干15名、外派6人、消防监控员24人、电梯操作员20人、保安员197人。此外，还监管外包保安74人（负责医院的门禁、通道和安检等安保工作），截至2022年1月，实际在院工作的安保力量达345人。

2013年医院实施后勤人事绩效改革时，根据医院统一安排，安全保卫部除编制和长期合同外的人员均与劳务派遣公司签订劳动合同，目前部门医院编制和聘用人数占比8％，劳务派遣人数占比92％。虽然，部门大部分人员签署的是劳务派遣合同，但实际管理均由医院直接管理，能与其他在编、聘用人员共享医院发展成果，劳务派遣员工对于医院的归属感比较强，收入在业内相对较高，因此近几年安保人员的流动性并不大，年离职率保持在 5％以内。

2. 安保人员基本要求及现状

（1）年龄及身体素质基本要求。

考虑到安保工作的特殊性以及部门人力结构，通常安全保卫部在招聘新人时要求年龄在 35 岁以下，男士身高应不低于 170cm，体重不低于 120kg，无身体残疾以及可能影响工作的重大疾病和传染病。

目前，安全保卫部骨干及以上人员平均年龄为 40 岁，各类型人员平均年龄为 38 岁，年龄结构良好。

（2）学历要求。

近年来，医院要求所有新进骨干及以上人员均需具备研究生学历。虽然医院对于安保工作的其他岗位的学历无硬性要求，但考虑到部门整体的学历结构，以及高学历人才在管理能力和综合素质方面的优势，安全保卫部通常要求新进消防监控员的学历原则上不低于本科，且持有建（构）筑物消防员证；劳务派遣的安保员的学历原则上不低于高中；若属退役军人或持有专业技术证书的人员学历可适当放宽。

目前，安全保卫部骨干及以上人员的学历本科及以上人数占比 87％，消防监控员的学历本科及以上人数占比 41％，保安的学历高中及以上人数占比 66％。

（3）综合素质要求。

为打造一支高素质的安保队伍，安全保卫部对全体安保人员外在形象、素质、纪律、能力、团队文化、廉洁等方面都提出了明确的要求，并在日常教育培训和考核中不断强化和提升。

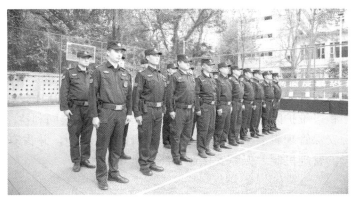

图 2-7-7　安保反暴恐队列训练（图片出处：四川大学华西医院安全保卫部）

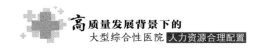

3. 动态优化与配置

（1）职称晋升。

目前，医院为在编和聘用人员设置了职称晋升序列，主要涉及四类，职员序列、研究员序列、工程师序列和工人序列。各个序列要求不同，难度也不同，事实上每个人可选择多个职称序列。

（2）岗位晋升。

近年来，医院重视人才梯队建设，努力搭建和完善各口岗位晋升体系，目前，医院后勤岗位晋升体系已经搭建完成，安全保卫部骨干及以上岗位的晋升通道已经打通，定期按照医院的相关规定统一实施。其他劳务派遣的岗位晋升通道暂时未建立层级化的通道体系。

（3）外派。

随着医院多院区战略发展，需要总院向分院以及托管医院外派管理人员，这些外派管理人员通常要求骨干及以上的管理人员。人员的外派既要满足外派单位的需求，外派有能力管理、组织开展分院安保业务的人员，又要做好总院人才的培养和承续，保障总院安保业务的正常运行。因此需要总院管理者提前做好统筹规划和安排。

4. 医院安保社会化暴露出的人力问题和对策

随着医院后勤社会化的发展，很多医院引进有资质的保安公司对医院的安全保卫工作进行外包管理。在具体实施过程中，也暴露出以下安保人力问题：一些外包保安公司为适应业务的发展，可能会较为频繁地调动在院安保力量，影响队伍的稳定性以及正常业务的开展；医院安保工作不同于其他行业的安保，人流量大、管控要求复杂，一些保安自身无法适应医院这个特殊场所的工作要求；保安待遇整体较低，导致招聘的保安年龄偏大，或者频繁跳槽的情况；保安对于医院的归属感不强，发生涉医暴力事件等突发事件时反映不够积极，甚至畏惧退缩。

因此，在医院安保社会化过程中，应该把握好以下几点：

（1）引进规范且有实力的外包保安公司，签订合同时要对队伍的稳定性有约束，保安的福利待遇要有保障，避免签订低价外包合同。

（2）外包保安公司的文化价值观和发展理念要与医院相适应，能够始终与院方保持一致，积极维护院方、患方、司方以及安保个人的共同利益。

（3）医院安保管理者要参与到安保队伍的日常管理中，并占有一定的话语权，建立完善的管理机制，保障安保业务高质量发展。

（三）四川大学华西医院安保岗位具体配置说明

1. 骨干及以上岗位

岗位说明：部长负责部门所有业务的全面管理；科长负责本科室的全面管理，分管多个专项业务；技术主管、骨干负责几个或者一个专项业务（根据专业和实际工作量划分）以及班组的具体管理，通常根据业务内容的复杂程度安排1~4名技术骨干协助1名技术主管开展相关工作，二者的岗位职责应体现出关联性和层级性，下面以"安全生产技术主管"与"安全生产技术骨干"的职责区别举例说明：

（1）安全生产技术主管职责。

①协助领导开展安全生产业务管理，贯彻落实安全生产法律法规及有关安全生产的方针、政策、制度规范等。

②落实上级有关安全生产工作的部署和要求。

③制定年度医院安全生产工作总体计划、目标，确定各阶段性工作重点，制定相应工作方案，组织开展院内安全生产监督管理工作，保障医院安全生产工作顺利开展。

④组织开展安全生产监管工作的体系建设、制度建设、台账建设、教育培训、监督检查等统筹性工作。

⑤监督指导各相关部门、科室落实安全生产责任，指导、协助全院各部门、科室开展安全生产工作。

⑥制定和完善安全生产相关制度、流程、预案，组织建立健全安全生产监督管理台账，梳理安全生产相关文件并归纳存档。

⑦定期组织人员对医院各类人员开展安全生产相关教育培训和演练。

⑧完成领导安排的其他工作。

（2）安全生产技术骨干职责。

①贯彻执行国家、省、市安全生产管理的方针政策和法律、法规，传达并组织落实上级部门的工作部署。

②负责完善安全生产监管工作相关制度、流程、预案，建立健全安全生产监督管理台账。

③协助制定年度安全生产教育培训计划，定期对医院新进职工和安全联络员进行安全生产相关教育培训。

④负责医院安全生产的协调和监督管理；协调医院各部门突发安全生产事件的应急工作。

⑤定期对各负有安全生产管理职能部门的安全生产工作情况进行监督检查，制止和纠正违规行为，对在检查中发现的安全隐患及时通知各相关责任人限期整

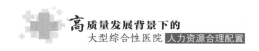
改，并定期跟踪复查，预防和减少事故的发生，确保医院财产和人员生产安全。

⑥完成领导安排的其他工作。

配置推荐：骨干及以上岗位设置受到工作内容、管理职能和模式的影响，常规医院的安保业务包括治安、消防业务，一些大型医院的保卫部安保业务较为广泛，除了传统的治安、消防外，还包括了安全维稳（反恐、扫黑除恶等）、安全生产监管（危险化学品安全、后勤保障安全等）、社会治安综合治理与秩序管理（公共秩序、停车场管理、电梯运行、职业陪伴监管）、环保监管、突发事件应急处置和队伍建设等。结合我院安全业务管理的实际情况，建议大型医院的安保骨干及以上岗位的配置标准为：满 1000 张床或 100 名保安，可配科级以上干部 1名；满 400 张床或 40 名保安，可配技术主管 1 名、技术骨干 2 名。

2. 消防监控员

岗位说明：负责消防控制室的 24 小时值班工作，包括接报警处置，消防、监控、一键式报警系统等安防设施设备的日常操作、管理和巡查等。

配置推荐：24 小时制，排班模式为四班三运转；各消防监控室每班 2 人。（依据：《GB 25201—2010 建筑消防设施的维护管理》——消防控制室实行每日24h 值班制度。每班工作时间应不大于 8h，每班人员应不少于 2 人。）

3. 保安员

根据医院的实际情况，将保安员分为以下几类：治安消防员、门诊保安员、车场保安员、门禁保安员、安检员以及应急处突队员等。

（1）治安消防安保员。

岗位说明：包括门卫岗和巡逻岗，负责片区内的安全巡查与宣传、秩序管控、突发事件应急处置等。

配置推荐：24 小时制，排班模式为四班三运转；以安保人员须在 5 分钟内到达片区的任意位置将全院划分片区，每班每个片区 2 人（特殊片区可根据实际情况增加人员）。（依据：安全保卫部关于突发事件应急处置要求 5 分钟内至少 4人赶到现场处置。）

（2）门诊安保员。

岗位说明：负责门诊诊区的安全与秩序管理。

配置推荐：8 小时制，开展坐诊业务的门诊（普通门诊、特需门诊）护士站各配置 1 人。（依据：综合考虑门诊诊区人流量、建筑结构、突发事件高发性等因素。）

（3）车场安保员。

岗位说明：负责机动车停车场巡逻、收费工作。

配置推荐：收费岗和巡逻岗均实行 24 小时制，排班模式为四班三运转，收费岗保证每岗每班1人；巡逻岗根据每班200个车位配1人的标准配置，根据工作要求和强度，采取错峰排班，在总人数不变的情况下，加强早班人力配置。（依据：综合考虑各机动车停车场的位置分布、停车对象、内部布局、车位数、各班次工作重点等因素。）

（4）门禁安保员。

岗位说明：负责各住院部病区非探视时间的门禁管理，病房安全、秩序巡查和突发事件处置。

配置推荐：8小时制。满足以下情况的建议采取楼层管控：①开放式建筑，门和通道多；②检查科室和住院科室混合布局；③特殊区域（如精神科）需要由专人对门禁实行管理。部分建筑相对封闭，门和通道少，无连廊，检查科室与住院科室相对分离的独立小院建议采取楼宇管控。

楼层管控：

普通科室日人流量超200人，或床位数超70张床位可配1岗1人；

特殊科室（如精神科）的封闭式病房/开放式病房，由于患者病情特殊，存在焦虑、狂躁、抑郁、自杀等情况，病区风险高和医护人员的精神压力大，需安保人员及时处置科室的突发事件，完成大量的约束精神病患者的工作，防止精神病患者逃跑等原因，需配1岗1人。

楼宇管控：独立小院在非探视时间段内可配置2岗2人。

新冠疫情暴发后，医院加强了对各楼宇进出通道的疫情防控，前期由志愿者、安保人员负责通道管控，后期主要由安保人员和钟点工负责。虽然增加了疫情通道防控如此繁重的任务，事实上并未增加过多的安保人员，安全保卫部首先对于安保人力进行了优化，将24名诊间安保员全部前移至通道处参与疫情防控；其次将部分夜班人力调整至早班用于加强疫情防控；另外实施智慧通道管控，减少部分楼层门禁安保员。当然，全体安保员还承担了大量的常规性和临时性的加班工作，确保疫情常态化和战时情况下能够保质保量完成任务。

（5）安检员。

岗位说明：负责对所有进出医院大楼人员进行安全检查。

2021年12月，四川省卫生健康委员会和省公安厅联合发文《关于印发在大型医院开展安检的通告》要求按照国家卫生健康委员会、公安部等8部门的相关要求，全省日均门诊量5000人或1000张床以上的大型医院开展安检。

配置推荐：门诊、行政办公区的大楼进口实行8小时制，住院部、急诊等的大楼进口实行24小时制，如安装了过包机的区域建议保证每班3人，未安装过包机的区域建议保证每班2人，为了方便随身物品检查，建议女性安检员每班不少于1人。

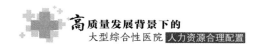

（6）应急处突队员。

岗位说明：负责院内突发事件的应急处置。

2013 年医院成立了武侯应急处置机动大队华西医院中队，精选 30 名素质过硬、业务精良的安保队员，在警方的指导下开展医院各类突发事件的应急处置。2019 年，由属地警方、医院、社区联合组建"网格联防队"在医院及周边布防，主要负责打击涉医违法犯罪，包括反扒，打击医托、号贩子等，同时还担任警卫任务，也是一支重要的应急力量。这两支队伍应根据医院的实际情况进行设置，在此不做配置推荐。

此外，可以考虑适当增加机动人员，主要作为特殊情况下的岗位的补充，如人员休假时的补充，以及疫情防控常态化情况下，在岗人员就餐或需要离岗时的补充等。其他时间可赋予其岗位督查、安全巡逻等任务，可纳入应急力量统一管理。

4. 电梯操作员

岗位说明：负责全院电梯的安全监管，为部分直梯、扶梯提供跟梯服务，具体负责职工、手术患者、危急重患者、各类推车、床等专梯接送，电梯安全巡查以及应急处置等。

配置推荐：由于不同的电梯乘梯对象不同，乘梯时段不同，白天和夜间、工作日和周末的使用情况也不同，加上电梯工长时间跟梯容易产生晕梯症状等实际情况，因此建议电梯运行采用类似钟点工的错峰排班模式。

五、医保办公室人力资源配置现状

（一）国家、行业岗位设置要求或标准

1. 政策环境

（1）医保支付方式改革稳步推进。

2011 年《关于进一步推进医疗保险付费方式改革的意见》的印发，标志着我国在全国范围内试行以后付制方式向预付制方式转型为核心的医疗保险付费方式改革。其后一系列关于控制医疗费用不合理增长以及全面推行以按病种付费为主的多元复合式医保支付方式改革相关的文件相继出台。2019 年之后，国家医疗保障局发布《国家医疗保障 DRG 分组与付费技术规范》等文件，进一步促进以 DRGs 付费为主的支付方式改革朝更加标准化、体系化、规范化的方向发展。

在上述变革下，医保经办机构作为医疗费用主要支付方，其基金支付不再是单纯根据医疗服务项目费用合计累加计算，而是将临床过程相近、资源消耗相似的病例分到同一个病组，不同的病组，支付标准不同。支付方式改革促使医疗机

构不断提高综合质效，进行精细化管理，合理控费和优化成本结构。

（2）医保服务流程便捷性要求提高。

合理的业务流程是服务效率的保障。2015 年国家体制改革司发布《关于城市公立医院综合改革试点的指导意见》，要求强化公立医院精细化管理，不断优化医疗服务流程，改善患者就医环境和就医体验。医疗机构端的医保服务作为患者医疗费用医保审核报销的重要环节，其业务流程设置的便捷性，直接关系服务效率和患者的就医体验，特别是医保患者人次在不断递增的情况下，医保服务更需要进行流程再造与优化，建立合规、高效、便民的医保服务流程。

（3）医保基金监管愈加全面化、智能化。

2018 年国家医保局发布《关于当前加强医保协议管理确保基金安全有关工作的通知》，要求加强协议管理、加大查处力度。2020 年 7 月国务院发布《关于推进医疗保障基金监管制度体系改革的指导意见》，要求实现医保基金监管法治化、专业化、规范化、常态化。2021 年 5 月《医疗保障基金使用监督管理条例》（国务院第 735 号令）作为我国医疗保障领域第一部专门的行政法规开始执行。上述一系列政策法规文件的出台，标示着医保基金监管全面加强，且越来越呈现常态化、规范化、智能化。

在上述环境下，医疗机构不仅要接受不同层级不定期的飞检、现场检查和专项检查，还面临着加强内部廉政风险防控、开展医保基金监管自查整改、打击欺诈骗保的重大责任。

（4）医保药品目录持续动态调整。

《国家基本医疗保险、工伤保险和生育保险药品目录》是基本医疗保险、工伤保险和生育保险基金支付药品费用的标准，继 2017 年调整医保药品目录之后，基本上每年进行一次动态调整。医疗机构作为药品医保报销政策的执行者，必须确保审核报销准确性。部分药品医保报销标准笼统，难以准确、标准化执行，存在人工审核中主观理解偏差所致的廉政风险及医保基金损失风险。因此医疗机构端不仅仅是报销政策的执行者，而更多的是在执行前后承担着"沟通、明确"政策与"反馈、争取"政策的角色。

（5）国家医保信息业务编码标准逐步统一。

推进医疗保障标准化建设是推进深化医疗保障制度改革的重要任务之一，也是实现医保治理现代化的基础。2020 年 11 月国家医保局下发《关于贯彻执行 15 项医疗保障信息业务编码标准的通知》，要求加快贯彻执行 15 项医疗保障信息业务编码标准，实现全国医疗保障信息业务一码通。医疗机构须统筹组织院内信息、人力资源、财务、药剂、医务等多部门开展该项工作，并同时就执行中的问题和建议，积极与医保经办机构沟通才能保证编码顺利转换，保障医疗机构端医保相关业务的顺利开展。

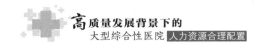

（6）就医主体的特征及需求发生变化。

近年来，我国医疗事业快速发展，医疗保险覆盖人口达到 13.5 亿，占人口总数的 95％以上。在人民物质文化生活水平不断提高以及医疗技术不断发展的背景下，参保人的就医需求进一步释放。在就医过程中，医保基金对医疗费用的支付作用，直接关系参保患者的直接疾病负担，其重要性日益凸显。参保患者更加积极主动关注和了解医保报销政策，关切个人医疗费用的具体报销情况，维护个人合理报销权益的主体意识不断增强，同时对就医体验及获得感的需求也在不断提高。

（7）医疗机构端医保人力配置。

根据国家医保局《医疗机构医疗保障定点管理暂行办法》（国家医疗保障局令 第 2 号）规定，医保定点医疗机构应当具备的基本条件之一为 100 张床位以上的医疗机构应设内部医保管理部门，安排专职工作人员。根据中国医疗保险发展联盟《全国医院医疗保险服务规范考核细则》，医保管理人员配备需适应管理工作需要，多于等于 100 张床位的医院，按照 100∶1 比例配备专（兼）职人员；医保管理人员的知识结构需合理设置，包括医学，管理、信息和物价等相关专业和工作经历的人员。

在以上背景下，医院医保部门既要提高业务经办效率、提高管理能力水平，又要保障医院合理经济利益，并提供与医保改革相关的促进医院发展的合理性政策建议，同时还需着眼长远建设医保人力队伍，以党的先进理论知识作为指导，实现党建与业务融合互促，实现医院医保治理水平的不断提升。

2. 面临的挑战

（1）职能转变的意识与破解党建与业务"两张皮"的认知问题。

伴随外部政策环境的动态调整，医院医保部门必须有紧跟外部变革步伐的意识，保持政策敏感性，同时结合医院发展目标与规划，才能敏锐地捕捉到内部职能调整和改革的必要性和方向，才能找准定位并规划好近期与远期目标。部门职能转变的过程中，岗位个人的职能随之也在转变，如何提高部门每位员工职能转变的意识和能力，在很大程度上决定了能否跟上时代变革的步伐并顺应医院发展所需。

党的十八大提出全面从严治党的战略目标以来，党建的龙头作用不断凸显，对党建引领业务开展，深化党建业务融合的要求也越来越高。习近平总书记强调："要处理好党建和业务的关系，坚持党建工作和业务工作一起谋划、一起部署、一起落实、一起检查。"但在医保管理实际工作中，或多或少存在党建与业务工作"两张皮"的问题，相互脱节，彼此割裂，没有有效形成促进医保人力发展和提高医保管理质效水平的合力。

（2）业务范围扩大、业务量增加，经办效率要求提高。

医保部门承担的职责主要是报销审核。伴随全国异地联网住院结算以及省内与西南五省慢病门特联网报销政策的推进，以及国家医保特药（靶向药、生物制剂）报销政策的执行，医保审核业务范围扩大，经办人次逐年递增（年均增速超过10％，具体情况详见图2-7-8），而原有人工审核模式存在效率低下、患者排长队等待问题，因而经办效率必须不断提升才能保障业务基本运转。原有审核人力配置不再能满足发展需要，一方面需要扩大人力配置，另一方面需要加强新的经办业务审核能力专项培训，保证所有业务的顺利经办。

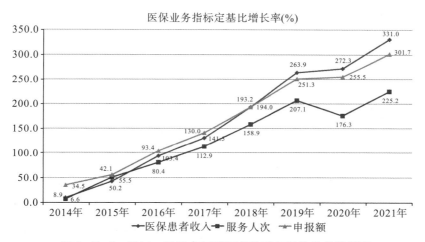

图 2-7-8　2014—2021 年医院医保住院与门特业务增长率

（3）业务审核精准性要求提高。

医保报销审核条件执行的准确性，直接关系参保患者的报销权益和医保基金的安全有效使用，同时也是廉政风险防控的关键内容之一。伴随医保业务范围扩大、医保业务经办人次增加，原有的人工审核在一定程度上存在标准执行不准确、不统一的情况。需要加强审核标准的解读和标准化执行，同时借助计算机辅助审核以减少人为差错、提高审核精准性。对于当前还需人工审核的项目，需建立审核质量指标并纳入绩效考核。

（4）专业管理能力要求提高。

伴随医保职能从单一的审核转变为更多的政策分析与执行、流程设计与优化、多方沟通与联动的责任，原有的以护理、会计为主的医保人力教育专业背景已不再能够满足新的职能转变，而是需要多元化的专业配置，吸纳更多具有医学、管理、生物、统计学、计算机、药学及物价等专业背景或工作经历的人力来满足不同的分工。同时，原有审核人力需要进行转岗培训，增加专业管理技能，以适应新的发展变革；新进的管理人力需要加强基础性的审核能力培训，以提高

"审核一线"的问题识别与判断能力，并增加系统性、专项性的持续培训，以提高医保政策、数据、流程的分析、优化与决策建议能力。提高整体性的专业管理能力，才能从根源上满足医保职能转变的需要，适应医院和医保大环境下新的发展要求。

（5）多方沟通与联动要求提高。

在新形势下，医保管理所面临的越来越多的医保政策与审核规则分析、执行与反馈，支付方式变革应对、基金监管自查整改以及业务流程优化等问题，需要其提高与临床科室、职能部门以及医保经办机构之间的沟通与联动。

（二）岗位配置现状、未来的展望

1. 人力配置优化

（1）人力数量配置优化。

自 2001 年开始，医院在医务部门下设医保人力 5 名。2007 年在财务部门下设统筹办公室负责医保相关业务。伴随成都市医保门特等政策执行以及医院自身发展，2009 年医保人力增加至 7 人，2012 年医保人力总数发展至 12 人。2013 年，医院正式成立部级建制的医保办公室，并将人力配置增加至 16 名。2016 年，医保人力总数增加至 20 人，并持续保持该水平，人力数量在一定程度保障了职能转变需要（人力发展变化情况见图 2-7-9）。

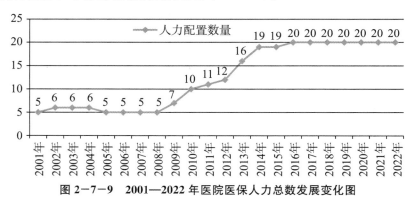

图 2-7-9　2001—2022 年医院医保人力总数发展变化图

（2）人力素质配置优化。

①年龄结构的优化。

2013 年医保人力的平均年龄为 36.9 岁，40 岁以下人力占比为 62.5%。2022 年医保人力的平均年龄为 37.4 岁，40 岁以下人力占比为 65.0%。总体看，十年间人力年龄结构趋于年轻化的人力结构，对新事物的认知方面更具优势，特别是医保系列改革的大环境以及社会信息化发展变革时代。

②学历结构的优化。

2001年医保人力的学历全部为大专。2013年本科及以上学历占比68.8%（其中硕士占比25.0%）。2022年本科及以上学历占比70%（其中博士、硕士分别占比10.0%、45.0%）。更高学历人才的加入和人力整体学历的优化，有利于提高医保管理水平，让医保人力团队更具活力和创造性。

③专业结构的优化。

2001年医保人力专业仅包括护理和会计。2013年医保人力专业范围在原有基础上增加了卫生统计、医学、生物信息学、统计学等（其中护理学占比43.8%，会计占比18.8%，医学、生物信息学、统计学各占6.3%）。2022年增加了具有药学、计算机、管理学、医学等专业背景或多个专业领域交叉融合工作经历的人力，同时医学、卫生统计学人力占比分别提高到10.0%和15.0%，具有管理专业背景或管理相关工作经历的人力占比提高至60%。专业知识背景的丰富化和全面化，适应了医保职能转变所需。

④职称结构的优化。

2001年医保人力中级职称占比75.0%（包括护师和中级经济师），2013年高级职称占比0%，中级职称占比37.0%（包括中级经济师、管理中级等）。2022年副高职称占比10.0%，中级职称占比30.0%，初级职称占比60.0%。总体看，职称结构整体性在趋于持续优化，但受原有中级人力退休、新进人力大部分为应届毕业生以及医院现有职称晋升要求提高等因素综合影响，目前部门人力仍以初级职称为主。这也是现阶段医保人力实际面临的短板。

⑤党员占比的优化。

2013年党员占比31.3%，2016年党员占比提高至40.0%，2022年党员占比进一步提高至55.0%。党员人数的增加，有利于发挥党员引领群众的作用，有利于急、难、重任务中党员群体发挥先锋模范带头作用，有利于提高医保人力队伍整体的组织力和战斗力。

（3）岗位结构调整优化。

2013年医院设立部级建制的医保管理部门，设主任1名，医保管理人力占比31.2%，业务人力占比68.8%。2015年增设主管4名。至2016年，医保管理人力占比上升至37%，医保业务人力占比下降至63%。2018年增设医保综合科科长1名。至2022年，20名人力同时承担医保业务职能与医保管理职能。较2013年，人力配置岗位从原有的审核岗位为主转变为以管理岗位为主。上述人力配置岗位结构的调整，顺应了新时代医院医保管理发展需要。

（4）岗位职责范围调整优化。

①业务人员岗位职责范围调整。

2016年之前，业务人员岗位具体划分为出院医保业务审核、门特审核、咨询业务。专职审核人员分为住院审核组和门特审核组。咨询业务由管理人员轮转

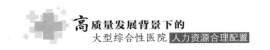

承担，管理人员同时每周安排固定排班参加住院审核和门特审核，以确保管理人员基于一线窗口问题开展有质效的管理工作。该模式有利于提高管理人员的业务水平和实际管理能力，但是不同类型的业务审核人员相对分离，不利于审核人员的业务能力提高，也无法顺应窗口业务功能整合、业务后台化经办和效率整体性提高的趋势与要求。

2016 年跨省异地住院联网报销和省内异地门特联网报销全部开通，出院医保审核和门特审核业务量进一步明显上升。加之 2017 年新增医保特药业务，其审核和经办也相对原有业务审核更为复杂。为确保原有以及新增的医保业务的顺利经办，管理人员先行轮转承担医保特药审核经办任务。伴随住院和门特审核规则的全面梳理，以及计算机在线智能辅助审核系统的研发和上线，原有医保审核业务进一步标化，90％的项目实现"机审"代替"人审"。2019 年开始，业务人员岗位职责范围逐步从"单一业务审核"转变为"全能业务审核"，即同时承担住院审核、门特审核及特药审核。同年，建立医保助理临床沟通机制，原有业务人员和管理人员在承担原有岗位职责的基础上，同时新增"临床医保助理"岗位职责，负责全面加强与临床的医保政策、流程及医保执行操作关键点沟通。

②业务主管岗位职责范围调整。

2014 年之前，部门未设置业务主管岗位。2015 年设 4 名主管，分别为医保政策主管、医保业务流程主管、医保门特审核主管、医保住院审核主管。基于医保管理内外发展需要，2018 年医院设医保综合科科长岗位。2021 年，根据部门医保门特、住院、特药业务整合现状与规划，以及医保信息化建设等发展需求，部门在原有主管总数不变的情况下，调整主管岗位职责范围分别为：医保业务主管、医保政策管理主管、医保信息系统主管、医保行政主管。岗位设置依据于部门职能转变和发展需要，同时岗位的调整也促进了职能的转变和发展。

2. 持续性全方位培训

（1）党建知识理论培训与思政学习。

党的十八大以来，伴随基层党建要求的加强，党员有组织的党建学习培训更加规范化和标准化，每年全覆盖的意识形态教育、廉政风险教育、"不忘初心、牢记使命"教育及思想政治学习等教育培训内容，让部门党员和群众进一步凝心聚力，也更多地用党的先进的理论思想指导业务与管理工作，促进了破解党建和业务与管理"两张皮"的情况，推进了党建思想指导下部门管理水平的提升。

（2）业务与管理能力培训。

为提升医保人员业务审核能力和医保综合管理能力，医保人力定期和不定期参与部门内、院内、院外的"线上"与"线下"培训。

①部门内培训。

包括医保协议学习、不定期医保政策培训、门特/住院/重疾医保特药审核规则培训（每周培训一次）、审核差错培训（特药审核差错每周培训一次，门特与住院审核差错为每月一次）、业务流程改革与优化内容培训和医保业务信息系统操作培训（包括医保经办机构端的系统、医院 HIS 系统、部门内医保智能审核系统与患者智慧服务端系统）、窗口异常问题处置培训（分特药、门特和住院）、纠纷处置培训，培训方式包括部门微信群、部门周例会、临床医保沟通培训会以及特定专项培训等。

②院内培训。

包括行政后勤管理人员综合能力培训（包括沟通技巧、写作能力、情绪管理能力、办公软件实战能力培训能力等），以及各职能部门举办的其他管理研究相关的培训等。

③院外培训。

主要包括参加四川省医院协会医院医保管理专业委员会的学术沙龙活动（每年 4 次，内容包括最新医保政策及医疗机构关注的管理重点，如新版药品目录执行、15 项医保信息业务编码标贯标工作、基金监管条例研习、DRG/DIP 试点经验分享、医保信息系统建设、医疗服务流程管理、新冠疫情防控相关医保政策解读、单行支付药品和高值药品政策的执行情况与面临问题、DRG 分值付费执行情况和面临问题等）。中国医院协会医疗保险管理专业委员会牵头举办的医保胜任力培训、管理后备人才培训等，以及全国其他地区或者国家其他协会举办的各类医保相关的学习会等（比如卫生经济学会、卫生信息学会、医院管理研究所等）。

（三）未来发展规划

（1）统筹规划多院区医保人力配备和培养，动态调整岗位设置。

院本部在不增加人力的情况下，进一步优化岗位职责，实现多效能人力配置，并为分院区发展培养人力储备。同时加强分院、托管医院等一体化医保人力培训和建设。

（2）进一步优化医保人力队伍职称结构和学历结构。

促进初级职称向中级职称转变，中级职称向高级职称转变。促进本科学历人员向研究生学历提升，促进硕士研究生学历人员向博士研究生学历提升。

（3）进一步加强管理与研究能力培训。

针对原有转岗而来的管理人员，继续提高综合管理能力培训。对所有管理人员，增加与医保相关的专项知识培训，包括数据分析技能培训、统计软件应用培训、卫生经济学分析能力培训、物价收费知识培训以及科研能力培训等。

（4）进一步加深医保人力在医、保、患三方中的沟通与联动。

医院医保管理始终以国家医改大环境为背景，始终立足于政策执行与反馈，

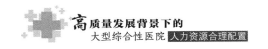

所以后期医保人力发展规划将以加强医、保、患三方沟通与联动为重点。

（5）持续优化绩效考核。

在现有的绩效考核方案下，不断优化业务与管理考核的分值和权重，将质量评价指标进一步优化。并根据业务与管理发展需要，对绩效方案进行不定期变革。

（四）成效

1. 实现意识形态和认知的转变，人力队伍组织力增强

通过党建理论知识有组织地规范化学习、开展破解党建与业务"两张皮"实践、发挥党员先锋模范带头作用以及开展岗位调整、业务模式变革、医保助理制度建设等一系列医保职能转变具体工作实践与培训，医保人力整体上已形成发展与变革的医保工作思维和工作方式，能够深刻认识当前环境下医院医保发展的方向和定位，能够找准调整后的岗位工作目标。同时，部门整体形成了以党建促发展以及党员积极发挥先锋模范带头作用的良好氛围。在新的组织架构下，医保人力呈四级组织架构，部门内部组织力与上下沟通协调质效增强。

2. 医保业务审核效率提升，审核准确性提高

（1）医保人力数量增加保证了医保业务高效完成。

2016年之前，医保人力的配置数量增加，是计算机在线智能辅助审核实现前保障医保业务整体性审核效率的基础。2016年之后，业务量进一步递增、业务范围进一步扩大，智能审核模式的变革，在医保人力总数维持不变的情况下仍然保证了医保业务审核工作的高效完成。

（2）医保人力审核能力变"单一"为"全能"，业务综合效率提升。

2019年之后，通过审核业务职责调整以及系统性培训，原有医保"单一"业务审核人力转变为"全能"业务审核人力，能够同时承担医保门特审核、住院审核和特药审核等各类医保业务，业务综合审核效率明显提升。同时能力的转变，确保了所有业务"一窗式"办理，进一步满足了参保患者对便捷性报销服务的需求。

（3）业务分值量化和差错考核，提高了人力积极性和审核准确性。

在审核规则培训、审核差错培训，以及将不同审核业务量化分值并将准确性纳入绩效考核的措施下，奖优罚劣，激活了争先动力，审核人员的审核积极性和审核准确性均极大提高，审核差错率降低7%，二次审核差错率降低50%。充分保证了原有医保业务量逐年递增以及部分新增医保业务的高效与准确经办，减少了参保患者的排队等待，同时充分确保"应报尽报"、保障了参保患者的合理报销权益。

3. 医保人力综合管理能力提升，精细化管理水平提高

（1）岗位与职责调整，促进业务审核人员管理能力提升和"转岗"。

在业务审核效率保证的前提下，调整岗位职责，审核人员同时承担部分管理工作，切实实现"一岗多能"和渐进式"转岗"。同时临床沟通能力专项化培训，充分确保了审核人员承担"临床医保助理"的工作能力，为分片区对口联系临床及医技科室，负责日常医保政策的沟通协调与意见收集的沟通与联动奠定基础。

（2）管理工作条块考核细化，促进医保精细化管理落地。

将管理工作细化为行政事务管理、业务异常情况管理、政策分析、政策流程宣传、医保助理管理、审核管理、医保医师管理、基础数据库管理、账务管理、数据分析、专项管理、流程管理、系统管理、科研管理等，同时调整主管岗位设置，实现部门管理工作的条块化管理。并将管理工作考核量化为权重和分值，结合质量进行考评，促进了管理工作开展的积极性和主动性，促进了各项管理工作的精细化落地执行，真正促进了部门的职能转变和医保治理水平的提高。

（3）医保人力专业背景丰富化、培训持续化，管理能力持续提升。

针对新发展形式下医保职能转变需要，建立了多个专业融合的医保人力团队，并持续开展党建培训、专业技能培训、综合管理能力培训，以及契合最新医保变革的政策、流程培训与讨论，促进了医保人力队伍建设紧跟医保变革步伐和医保管理能力的持续性提升。

（4）医保管理影响力进一步提升。

截至2021年，医保人力团队研究医保管理方法、总结医保管理经验，共发表论文30余篇，申请国家、省级、市级等科研课题20余项，参编书籍7部，获得国家、省、市各种奖励6项。研发的三套信息系统为国家发改委重大工程项目和成都市科技局重点研发项目的子课题，上述项目申请专利4项，申请软著12项，相关内容编入国家医疗保障局组织编撰的《中国医保基金蓝皮书》，并获得《中国医疗保险》杂志和《健康报》的大力宣传。其中医保监管系统项目进行了成果转化，并在2019年中国现代医院管理典型案例评选中获得金奖；智慧医保患者服务系统先后获得2020年中国医院管理奖智慧医院组优秀奖、第六季全国医院擂台赛创新建设智慧医院优秀案例。项目相关内容在国家、省、市级会议上进行专题讲座40余次，还得到《人民日报》《四川日报》报道，获得了广泛好评。整体性提升了医保管理在全国范围内的影响力。

（五）医保办岗位职责

1. 医保办公室部门职责

第一，严格贯彻执行国家及地方医保政策，在医保政策下开展业务管理

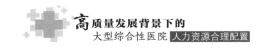

工作。

第二，负责根据医保政策要求设计业务流程，以患者和临床为中心持续优化，依托信息技术，建立高效优质服务体系。

第三，负责正确、严谨、客观、全面解读、宣传政策，将医保政策与医院战略和运营规划、临床学科发展需求、医疗成本效益等相结合，制定院内医保政策配套文件，确保医保政策在医疗全过程中依法、依规贯彻执行。

第四，负责在执行医保政策过程中及时收集患者、医院和临床意见/建议并向政策主管部门反馈，促进医保政策制定的合理性和适用性。

第五，负责建立部门间联动机制，协同建立公开、公正、公平的考核标准，规范医疗服务行为，控制不合理医疗费用，减少医保扣罚款风险，促进医院医保管理科学化、制度化和规范化。

第六，依托大数据，人工智能等技术，建立事前、事中、事后全流程医保基金监控体系，预防控制欺诈骗保，合理合规使用医保基金，确保医保基金安全有效使用。

第七，负责与各级医保机构建立长效沟通机制，妥善处理国家、省、市医保机构相关检查、巡查、调研和其他工作，及时追踪和反馈结果；负责接待其他医保经办机构/医院的来访、交流等工作。

2. 医保办公室主任岗位职责

（1）在院长、分管院长的领导下，组织和落实医院各项规章管理制度，执行医院医保相关决议，定期汇报我院医保运行情况，对医院医保运行政策和流程提出合理化建议。

（2）负责贯彻执行各项医保政策/协议，并结合我院实际，组织制定我院医保办工作管理制度和流程。

（3）负责主持医保办日常业务和管理工作，监督和指导医保业务和管理工作有序开展，定期组织优化管理制度和工作流程。

（4）负责组织开展各项政策/协议分析和医保数据统计研究工作，监督我院医保政策/协议执行情况，为医院经营管理提供决策依据和建议。

（5）负责组织开展医保政策/协议宣传、培训工作，加强各职能部门、临床/医技科室沟通与联动，确保按要求执行医保政策/协议。

（6）负责组织本部门会议和学习工作，承担"一岗双责"责任，负责部门廉政风险防控和教育工作。

（7）负责组织医保办开展科研工作，搭建科研学术交流、学习平台，组织协会开展医保相关学术交流活动。

（8）负责医保政策的沟通、协调和谈判工作，为医院争取有利政策，维护和争取医院合理利益。

（9）负责组织接待国家、省市医保局相关检查、调研和交流等工作，必要时协调医院相关其他部门共同合作，保证以上工作顺利完成。

（10）负责监督和指导医保办智能审核系统的开发、运行和优化，保证医保业务审核工作高效运行。

（11）负责指导、协助托管院区医保业务的开展。

3. 医保办公室科长岗位职责

（1）在医保办主任的领导下，负责医保办业务和管理工作的具体执行。

（2）负责医保办具体业务工作管理和人员安排，确保医保业务正常运转，组织解决其他机构/部门的医保咨询、投诉和纠纷业务，及时向上级汇报情况和处置措施。

（3）协助主任组织、传达、执行各级医保相关政策/协议，采用多种形式解读、分析政策/协议，负责政策/协议解答工作，落实政策/协议执行情况。

（4）根据政策/协议变化或调整情况，协助主任组织制定、修订和完善医保办内部各项管理制度和工作流程，并监督执行。

（5）协助主任组织科室内部业务、管理、政策等相关知识培训，并结合医保政策，具体负责组织医院及各临床科室培训、宣传工作。

（6）协助主任统筹管理医保办后勤管理工作，包括工作人员排班安排、请休假管理、公章管理、公文管理、会议安排/接待等。

（7）协助主任完成与其他机构、部门或临床科室的沟通协调工作。

（8）协助主任组织开展课题申报、奖项申请等工作，参与科研经费、成果和项目等管理工作。

（9）协助主任制定医保办绩效考核方案，负责每月本部门绩效测算。

（10）协助主任完成相关迎检、调研和接待工作，组织资料整理、汇总、上报和人员安排等工作。

（11）协助主任完成医保办公室其他事务性或上级交办的工作。

4. 医保业务主管岗位职责

（1）在医保办主任和科长的领导下，全面负责医保业务经办工作，包括出院医保审核、门诊特殊疾病认定和审核、重大疾病和罕见病特殊药品的认定和审核、异地门特联网、业务咨询/盖章等工作。

（2）熟悉掌握各类医保政策和业务经办流程，合理安排人员排班，确保业务工作按医保政策和医院规定执行，及时处理和上报业务经办过程中的问题和异常情况，建立业务台账，每月汇总问题清单至管理会讨论。

（3）根据医保政策调整和业务经办产生的问题，组织相关人员设计、优化工作流程，提出合理、有效性建议，与政策分析组及信息组积极联动，改进业务经

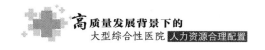

办流程，提升经办效率和准确率。

（4）负责每月抽审工作，核实医保业务经办过程中的审核差错问题，与信息组、政策分析组共同分析差错原因，采取规则调整、智能审核系统管控或人员培训等措施减少业务经办差错率。

（5）根据医保政策调整和业务经办问题定期开展本部门业务培训工作，组织开展业务学习，确保全员及时掌握最新医保政策、规则信息。

（6）负责处理医保业务经办相关投诉、咨询等问题，及时上报处理措施和结果。若业务主管无法现场处理，则应逐级上报，执行上级处理意见。

（7）协助主任/科长参与医保经办机构、其他职能部门、临床/医技科室、患者或家属的沟通协调工作，收集相关意见或建议，改进业务工作流程，提高医保业务经办质效。

（8）负责医保业务范围内的绩效考核工作。

5. 医保政策管理主管岗位职责

（1）在医保办主任和科长的领导下，负责政策分析和数据统计工作。

（2）负责组织收集各管理层面（国家、省、市）医保政策，开展政策分析工作，明确政策要求、趋势、问题和相应管理措施，必要时形成分析报告逐级上报，为医院决策提供依据。

（3）负责组织医保审核规则管理。包括门诊特殊疾病和重大疾病认定标准的制定与更新，住院/门特审核规则的梳理、确定与更新。同时与信息组沟通和联动，将新增或更新的审核规则提交至信息组，共同完成智能审核系统规则的更新和完善。

（4）负责组织住院/门特审核扣款原因分析，形成问题台账，并抽审数据交由业务主管复核，根据分析结果确定管理方案并落实执行；组织开展申诉工作，包括数据整理、任务分配、申诉语句配置、申诉资料调取和医保局对接等工作。

（5）负责组织病种数据分析管理。包括住院病组中成都市分值付费、省本级DRG和省市门特限额/定额病种超支/结余情况分析，组织开展申诉工作，安排后续管理工作和系统设计、开发及优化。

（6）负责与医保经办机构建立长效沟通机制，确保医保政策和数据及时、准确。协助医保经办机构相关检查工作（飞检、现场稽核等），配合协调现场检查工作和后续相关工作的处理。

（7）负责医保医师助理管理工作，包括审核医保简报，组织临床科室相关开展政策、流程培训和宣讲，拟定相应管理措施，跟踪执行情况。负责组织财务登记工作。根据申报及回拨数据分析病种超额信息和拨付异常情况，结合文件及政策要求，核对财务部反馈数据并上报。

（8）负责院内药事管理、装备、病案等相关委员会涉及医保政策分析的协调、沟通工作。

（9）负责医保政策管理与数据分析范围内的绩效考核工作。

6. 医保信息系统主管岗位职责

（1）在医保办主任和科长的领导下，负责信息系统的设计、管理、维护和优化工作。

（2）负责收集、整理、评审本部门信息系统需求，对接系统开发人员，跟踪开发进度并测试验收开发成果。

（3）负责本部门业务数据统计管理工作。根据本部门提交临时性或固化数据分析需求，对接信息中心提取相应的数据。

（4）负责管控数据分析。根据事前、事中管控数据及医师操作、反馈数据进行分析、聚类，将异常问题及时共享给相关职能部门。

（5）负责处理由业务组和政策组提交的业务/管理流程对应的系统开发的专项需求。评估其他组提交的系统开发需求的科学性、可行性、适用性和可操作性，必要时组织科室管理小组进行评审，通过后对接信息中心后续开发工作，追踪开发进度、测试并验收成果。

（6）负责医保业务经办标准化管理工作，包括医疗执业人员信息/诊断信息/诊疗项目信息/药品信息在院内/国家平台的维护和各相关部门的协调工作，保证医保顺利结算及结算清单数据准确及时上报。

（7）负责医保医师管理工作。包括重疾权限医师梳理，组织协调医保医师/护士申报、审核和信息/权限维护工作，及时将结果反馈至临床科室。

（8）负责维护、管控和优化特药系统及相关对接工作，组织科室开展系统相关培训工作，确保工作人员及时掌握系统操作规范和流程。

（9）负责信息系统建设和管理范围内的绩效考核。

7. 医保行政主管岗位职责

（1）在医保办主任和科长的领导下，负责具体行政事务工作和后勤管理工作。

（2）负责办公室日常工作，包括接待、对内对外联系、协调等工作。

（3）负责公文管理。收文登记备案存档后，上交主任/科长阅示或下发至科室学习；外送文件按流程递交主任阅示签字后，上交至医院或在医院各部门传递，办公室备案存档。

（4）负责文件档案管理。定期整理医保办各类文件，分类存档管理。

（5）根据医保政策和业务流程调整，具体负责修订、更新和完善本部门相关管理制度和工作流程。

（6）负责医保办具体后勤管理工作，包括请休假管理、考勤管理、排班人员

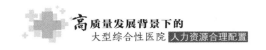
协调、物资管理、公章管理、协会/会议接待与安排、院内通知上传下达、院内活动组织安排等工作。

（7）负责协调、沟通和处理现场无法处理的各种来源的投诉问题，定期整理、分类汇总投诉意见，组织科室开展投诉管理培训。

（8）负责日常消防安全管理，组织工作人员进行消防安全培训和演练。

（9）负责人事管理，包括下发人事管理相关通知，执行医院相关人事管理规定。组织新进/返聘人员申请、新进人员招聘、学习培训、岗位安排和阶段考核工作。

（10）负责每月工作简报和各类总结审核、修改工作，及时上交简报内容至相关部门负责人。

（11）协助主任和科长组织开展课题申报、奖项申请等工作，参与科研经费、成果和项目等管理工作。

（12）负责其他临时事务性工作及上级安排的其他医保相关工作。

（13）负责医保行政管理范围内的绩效考核工作。

8. 医保业务审核工作岗位职责

（1）严格遵守医院及医保办公室的各项规章制度，服从医院和科室管理。

（2）审核人员须按排班安排进行业务办理，不得迟到、早退、脱岗。若排班有变动须提前协调，未提前协调且有突发情况须及时上报业务主管或行政主管，征得同意后方可调整排班。

（3）审核人员业务经办范围包括住院医嘱审核、门特认定和审核、特殊药品的经办、异地联网和医保业务咨询/盖章。审核人员须熟悉掌握医保业务经办流程，根据我办制定的《医保业务工作制度及流程》，本着认真负责的态度按规定予以办理，不得违规操作。

（4）审核人员针对不确定或有争议的诊疗项目，须上报主管核实后，方可办理，以保证患者正当权益。

（5）及时上报经办过程中的异常情况，并向患者或家属做好解释工作。

（6）受理现场投诉，收集参保患者反映的问题，进行现场处理或上报业务/行政主管予以处理。

（7）积极参加科室组织的各项培训、学习活动，以便掌握新的政策内容和动向，提高业务经办水平。

9. 医保管理工作岗位职责

（1）严格遵守医院及医保办公室的各项规章制度，服从医院和科室管理。

（2）管理人员根据排班安排，首先完成业务经办工作，保证医保日常业务经办工作顺利进行。

（3）管理工作内容包括医保业务管理、政策分析管理与数据分析、信息系统管理和行政管理。工作人员应根据科室管理岗位的具体分工和任务，协调时间完成相应工作。

（4）负责医保业务相关工作的人员，应按既定的工作内容和时限要求，完成相应管理工作：排班人员须根据每周请休/假情况合理排班，经业务主管审核同意后在每周五前公布下周排班情况；负责业务台账管理的人员应在每周五分类、汇总业务台账交至业务主管处，每月递交当月业务问题清单；负责医保业务工作量统计的管理人员根据排班情况和绩效考核方案标准统计科室全部工作人员上月工作量，在每月 20 日前将统计结果交至业务主管处；负责异常问题（如系统、网络、财务等）处理的工作人员，每日处理来自现场、系统的各种异常情况，并反馈至问题台账管理人员处，无法处理者，上报至主管处；负责特药管理的工作人员：①每日清理特药经办问题，提出解决方案并跟踪落实情况，必要时统一发布相关管理要求或通知；②按要求和计划审核、维护药店申报的特药信息；负责特药经办材料核实的管理人员须在 24 小时内完成院内报告核实工作，原则上在48 小时内完成院外报告核实工作，若遇特殊情况无法完成，须及时告知患者并做好解释工作；负责补差和退费的管理人员，每月汇总、整理补差/退费患者信息、相关材料，逐级签字递交医院审批，上交至省、市医保局批示后，对接财务部按流程办理后续事宜；负责业务培训的管理人员须在每日周三 12：00 前向例会管理人员报送培训计划和培训资料；负责其他临时性业务相关管理工作的人员，按业务主管要求和时限完成对应工作并上交。

（5）负责医保政策分析与数据统计管理相关工作的人员，应按既定的工作内容和时限要求，完成相关管理工作：

负责政策及协议分析具体工作的管理人员，及时收集各管理层面政策信息，包括协议、业务经办政策、病种付费政策、带量采购政策、医保目录调整、标准化管理和审核相关政策等。整理后上报政策组主管，政策文件交由办公室备案存档，协助政策组主管开展政策分析和相关报告撰写，追踪报告进度及处置意见，及时反馈至主管处；负责审核规则制定和更新的管理人员，按医保政策要求和标准，协助主管广泛收集职能部门意见，检索政策相关资料，与医保局保持有效沟通，必要时联合各科室医保助理收集临床专家意见，综合整理后制定、更新审核规则交由政策组主管讨论；负责审核扣款和申诉的管理人员，协助主管分析扣款原因，建立问题台账，与主管沟通讨论后续管理措施，并落实执行；协助主管推进申诉工作，包括整理数据和申诉语句，与信息组联动生成申诉图片，与医保局联系沟通具体事宜，培训申诉操作流程等；负责住院抽审工作的管理人员，每周定期导出审核单据中生成自费的明细，分析数据，交由业务主管核实后，分析审核差错原因，与业务主管及政策主管共同商讨后，调整审核规则或开展内部业务培训；负责住院病组分析的管理人员，分析成都市分值付费、省本级 DRG 情况，形成分析报告交由政策组主管；负责门诊病组分析的管理人员，分析省市门特限额/定额病种分析超支/结余情况，形成分析报告交由政策组主管；负责病种分析的管理人员，协助主管对内对外沟通政策执行过程中的相关建议或形成申诉报告，交由主管后根据安排跟踪落实后续工作；负责与其他医保经办机构协调的管理人员，协助主管接待各项检查，准备相关资料并配合协调现场检查相关事宜，做好检查记录交由主管，根据主管安排落实后续措施并跟踪执行情况；各医保助理应与所负责临床/医技建立长效沟通机制，在科室统筹安排管理下定期开展政策培训与宣传、业务经办流程讲解工作。定期收集所负责科室反馈意见，汇报主管并协同拟定管理措施，跟踪执行落实情况。每月按时完成负责科室简报并发送至科室负责人，做好解释和沟通工作；负责账务登记的管理人员，协助主管定期登记申报、回拨数据工作，根据拨付清单对照申报拨付数据，提供病种超额信息并向主管汇报拨付异常情况，做好财务部反馈数据核对工作。

（6）负责医保行政事务相关工作的人员，应按既定的工作内容和时限要求，完成相应管理工作：协助行政主管完成科室管理制度和工作流程的整理、汇总工作；负责会议具体接待工作，包括专家邀请、会议室预定、会议通知、材料准备、行程和交通安排等；负责部门例会培训安排的管理人员每周负责整理和发布培训资料、内容安排、考勤和撰写会议纪要；负责收文和外送公文的管理人员，须根据排班时间调整送文时间并有签收记录，普通文件每周不得少于 2 次，急件必须按时限要求呈送。医院红头文件按流程审批成文后领回至办公室存档；负责具体物资管理，包括每月固定物质申领、存放，固定资产管理、盘查，设备报修报检、公章存放、使用和销毁等；负责各项通知/活动安排的管理人员，及时通知到位，按通知要求收集、上报相关材料，协调组织安排工作人员参与活动；负责档案管理的人员每季度清理办公室所有文件，分类归档；负责医保办简报和总结撰写的管理人员，每月底最后一天收集本部门重点工作内容和医保数据，3 个工作日内完成简报撰写交至办公室审核，其他类型总结须根据医院/部门要求撰写，按时提交；负责协会及学术交流活动具体事项安排的管理人员，须根据协会要求组织参与具体事项的协调、沟通工作；负责参与科研管理的管理人员，按四川大学和华西医院相关科研管理规定，协助参与科研/奖项材料准备、项目申报和经费报销等工作，跟踪进度并及时上报上级主管。

（六）考核评价体系

1. 改革前

2013 年绩效考核主要是依据审核人次进行，未建立多维指标考核体系。

2.2016 年绩效改革

为确保部门各项工作能够按质按量完成，2016 年 9 月起，部门人力绩效酬金与工作数量和质量及工作纪律态度等挂钩。不同医保业务其分值设定不同（单位业务的分值根据业务难易程度确定），合计分值根据单位分值与经办人次进行加权平均后得到。绩效考核系数每月根据《医保办岗位 KPI》进行考核，包括审核差错率、工作态度、工作纪律等方面。本次绩效改革，在审核业务量分值考核的基础上，增加了管理岗位工作的量化考核，每个月每位管理人员根据实际完成情况上报管理工作量化考核表，主管根据完成数量和质量进行全方位质效考核。审核组和管理组绩效计算方式具体如下：

（1）审核组。

$$个人工作总分值 = \left(\sum 工作量 \times 分值 \right) \times 岗位系数 \times 绩效考核系数$$

$$合计工作分值 = \sum 个人工作总分值$$

$$单位分值酬金 = 审核组总酬金 / 合计工作分值$$

$$个人月度绩效 = 单位分值酬金 \times 个人工作总分值 \times 审核工作占比$$

注："工作占比"为从事审核工作和管理工作的比例。

（2）管理组。

$$绩效校正岗位系数 = 个人岗位系数 \times 绩效考核系数 \times 管理工作占比$$

$$单位岗位系数酬金 = 管理总酬金 / \sum 个人绩效校正岗位系数$$

$$个人月度绩效 = 单位岗位系数酬金 \times 绩效校正岗位系数$$

3. 2021 年绩效改革

本次绩效改革根据部门职责范围调整后的岗位设定，分为医保业务和医保管理，业务和管理统一算分值，分值汇总后根据每月绩效酬金总额计算单位分值。具体如下。

（1）医保业务占比 50%，分为可客观量化的后台业务与难以量化的前台接待业务。前台窗口实行"打包式负责"，具体包括业务咨询、资料收集及初审、刷卡业务等。后台业务包括认定资料审核、两定平台录入、计算机审核扣款申诉（住院）、计算机审核扣款申诉（门特）、病种付费申诉、医保规则审核、住院上传、门特机审等。前台窗口和后台业务可自行选择。对不同业务进行操作关键环节的分解和分值设定。每个人的业务绩效由"各类型分值相加 × 单位分值价值 × 质量考核"构成。质量考核根据医保局计算机审核返回数据、定期抽查、患者反馈/投诉、医保稽核等构成。

（2）医保管理占比 50%，固定分值为专项培训和临床意见征集，其余部分为动态分值，分为行政事务管理\业务管理、政策与数据分析、流程管理四大

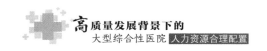

类。不同类别的管理任务，权重划分不同。各类别中的任务，参与人员为多人时，可依据参与程度进行二次权重分配。最终管理分值由分值与权重、完成及时性、质量构成，完成及时性由上个月管理人员自定的工作计划完成时间进行考核，质量由主管进行考核。

①完成及时性＝实际完成工作数量/计划完成工作数量

②管理质量系数＝（6×优秀的工作数量＋5×合格的工作数量＋0×差的工作数量）/5×总工作数量

③管理人员（非主管）或业务人员综合绩效＝［各业务类型分值相加×质量考核＋管理分值×完成及时性×质量］×单位分值×岗位系数

④主管综合绩效＝管理分值平均值×完成及时性×质量×主管岗位系数×单位分值

此次改革中，不同业务的分值标准与不同类别管理工作的权重设置，均根据部门整体性发展需要以及业务在新操作方式下的难度与耗时进行重新测算，设置合理性进一步提高。此前未量化的业务进行了分值量化，比如综合窗口业务、异常处置等。同时将主管的考核进行了量化并纳入质量评价。

六、国有资产管理部人力资源配置现状

（一）国家、行业岗位设置要求或标准

国有资产管理部按照人力资源和社会保障部 2006 年 11 月 17 日公布的《事业单位岗位设置管理试行办法》（国人部发［2006］70 号）及其实施意见的规定设置了管理岗和工勤岗两种岗位类别，按照岗位性质、学校和医院规定的任职条件设置了岗位等级，并根据职责任务、工作性质和人员结构特点，实行了不同岗位结构比例控制。国资部按照规定程序制定了岗位设置方案，在核准的岗位总量、结构比例和最高等级限额内，制定了岗位设置实施方案。

（二）岗位配置现状、未来的展望

国有资产管理部作为医院国有资产监督管理专职部门，实行"统一领导、归口管理、分级负责、责任到人"的管理机制，并按照《行政事业单位内部控制规范》要求，设置了执行和监督相互分离、相互制约的资产监督管理岗位，对医院固定资产、无形资产、对外投资等相关资产事项进行统一归口管理，形成了职责清晰、分工明确、相互协调的工作机制。

1. 人力资源配置原则

国有资产管理部人力资源配置的基本原则是定岗定职，按岗定员，即将国资部主要的工作职责进行合理的分配，划定特定的岗位，并根据岗位职责的大小、

范围和工作强度确定岗位人员数量，再经过人员的严格选拔确定具体负责人员。国资部在人员定岗时，着重考虑人员的能力、专业和工作态度，根据其不同特长安排合适的岗位，充分发挥人才优势，增强部门业务实力。

选好人、管好人、用好人、留住人是国资部的用人原则，在部门管理工作中充分体现出员工的个人价值，使个人价值与部门价值、医院价值达成一致，将部门的发展和员工个人的发展规划结合起来，推进二者共同发展，共同进步。

2. 人力资源配置情况

国有资产管理部目前负责院内工作的在职员工共计 7 人，其中党员 5 名。具体人员构成和配置情况如下。

①人员男女比例：男性 4 人，女性 3 人。

②人员岗位类别：管理岗位 6 人，工勤岗位 1 人。

③人员编制构成：在编人员 3 人，医院聘用人员 4 人。

④人员学历情况：研究生学历 3 人，本科学历 4 人。

⑤人员职称划分：高级职称 1 人，中级职称 6 人。

⑥岗位人员安排：部长兼党支部书记 1 人，副部长 1 人，对外投资岗 2 人，对外合作岗 1 人，产权管理岗 1 人，固定资产岗 1 人。

3. 人力资源配置促进问题的解决

人力资源配置涉及人与事的关系、个人自身能力条件、部门具体要求和医院规划等要素，国有资产管理部在人力资源管理方面力争做到人尽其才，才尽其用，人事相宜，最大限度地发挥人力资源的作用，解决实际工作中存在的问题。

（1）部门工作职责增加，及时调整岗位人员配置。

随着社会经济的发展，国家政策的变化，医院涉及的业务领域不断扩大，国有资产管理部的职责也随之变化。国资部目前的主要工作职责与成立之初的职责相比已经发生了很大变动。

①在国家大力促进科技成果转移转化的大背景下，医院结合自身医疗业务特点，在相关国家科技成果转化办法的规定下，完善科技成果转移转化支撑服务体系，激励全院职工积极投身科技成果转移转化，强化创新资源深度融合与优化配置。

国有资产管理部为了强化对国有资产的全面监管，新增对科技成果转移转化的过程进行监管的职责。部门通过重新调整岗位职责，设置专职人员的方式来解决新增部门职责的问题，科技成果转化专员主要负责协助成果转化部完成科技成果转移转化联合审批工作，为了完善科技成果转化的全过程管理，制定并发布《科技成果作价投资成立公司的国有股权监督管理办法》。

②随着新医改的不断深化，为了实现医疗资源共享、形成资源互补，促进优

质医疗资源纵向流动，缓解"看病难、住院难"等问题，国家出台鼓励公立医院对外合作办医的相关政策，医院积极响应号召，加大对外合作力度。

国有资产管理部根据医院发展规划，积极参与推进医疗大健康产业的融合发展工作，构建公立医院高质量发展新体系；参与对外合作办医相关讨论，探讨通过托管等方式，增加院区，发挥医院区域引领和辐射带动作用；设立专职人员参与四川华西－五粮液健康科技研究院等类似合作项目的推进工作。

③根据医院安排，增加设备及耗材采购比选工作职责。新增的比选工作任务重，工作量大，每个工作日基本全天都排满采购比选会议，人员工作和时间安排面临极大挑战。为了合理安排该项工作，通过与其他参与部门进行交流和沟通，以及内部学习相关制度后，部门成立临时比选小组，由1名成员牵头，其他3名成员参与配合，4名成员在合理安排本职岗位工作的情况下，轮流参与设备及耗材采购比选会议，实现人力资源充分配置。虽然该安排能解决燃眉之急，但部门成员工作任务和压力较大，同时成员相关专业性也不强，目前部门正积极向医院申请，请求增加比选专业人员，专职负责该项工作。

（2）加强沟通交流，化解内部矛盾于未然。

部门内部融洽的人际关系是顺利开展各项工作的前提条件，和谐的内部关系才能使员工保持饱满的工作热情。员工的性格、工作方式、工作思路因人而异，个人利益有时存在冲突也在所难免，国有资产管理部十分重视员工想法，始终把人放在考虑的首位，注重信息公开，在发现工作安排可能不合理或者容易产生歧义的时候，第一时间找到相关人员进行沟通和思想交流，听取员工的意见和顾虑，了解部门成员的内心想法，解决矛盾于未然。

同时国资部通过了解员工的个人特长、工作能力、工作风格等各个方面，找到最适合每个员工的工作岗位和搭档伙伴，从而进行科学合理的人力资源配置，这对维持部门内部良好的人际关系和解决隐藏的内部矛盾起到了积极促进作用。

（3）强化双向激励，促进成员实现个人价值。

为了实现更好的人力资源配置，必要的奖惩制度不可或缺，奖惩制度作为内在的激励因素，要充分发挥上行激励作用和下行激励作用。国有资产管理部特别关注上行激励，员工具有追求个人成长进步、获得表扬奖励、期待干一番事业、实现自我突破的内在需求，部门适时地给员工分配富有挑战、能够承担更多责任的工作，并给予相应的权利和适当的回报作为奖励，将会对所有成员传达部门鼓励上进的信息，并对全员产生持久的激励作用。

同时国资部也重视下行激励，部门成员必须严格遵守法律法规、规章制度，这是底线不能触碰，但是对于业务技能过低、作风表现不好、工作态度存在问题的员工，国资部会提出意见和建议，较严重的情况部门进行批评教育，必要时进行人事方面的调整，对部门所有员工起到警示作用。

4. 人力资源配置的成效

国有资产管理部成立8年以来，通过人力资源合理的配置，适时的调整，在全体成员的通力合作、共同努力下，国资部取得了不错的成绩。

（1）部门取得的成绩。

国有资产管理部全体成员按照各自的岗位职责，相互配合和协助，认真、出色地完成了医院的国有资产管理、对外投资企业管理等各项工作。自国家卫生健康委开始对医院进行管理工作考核以来，我院就一直被评选为先进单位，我院连续6年获得年度企业财务管理工作一等奖，连续5年获得年度国有资产管理工作一等奖。此外，国资部牵头负责的医院资产清查工作荣获"国家卫生健康委2016年度行政事业单位资产清查工作先进单位"。

国有资产管理部鼓励部门员工发散创新思维，创新工作思路、优化工作方法、提高工作成效，支持部门员工积极参加医院以"微光精神，创新引领"为主题的"即时奖励"项目。截至目前部门的"推动便民'共享'服务，提高患者就医体验"和"华西健康医学教育平台'华西学术汇'——赋能医者终身学习"两个项目获得四川大学华西医院华萤奖。

（2）成员个人成绩。

国有资产管理部不断加强部门专业队伍建设，提高员工各项资产管理工作水平以及综合素质能力。部门成员勤奋认真，1人获得年度"优秀共产党员"，1人获得年度"综合先进个人"，3人获得年度"服务保障先进个人"，1人获得管理类"服务标兵"称号。

国有资产管理部推荐1名成员前往国家卫生健康委财务司进行交流学习1年半，工作努力认真，获得财务司领导高度评价，并成为国家卫生健康委部门决算专家，多次被邀请参加部门决算会审。此外，部门还有2名国家卫建委企业决算专家和1名国家卫建委资产决算专家，也多次被邀请参加决算会审，并出色完成审核工作。

国有资产管理部重视部门成员的个人学习和进步，每年均有员工发表数篇学术论文，参与专著编写，参加课题研究等。部门鼓励员工积极参加各项专业职业技能考试，提升专业技能，共有6人通过中级职称考试，4人通过注册会计师考试，1人通过法律职业资格考试等。

5. 人力资源配置经验

国有资产管理部成立以来，不断总结经验，吸取教训，在人力资源配置方面也积累了一定经验。

（1）完善人力资源管理机制。

以人为本，做到人尽其才。国有资产管理部在人力资源管理工作方面努力做

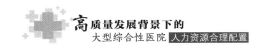

好科学的规划，系统的设计，加强人才培养，进行适当的考核和有效的激励，激发员工工作热情和积极性。同时国资部在人力资源管理方面力求做到公平、公正、公开，在对员工的工作能力、工作态度和工作业绩考核的基础上进行奖励和惩罚，给员工压力和动力，促进部门成员良性竞争。

（2）重视信任、尊重和沟通。

信任和尊重是员工开展工作的前提，也是人力资源配置管理体现人性化的表现。国有资产管理部对员工进行明确的工作授权，依据有权必有责、权责相统一的原则，给员工提供了充分施展才能的空间，但同时也明确了员工需对自己的工作负责。这种部门给予的充分信任和尊重，有利于建立一支团结协作的队伍，提高部门整体工作效率。

沟通是获得有效信息的途径，是建立良好关系的方式，也是解决问题的关键。国有资产管理部重视与员工的沟通、交流，部门领导是善解人意的听众，积极聆听，鼓励员工说出他们的担心与忧虑，并和他们进行讨论和交流，满足员工的心理需求，同时也尊重员工的想法，及时发现潜在的问题，化解可能存在的矛盾，融洽人际关系，保证各项工作的顺利开展。

（3）强化岗位规划调整。

一方面部门岗位职责会随着社会、经济、政策等外部环境的发展而变化，另一方面员工自身的能力和状态也不是一成不变的，所以国有资产管理部会及时分析部门人力资源的现状，在规划岗位时将人力资源配置与部门发展战略相结合，对部门未来的人员数量、结构和质量等方面进行总体规划，同时明确部门的人才队伍建设的目标。国有资产管理部注重调结构、优配置，编制岗位设置方案，完善岗位说明书，结合员工岗位胜任能力，进行人员岗位动态调整，优化人岗匹配。

（4）全面提高员工综合素质。

国有资产管理部重视员工培养，努力为部门员工提供更多学习成长的机会，全面提升员工各项能力。工作和竞争的压力无处不在，国资部加大力量培养各阶段、各岗位人才，对于刚毕业的大学生给予成长空间，安排进行医院其他岗位轮岗，培养医院归属感。同时部门不断平衡各岗位人才的专业技术水平，鼓励员工继续进行学历教育和技术职称等专业知识学习和考试，提升员工个人综合能力，实现个人、部门和医院的共同发展。

（三）未来的展望

未来，随着国有资产监管工作的持续深入，国资部人力资源配置将进一步完善，一方面强化岗位职责、分工细化以及责任担当，推进工作流程精细化管理，加强监督和协调，落实考核和激励，另一方面尽量满足员工职业发展需求，保障员工权益，促进员工成长，最终实现从单纯重视制度和技术管理转向兼顾价值理念和文化建设，从单纯依靠规章制度进行规范转向兼顾民主管理和人性化管理，实现从"硬性管理"向"柔性管理"的转变。

（四）对应岗位职责、考核指标或体系

1. 部门职责

国有资产管理部主要的工作职责包括：制度建设、产权管理、固定资产监管、无形资产监管、对外投资监管。具体来说，部门需要根据财政部、国家卫健委的国有资产管理有关规定，结合医院具体情况，制订医院国有资产管理规章制度及实施办法；承办医院及院属企业国有产权界定、登记、评估、年检、年审、年报等事项管理及上报，医院新增土地、房屋建筑物等权证的办理；部门需要对医院资产出租、出借、无偿调出、出售、出让、转让、报废、报损、对外捐赠等行为以及医院科技成果作价投资形成的医院国有产权和投入经营的资产实施监督；部门代表医院履行出资人职责，需定期向医院汇报投资企业的财务状况、生产经营状况和国有资产保值增值状况及其他重大事项；也要参与医院对外合作项目前期调研、论证以及项目的报批审核；要督促企业及时、足额缴纳国有资产收益，保证医院对外投资资产的保值增值。

2. 岗位职责

（1）部长兼党支部书记。

部长的主要岗位职责是在主管院长领导下，全面负责国有资产管理部的各项工作，具体包括：制定部门发展规划及年度工作计划和总结，拟定部门发展目标；组织、安排、考核部门所设岗位的履职情况及绩效，负责人力规划、人事安排及调配，落实上级主管部门和各级领导布置的各项任务。

党支部书记全面负责国资部党支部工作，组织学习和贯彻党的政策精神，召开部门党员组织生活会和民主生活会，传达上级最新的指示和决议；负责部内离退休人员和困难职工的帮扶慰问；负责部内的部务公开、宣传、网站建设、继续教育、治安消防安全及应急预案的制订等。

（2）副部长。

副部长的主要岗位职责是协助部长负责部内日常事务及管理工作，建立及修订完善医院各项资产管理制度和流程；负责医院资产管理信息系统的建设维护、年度国有资产决算报表编制、资产效益分析、固定资产全生命周期管理、部门新媒体运营、文化活动开展，人员培训和后续教育工作等。

（3）对外投资管理岗位。

因医院对外投资体量较大，对外投资管理岗位设置为两个细分岗位。其中岗

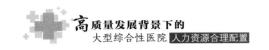

位一主要负责拟定医院对外投资及所属企业的相关管理制度，同时参与医院拟投资项目前期调研、论证、分析、评估；统筹院属企业预算管理、绩效考核、激励机制、内控机制建设；还需负责院属企业国有资产运营信息的采集、统计、分析、预测，监督院属企业的分立、合并、破产、解散、增减资本、发行公司债券等重大事项以及企业资产损失核销、清产核资和年度经营业绩考核等工作。

岗位二主要负责督办各级主管部门下达院属企业的各项专项工作；协助院属企业完成国有资本经营预算、国有资本收益上报、经济效益月度快报上报、企业每季度经济运行情况分析、年度院属企业经济运行分析；负责院属企业改制、重组、上市管理工作，协助企业办理国有资产评估；负责完成医院所属企业《年度企业财务会计决算报表》和《年度企业国有资产统计报表》的编制、审核、上报等工作。

（4）对外合作管理岗位。

对外合作岗主要负责参与医院对外合作项目前期调研、论证、分析、评估以及商务谈判、合同会审、项目报批审核；同时对医院各种科技成果和产权（股权、债权）形成流程和转化收益分配进行监督；协助相关部门完成知识产权申报；对科技成果作价投资形成的医院享有的股权份额或出资比例进行监管；配合审计处对独立法人机构进行年度审计等工作。

（5）产权管理岗位。

产权管理岗主要负责医院国有资产产权的登记办理和管理；负责院属企业国有产权的界定、登记（占有、变动和注销）、转让、置换、划转、担保、处置等；负责医院新增土地、房屋建筑物等权证的办理和管理；参与并监督医院基建项目各类招标比选的专家抽取、评标开标、合同会审工作，同时协助基建部门及时办理医院自建资产竣工验收、资产移交等工作。

（6）固定资产管理岗位。

固定资产岗主要负责拟定医院固定资产管理的规章制度，管理维护固定资产动态管理信息系统和公房信息管理系统，推进资产管理信息化建设，参与并监督院内资产日常抽查盘点、资产处置、出租出借资产的评估上报、清产核资工作，监督处置收益及时缴纳和租金收取；完成年度《国有资产决算报表》《行政事业单位资产报表》和《医院资产管理年度分析报告》的编制、上报等工作。

七、膳食中心人力资源配置现状

（一）基本情况

四川大学华西医院膳食中心归属于后勤口，主要负责日常职工餐食供应、分院区病员餐供应、会议接待供餐、会议茶歇、食品安全等主要业务，而膳食中心的人力资源管理具有非常重要的作用，其包含员工的招聘与选拔、培训与开发、绩效薪酬管理、行业人员准入管理、员工安全与健康管理等。

（二）国家、行业岗位设置及人员要求

1. 岗位资格要求

（1）食堂负责人。

食堂各项事务的管理决策者，食堂安全生产的主要责任人。根据医疗和疾控机构食堂的不同性质，食堂负责人可以是营养科负责人，也可以是食堂经理或主管。医疗和疾控机构食堂应具备国家相关法律法规申请食品经营许可的条件，根据要求办理、保管和公示《食品经营许可证》，在此基础上，经营所在地有地方食品经营许可管理办法的，应按照地方要求执行。《食品经营许可证》的有效期为 5 年。

（2）食品安全管理人员。

为保证食品的安全生产，食堂应配备食品安全管理人员，宜设立食品安全管理机构。食品安全管理人员应获得餐饮服务食品安全培训合格证明，同时具备食品安全生产知识和管理能力。符合国家职业资格设置条件和要求的其他岗位，应获得相应的职业资格。食堂负责人和食品安全管理人员应接受安全培训，具备与所从事的生产经营活动相适应的安全生产知识和管理能力。根据国家推行的相关管理办法，食堂负责人和食品安全管理人员原则上每年应接受不少于 40 小时的餐饮服务食品安全集中培训，国家食品药品监督管理局负责制定全国餐饮安全管理人员培训大纲。食堂从业人员应经过食品安全卫生知识、法规培训和职业道德教育后方可上岗；

（3）专业技术人员。

三级医院和具备条件的二级医院的营养厨房应配备营养医师、营养技师和营养护士。营养医师人数与医院床位数之比应至少为 1∶150，营养技师应按照与营养医师 1∶1 的比例配备，营养护士应不少于 3 人。专业技术人员应根据国家相关规定取得相应的临床执业医师资格、健康或食品专业学历或执业护士资格，同时应通过临床营养专业培训考核。

（4）食品加工人员。

厨师长为食品加工的技术主管人员，负责安排统筹食品加工过程中的各类人员，包括采购员、库管员、（粗加工、切配）厨工、（热炒、冷菜）厨师、面点师等。目前，餐饮行业厨师等级区分以中华人民共和国劳动和社会保障部统一印制、劳动保障部门或国务院有关部门按规定办理和核发的烹调师证确定。分为了五个等级：职业资格五级（初级）/职业资格四级（中级）/职业资格三级（高级）/职业资格二级（技师）/职业资格一级（高级技师）。除官方的职业资格等

级界定外，各餐饮集团和企业也有各自的等级评判标准，并以各自的确定的等级来核定基本薪酬。其中社会餐饮和酒楼以实际操作为评判标准，通过统一试菜确定厨师岗位和等级。而连锁餐饮企业则要求理论先行后实际操作，且偏重于操作中的标准步骤和标准规范。在通过理论后，再试菜确定其厨师等级。食品加工岗位人员应相应获得中、西式烹调师或中、西式面点师的国家职业资格证书。

2. 岗位其他要求

食堂从业人员在获得以上相应的专业资格的基础上，应满足以下要求：身体健康，食堂从业人员应按照当地卫生行政部门的规定每年进行健康检查，排除痢疾、伤寒、病毒性肝炎、活动性肺结核、皮肤病以及其他有碍食品卫生的疾病，取得健康证明后方可参加工作，新入职或临时参与工作的人员应具备健康证明；入职培训，食堂负责人和食堂安全管理人员应对新入职的从业人员进行安全生产培训，主要内容为有关餐饮食品安全的法律法规知识、基础知识及本单位的食品安全管理制度、加工制作规程等，宜在培训中明确个人岗位的安全生产责任。培训后应对从业人员进行考核，通过后方可上岗工作；卫生达标，卫生达标是从业人员的日常上岗条件，每日上岗前食品安全管理人员应对所有从业人员的健康状况进行检查；除 GB 14881—2013，6.3.2 中的基本卫生要求外，从业人员若患有发热、腹泻、咽部炎症等病症及皮肤有伤口或感染应及时主动报告，伤病恢复期间应暂停岗位工作。

3. 医院膳食中心人员岗位配置

（1）膳食中心人力资源配置原则。

明确医院和部门的发展战略与目标，人力资源规划应该服务于单位和所在部门的发展战略目标。在制订人力资源计划时，要明确单位发展的战略和目标，以及单位为完成这些目标需要的组织能力。例如一个单位采取低成本战略时，人力资源计划应与之配合，制定以严格控制成本为目标的人力资源规划，采用聘请成本控制专家、分析现有员工需求、合并工作岗位、提高工作效率、减少劳动成本和费用、解聘多余人员等一系列具体方案。

（2）分析现有人力资源现状。

岗位设置的原则是按需设岗、总量控制、结构合理、精简提效。结合后勤工作内容和强度，可按医疗业务的时间安排与人流量变化等因素综合考虑，明确后勤人员岗位职责。岗位配置等要因地制宜，如值守等窗口岗位要配置服务意识强，发挥好人力资源管理的作用，统筹配置合适的人在合适的岗位上，力求提升后勤整体运行的效率和服务质量。

（3）预测人力资源的需求量。

人力资源规划的第三步是预测在某段时期单位所需人力资源的类型和数量。

单位对劳动力的需要受到各种因素的影响。例如，当单位着手引进高新科技，改造生产流程时，可能会减少作业工人数量，增加对技术人员的需求。预测人员需求量就是要确定某些因素的变化对人员需求产生的影响。

（4）预测人力资源的供应量。

人力资源规划的第四步是预测劳动力的供给量，也就是通过分析所需人员的供给情况，确定能向单位提供此类人员的数量与来源。人力资源供给有单位内部和单位外部两个来源，单位内外部环境的变化都会对人力资源的供给产生影响。例如，单位内部的工资待遇、人事政策和工作环境等因素，会影响到内部人员是否愿意继续留在单位服务；单位外部的劳务需求、就业规模等因素，会影响到外部劳力是否愿意进入单位服务。

4. 膳食中心人力资源配置现状

膳食中心现有职工 165 人，岗位分为行政管理、生产技术、工勤三类，具体包括科长 1 名，副科长兼支部书记 1 名，主管岗位 6 名，组长岗位 12 名，此外，还有钟点工 8 人，截至 2022 年 3 月，实际在院工作的膳食中心工作人员数量达 165 人。

自 2013 年医院实施后勤人事绩效改革后，根据医院要求，膳食中心除编制和长期合同外的人员均与劳务派遣公司签订劳动合同，目前部门医院编制 6 人，医院聘用 5 人，劳务派遣 154 人。虽然中心大部分人员签署的是劳务派遣合同，但实际管理均由医院直接管理，能与其他在编、聘用人员共享医院发展成果，劳务派遣员工对于医院的归属感比较强，收入在业内相对较高，因此近几年食堂人员的流动性并不大，年离职率保持在 2% 以内。

5. 膳食中心人员学历现状

目前，膳食中心骨干及以上人员的学历情况为专科 5 人，本科 9 人，研究生 3 人。

6. 膳食中心人员特点

除具有各行业人力资源的共同特点之外，还具有本行业自身的特点：

（1）行业入门的门槛低。

膳食科的基层工作包括两大类：食品生产（厨房的工作）和餐厅服务。这两项工作对从业者有职业技能方面的要求，但这些技能通过短期的培训可以初步掌握。目前，膳食部门对于基层岗位的求职者没有强制性的文化要求和技术级别要求。

膳食部门人力资源的这一特点也有其历史的原因。在后勤社会化改革之前，属于辅助部门，人员的素质不被所在膳食部门重视，成为安置冗余人员的地方，在后勤社会化改革之后，很多采用服务外包的模式，由于薪酬低，工作简单重

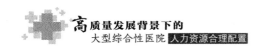

复，城里人不愿干，慢慢成为吸纳农村劳动力较多的行业。

从膳食部门的发展趋势来看，精细化、机械化、标准化、连锁化、健康化日益成为未来膳食部门的经营特点，对从业者的素质要求也将不断提高。

（2）人员文化层次偏低。

膳食部门的从业人员主要有两大来源：一个是后勤社会化改革前，原膳食部门后勤部门的老班底；另一个是膳食部门的承包经营者通过社会招聘吸纳的劳动者，其中绝大部分是农村劳动力。膳食部门员工的文化程度多数是中小学毕业，多数管理人员的文化程度也只有中等文化水平。

膳食部门人员文化层次偏低的特点对膳食部门的内部培训造成很大的压力。内部培训不仅要包括技能培训，还要包括生活常识、安全、道德、法律等各方面的培训。在膳食部门规模扩大之后，有关营销、成本核算等管理方面的培训又变得日益重要，但如果管理人员的文化和专业功底太薄，培训就难以达到膳食部门经营管理的要求。

（3）基层员工的流动率较高。

人员流动率是单位一段时期内，人员变动的数量占员工总数的比率。单位的员工队伍保持一定的流动率是必需的，可以促进员工结构的不断调整，给在职人员造成竞争压力，提高其工作积极性。但如果人员流动率过于频繁，人力资源部门在人员招聘和培训方面会面临较大的压力，同时，单位的用工成本也会上升。

医院膳食部门的文化建设工作较社会餐饮更完善，员工归属感强于社会餐饮，膳食部门应需要认真研究怎样控制员工流动率，维持员工队伍的稳定性，降低单位人力成本。

（4）员工的健康和品格十分重要。

膳食部门属于饮食行业，包括病员餐和职工餐，每天为成千上万的人提供用餐。饮食安全是膳食部门的头等大事，必须实施全方位的安全管理。首先要对员工的健康状况进行严格检查，杜绝传染病患者进入膳食部门的工作岗位。为此，每一位膳食部门员工都应该持有政府卫生部门的健康证明，膳食部门还要防止情绪不稳者、精神病患者进入工作岗位，以防止投毒等安全事故发生。

（三）膳食中心各岗位具体配置情况

医院膳食部门厨房和社会餐饮大相径庭，由行政总厨、生产副主管、大灶组、小炒组、初加工组面点组等构成。

需要注意的是，医院膳食部门一般具有就餐人数多，集中性强，用餐时间短等特点，所以快速批量成菜方能保证正常供餐工作。然而也会涉及部分宴席、自助餐、特别供餐等需要精细出品及更丰富的菜品选择。所以医院膳食部门厨房将大灶与小灶进行区分是很有必要的。

（四）膳食中心各岗位职责及绩效考核

1. 岗位职责

明确的岗位职责是保证高效优质出餐的关键，只有明确的岗位职责才能做到行为规范、工作明确、有章可循，更能提高效率明确责任，并能明确绩效考核指标，在后勤院长领导下负责全院职工供餐服务及本科的行政管理工作；负责制订本科室工作计划，组织实施，督促检查，按期总结汇报；对各餐厅运营与管理发现问题及时处理；督促检查本科工作人员认真执行各项规章制度的情况，严防差错事故的发生；掌握本科的财务账目情况，督促有关人员严格执行财务制度，遵守财经纪律；组织本科员工业务训练，技术考核，掌握本科员工的业务水平，思想状况，做好政治思想工作，并向上级提供升、调、奖、惩意见。

（1）主管岗位职责。

①在科室领导带领下，根据全院不同供餐需求，全面负责组内供餐工作及服务开展。

②参与拟定组内各部门生产、服务运行规章制度及流程。

③对厨房、前厅人员行为进行工作规范管理与培训，保证生产、营销任务的完成。

④负责带领生产组长和营销组长筹划和设计菜单及原料加工标准和菜品生产标准，及时研发创新符合时令且受职工喜爱的菜品。

⑤合理设置组内岗位及人员配置，组好定岗、定员、定绩效。确保生产、营销工作顺利开展。

⑥根据供餐服务的不同对象，及时调整供餐模式，提供多样化供餐和服务，满足职工不同需求。

⑦规划组内生产、营销活动，根据具体节日，适时策划组织节日特价菜品及美食节等特色活动，烘托节日氛围，加强与职工互动，提高服务水平，提升满意度。

⑧负责了解行业内部生产营销新式设备，并结合组内实际情况分析能否提高生产、服务效率，及时提出更新换代需求。

⑨对组内食品安全、消防安全、人员安全负责。

⑩对组内生产、营销数据进行对比分析，总结生产、营销经营情况，根据发现的问题及时提出新措施，确保生产、营销质量不断提高。

⑪负责组内生产营销人员的学习、培训、考核、升迁和绩效分配，形成多劳多得、优劳优得的分配体系和学有所得、公正晋升的体系。

⑫协助科室领导处理各类突发应急事件。

（2）生产组长岗位职责。

①负责主持厨房的日常生产与管理工作，合理调配下属工作，提高厨房工作效率。

②按规章制度巡查、考核组内人员，保证各点后厨人员认真执行操作规程，规范作业，避免发生各类安全事故。

③认真制定原料订购计划，根据季节合理配菜，不断提高餐厅服务质量，提升职工满意度。

④每周对小组进行三次以上的巡查。如各生产点厨房员工班前列会；各点厨房物品、水、电、气安全与垃圾桶卫生；员工考勤、上岗时的精神状况、仪容仪表；原材料验收情况，对各项巡查工作做工作记录。

⑤不良事件如不能及时处理，需向一级主管汇报商议。

⑥每天坚持安全生产与卫生抽查，督促各生产点人员在下班前进行安全检查、卫生（煤气\液化气的开关、用电、用水以及门窗）检查，每月对组内生产人员进行安全生产培训。

⑦根据菜单，每周对各点后厨领用的干杂调料、生鲜原材料进行领料分析、监督。及时发现异常，保证成本控制、防止浪费。

⑧每日统计各生产点备餐情况，并做好动态化职工就餐人数增减的准备，了解营销情况，检查菜单制定是否科学，（营养、颜色搭配、利率成本控制）；及时了解职工就餐意见，统计前台收银情况（菜肴剩余情况、器皿回收操作情况并做详细记录）；收餐后检查厨房、大厅的设备运行状况，严防设施设备发生安全隐患。

⑨关心厨师每日身体状况，发现异常情况及时调离工作岗位。

⑩定期开展厨师技能培训，根据营销反馈意见，创新菜品，提升烹饪技能，以满足职工不同就餐需求。

⑪负责定期抽检厨房各种设备的安全使用、维保情况。负责厨房卫生工作，抓好环境卫生、食品卫生和个人卫生，预防食物中毒事件发生。

（3）营销组长岗位职责。

①在主管指导下负责供餐营销服务管理工作。

②制定组内发展计划，并督促实施和改进，做好与各部门的沟通协调工作。

③负责统计和分析各类营运数据，查找问题，提出整改方案，监督实施，控制营运成本。

④多渠道收集职工意见建议，现场处理各类突发事件，反馈跟进处理结果。

⑤配合生产，做好新菜品、时令菜、节日菜、美食节等营运推广宣传工作。

⑥负责在供餐营运过程中监督服务人员的操作规范、服务态度、服务效率是否符合标准。

⑦负责餐具清洁、消毒和贮存流程制定和日常巡查，严防各点餐具不洁导致食品安全事件。

⑧负责组内营销员工食品安全知识、服务礼仪、服务标准流程、突发事件处理等方面的培训。

⑨负责组内员工工作安排、优劣考评、奖勤罚懒、关爱激励等管理工作。

⑩主持召开营销人员日常例会，传达精神、分析问题、讨论方案、落实整改。

⑪每周做好各餐厅食品安全、设备安全、能源安全等巡查与记录，发现问题，及时督促整改。

（4）餐厅组长岗位职责。

①协助营销组长，生产组长具体负责各餐厅的日常事务和整体运行，参与本餐厅经营方案的制定、活动策划、人员设置、设备需求的讨论和制定。

②负责传达营销组长、生产组长布置的组内工作任务和工作计划。

③负责组内人员的工作安排，并根据特殊情况合理安排休假或调班，根据工作需求合理安排人员加班。

④负责监督组内员工按规定要求着装，保持良好仪容仪表，礼貌服务。

⑤负责监督服务过程是否规范，及时处理各类投诉事件并上报营销组长和质控组。

⑥负责本餐厅各类数据（包括营销、耗材等）的收集、统计和上报。

⑦根据餐厅就餐人数和现实状况，合理安排本餐厅菜品生产。

⑧负责本餐厅或售卖点安全检查记录、消毒记录、员工考勤的填报。

（5）厨师岗位职责。

①遵守劳动纪律，做到不迟到、不早退、不旷工，服从组长的工作安排。

②上岗前按规定整理好仪容仪表，做好个人卫生。

③按照菜谱的顺序和工艺进行烹饪，投料保证新鲜，菜品煮熟蒸透；在烹饪过程中，随时保持灶台干净卫生；并对菜品的加工效率以及原料辅料成本进行控制。

④菜盆、盛器等必须保证干净方可盛菜；原料及成品不能落地放置，生熟分开，避免交叉污染；遵守各项安全管理制度。

⑤未用完的荤素原料及时存放至冷藏库房，防止变味、变质；调料加盖后妥善保存。

⑥按操作规定培训后方能使用厨房设备，爱护厨房设施，设备发生故障时及时上报。

⑦烹饪结束后，将灶台、炊具、地面清洁干净；下班前关闭水、电、气、门、窗等。

⑧节约用水用电，做好防火、防盗、防毒工作。

⑨积极参加培训，钻研业务技术，不断提高专业技术水平。

（6）餐厅服务员岗位职责。

①遵守劳动纪律，提前15分钟到岗、不早退、不旷工。服从组长的工作安排。

②上岗前按规定整理好仪容仪表，做好个人卫生。按餐厅服务流程、操作规范为教职工提供优质服务。

③服务过程中做到微笑、热情服务，操作流畅无差错。

④在售餐过程中及时与职工沟通对菜品、服务的建议与投诉，妥善处理突发事件并及时向主管上报。

⑤餐厅服务过程中互相帮助、团结协作，保证每日供餐服务顺利完成。

⑥服务结束后做好区域内清洁卫生工作。

（7）席桌、自助餐服务员岗位职责。

①遵守劳动纪律，不迟到、不早退、不旷工。服从组长的工作安排。

②按标准流程做好餐前准备工作，为宾客提供优质服务。

③熟悉菜品、饮品名称，上菜时能准确报出菜名。

④随时留意宾客的动静，以便宾客呼唤时能迅速作出反应。

⑤负责包间布置及餐具的清点、配送、清洗、记录等工作。协助保洁做好包间卫生工作。

⑥积极参加培训，不断提高服务技能和质量。

（8）收银员岗位职责。

①遵守劳动纪律，做到提前15分钟到岗、不早退、不旷工。

②上岗前按规定整理好仪容仪表，做好个人卫生。熟悉餐品价格，严格按照收银制度及流程进行收银结算。

③负责收银机、收银台、电脑、计算器等的保管、保养。

④负责一次性餐用品及饮料的领用和保管。

⑤严格遵守科室财务相关规定，对数据资料进行保密。

⑥负责收银区域的清洁卫生。

⑦积极参加培训，不断提高业务服务技能。

（9）保洁员工（洗碗）岗位职责。

①遵守劳动纪律，做到不迟到、不早退、不旷工。服从组长的工作安排。

②负责餐具清洗和消毒，严格执行《中华人民共和国食品安全法》关于餐具的清洗、消毒的有关程序与规定，不得以任何理由，减免清洗工序或将餐具留待下一班处理。

④根据餐具质量、用途，严格按规程操作。消毒洗刷设备应保持清洁，干

燥。禁止无操作常识者使用洗消设备，防止触电，烫伤或其他人为故障的发生。

④负责对洗消后的餐具进行检验，发现未洗干净或消毒不够，或表面破损的餐具，应停止发放到前厅，并重新处理。

⑤节约水、电、洗涤剂，班后及时关闭水、电。合理使用洗涤剂，避免过量投放。凡洗用物品，应妥善保管，防止丢失、损坏或随意放置。

⑥爱护餐具，做到轻洗、轻拿、轻放，因疏忽而损坏者应照价赔偿。防止他人随意挪用餐具，并及时回收被他人遗弃的餐具。

⑦保持洗碗间清洁卫生，每日下班应做好地面、洗涤池、洗碗机、餐柜的消洗工作。垃圾应及时在指定地点倾倒。

（10）盒饭组组长岗位职责。

①协助营销组长、生产组长，负责盒饭组的各项工作，参与盒饭组菜单制定、人员安排、与生产组沟通衔接、组内排班等工作。

②督促送餐员严格遵守科室各项规章制度和工作流程，保证盒饭保质保量按时送达。

③根据订餐数量、送餐地点准确分发盒饭，保证每位配餐员盒饭订餐数、出餐数一致。

④对盒饭刷卡、签单进行统计，做到账物准确，并将签单准时交与结账人员、财务人员。

⑤督促组内人员做好餐车消毒及分餐区设备和地面清洁卫生工作。做好班后检查，并记录。

（11）盒饭送餐员岗位职责。

①遵守劳动纪律，做到不迟到、不早退、不旷工。服从组长的工作安排。

②上岗前按规定整理好仪容仪表，做好个人卫生。

③餐前、餐中按规定及流程操作，防止交叉污染。

④送餐时使用礼貌用语，相互协助，妥善解决突发事件。

⑤送餐人员不得多拿、私拿、倒卖菜品。

⑥送餐前后做好数据记录，及时收回餐费。

⑦送餐结束后做好送餐车及分餐区清洁卫生工作。

⑧负责收集盒饭订餐部门的建议和意见，并及时上报。

（12）总部餐厅组长岗位职责。

①协助营销组长，生产组长具体负责各餐厅的日常事务和整体运行，参与本餐厅经营方案的制定、活动策划、人员设置、设备需求的讨论和制定。

②负责传达营销组长、生产组长布置的组内工作任务和工作计划。

③做好总部餐厅套餐、自选餐、自助餐以及席桌的供餐安排，与生产部门做好衔接，保证菜品及时供应。

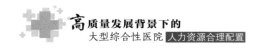

④负责组内人员的工作安排，并根据特殊情况合理安排休假或调班，根据工作需求合理安排人员加班。

⑤负责监督组内员工按规定要求着装，保持良好仪容仪表，礼貌服务。

⑥负责监督服务过程是否规范，及时处理各类投诉事件并上报营销组长和质控组。

⑦负责本餐厅各类数据（包括营销、耗材等）的收集、统计和上报。

⑧根据餐厅就餐人数和现实状况，合理安排本餐厅菜品生产。

⑨负责本餐厅或售卖点安全检查记录、消毒记录、员工考勤的填报。

（13）白案组组长岗位职责。

①协助营销组长，生产组长负责白案、主食的各项工作，参与白案主食生产计划的制定、人员安排、与各售餐点沟通衔接、组内排班等工作。

②与各售卖点衔接，制订面点和米饭等品种的生产计划，保证按时、按质、按量供应所需品种。

③根据各点不同需求，带领组内人员定期更新白案品种，并做好职工意见反馈，及时调整。

④对白案、主食产品进行质量及数量监督、技术指导。

⑤严格执行国家颁布的卫生法，严格控制食品添加剂使用量，搞好厨房食品卫生，保持厨具整洁，确保职工饮食安全。

⑥根据特殊订餐需求（席桌、自助餐），制作各类点心。

（14）西点房组长岗位职责。

①监督西点房产品制作规范及流程，保证每日产品按时按量供应。

②管理西点房日常设施设备，发现问题及时与设备组沟通协调。

③每季度对员工进行西点技能培训，认真钻研西点技术。定期推出新品，提高教职工满意度。

④接收生日蛋糕及各类西点定单。

⑤安排员工班次，适时换休。

⑥管理西点房原料，做好原料成本控制，保证西点房原料供应充足。

⑦做好西点房卫生清洁管理，严防老鼠、蟑螂等虫害，防范各类安全事故发生。

（15）西点师岗位职责。

①严格按制作规范及流程进行生产操作，保证每日产品按时按量供应。

②上岗前按规定整理好仪容仪表，做好个人卫生。

③保持工作区域和设备的清洁卫生。

④班后检查本部门的水、电、气等设备开关，预防安全事故发生。

（16）综合组长岗位职责。

①在科室领导带领下全面负责人事、质控、设备的统筹与管理。

②参与科室相关规章制度、岗位职责、操作流程、奖罚条例、绩效 KPI 的制订和持续改进管理工作。

③负责各岗位员工规章制度、食品安全、职业安全、消防安全、安全操作规范培训管理工作。

④负责对接食药监局、医院感染科、纪检科、安全保卫部等上级主管部门检查及持续改进管理工作。

⑤负责兄弟院校来科室参观学习的接待、交流沟通工作。

⑥负责职工供餐服务满意度调查，投诉意见反馈，供餐服务质量 PDCA 管理工作。

⑦负责团委、工会日常工作的安排和策划。

（17）人事专员岗位职责。

①在综合组长领导下，负责人力资源管理，严格按照医院人事制度处理各类事件。

②按科室各小组的岗位需求、岗位任职条件，制定员工招聘计划，通过推荐、公开招聘等形式招聘员工，组织面试、考核、择优录用。

③严格按照医院规定，统一办理员工劳动合同的签订、续签、解除手续，员工离退休等事宜。

④负责人事档案资料的管理，及时录入和更新，做到资料、档案完备准确。

⑤负责各类文件的文字处理工作，做好各类文件、通知、信件、报表和信息资料的收发登记、传阅及保管工作。

⑥完成科室每月考勤统计，员工加班工资审报工作。

⑦做好各种会议的会务工作，掌握会议决定的落实情况。

⑧处理各类往来公文，接待并解决来电来访事务。

⑨筹划举办各类员工活动，如员工大会、比赛活动等。

（18）食品质量控质员岗位职责。

①负责科室食品安全与供餐服务质量控制。

②每季度对全科员工进行食品卫生与安全相关的培训，协助各小组进行食品安全管理。

③每日对出餐菜品进行尝检，做好留样管理。

④参与餐厅菜品、西点房糕点推新的尝检。

⑤定期（每周 1 次）对各组进行食品卫生安全监督检查，并作好记录。

⑥监督员工按规定时间要求办理健康证，确保持证上岗。

⑦妥善保存各类涉及食品安全的检查记录。

⑧通过多种途经收集职工对供餐服务的意见和建议，及时与相关小组沟通，跟踪改进情况。

⑨根据营养均衡要求，为职工合理搭配餐品，对外宣传营养健康知识，并提供个性化营养餐品。

⑩协调处理各类不合格事件，包括供货商，内部员工，外部投诉等。

⑪负责科室内摄像监控管理，定期进行摄像监控，发现员工不合格行为及时向主管反映情况，做不合格记录，交由主管进行教育处责。

⑫负责对外协调，接待上级主管部门各项检查，进行总结记录。

（19）设备管理员岗位职责。

①制订技术培训计划，负责岗位设备使用技术培训工作。

②负责消防安全工作的计划与安排。定期（每周1次）检查各区域安放的消防栓和灭火器的维保，发现失效及时上报维修或更换。

③提供设备故障分析和设备选型的技术论证支持。

④了解设备及配件供应的最新市场发展态势。

⑤配合解决设备管理工作的相关工程技术问题，参与制订的合理设备维修、维护保养方案，对新进设备进行可行性技术论证。

⑥负责设备建档以及日常巡查管理。

⑦建立预防性设备故障维修方案，并配合完善设备易损件档案。

⑧进行委外维修方案论证，配合完成具体接洽、验收工作。

⑨规划设备、设施维保计划，督促并记录具体维保工程进展。

（20）采供组组长岗位职责。

①充分跟保障组、生产组进行业务沟通，根据需求采购所有原料，明确原材料的质量、价格及供应商的日常管理。

②建立并完善采供管理制度，定期召开供应商大会，监督供应商供货品质，发现问题，按照规章制度及时处理。

③在科室建立各点原材料及低值易耗品的使用台账，方便检查与查阅。

④建立科室成本核算体系，准确、详细、真实地反映各点成本。为科室决策提供依据。

⑤对超市的日常运营监督管理。

⑥对外包服务的日常运营监督管理。

（21）采购人员岗位职责。

①对原料供货商进行的招标、采购、续签等相关管理工作。

②负责供货商资质及原料检验检疫合格证的索取、保管、过期查验等管理工作。

③负责拟定供货商管理条例及处罚明细。

④负责处理供货商发生的各类不合格事件，跟踪纠错情况。

⑤根据供货商的供货情况提出是否续签供货协议意见。

⑥根据科室原料价格定审流程，每月进行原材料市场调价、定价、核价、审价。

⑦负责原材料价格定审。

⑧根据市场原料的供求情况，对菜单修订提出合理化建议。

（22）职工生活服务部管理人员岗位职责。

①在采供组长领导下，严格遵守科室各项规章制度和工作规范，负责生活服务部正常运营管理工作。

②负责生活服务部员工工作安排、考勤，培训。

③负责商品销售管理，包括货品品种及数量是否充足，货品摆放是否规范整齐。

④负责库房管理，包括货品采购计划、备库量、台账明细、盘点审核、库房卫生等工作。

⑤负责商品安全管理，包括货品质量验收、包装标识、低温储存是否符合规范要求等。

⑥负责商品供货商管理，包括供货商资质、检验报告，报关单据，是否按规定要求进行供货等。

⑦负责应急库房物资的管理，包括批次更换、质量安全、发放记录、盘点更新等。

⑧负责商品售卖场所的设备维护保养，检查货架及地面的清洁卫生，确保购物环境干净、整洁、明亮。

⑨负责收集职工对商品销售服务的意见和建议，处理各类投诉事件，上报质控，对不良行为进行整改。

（23）外包服务管理员岗位职责。

①在采供组长领导下，严格遵守科室各项规章制度和工作规范，根据实际情况，作出外包情况分析，梳理出需要外包服务商协助的业务，为科室决策提供合理依据。

②根据医院相应规则和流程制度，公平、公正、合法、合规选择负责外包服务的供应商，并进行日常管理和监督。

③定期对外包服务商进行评价，并得出相应报告，交由上级领导决策。

（24）成本核算工作人员岗位职责。

①在采供组长领导下，负责对科室各组数据进行统计分析及成本分析，为科室决策提供合理依据。

②对信息化系统库房数据及时移库，在原材料及其他物品异常使用时及时提

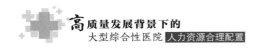

出警示，合理控制成本。

③对各组就餐人次进行汇总、统计和分析。

（25）保障组组长岗位职责。

①在科室领导指导下，全面负责原料计划、库房日常备货、初加工加工生产管理工作。

②根据不同生产点的生产需求，提供荤、素原料的初加工生产量。

③根据科室业务活动安排，制定净菜、凉卤菜的生产计划、落实方案、跟踪反馈、持续改进。

④负责监督组内员工按规定流程生产，原料运输、加工和存放符合食品卫生安全要求。

⑤合理利用原料、合理控制加工量，合理安排加工时序，提高效率，控制加工成本。

⑥负责组内人员工作安排、奖勤罚懒、关爱激励等管理工作。

⑦定期与生产大组进行业务沟通，及时调整和改进，提高生产部门生产效率。

（26）原料计划员岗位职责。

①根据各生产大组的需求和菜单，制定原材料计划、原料初加工加工单，包括加工品种、数量、规格。

②根据营销数据、历史销售情况，与供货商联系，计划次日生鲜原料采购品种及数量。

③迅速处理临时追加的原料采购计划，及时跟催，确保烹饪出餐顺利进行。

④负责保障组加工、验收数据统计、汇总，通过数据比对，为菜单标准化提供依据。

（27）原料验收员岗位职责。

①原料验收员必须掌握原材料验收标准，具备识别鉴定原材料优劣的能力。

②负责供货商所送原材料和内部采购员临时购买原材料的验收。

③严格按照计划数量、验收标准要求和验收程序进行双人签字验收。

④验收新鲜果蔬类原料时必须索取农药残留检测合格证明。

⑤验收畜禽肉类原料时必须索取动物卫生检疫合格证明，验收后的动物类原料要及时入库冷藏保存。

⑥验收时发现原料的规格、质量不达标等情况，按验收管理办法作好相应处理，并及时上报给质控组。

⑦监督供货商原料运输盛器和运输车辆是否符合规定卫生安全要求。

⑧验收完成后做好区域范围的消毒清洁卫生。

⑨定期对原材料量具，包括地称和台称进行校验。

⑩每月月末将原材料收货验收单据、原材料检疫合格证明上交成本核算小组备档。

⑪原料验收员应保持廉洁自律，验收工作中做到公平公正。

（28）库房管理员岗位职责。

①按规定要求合理设置各类物料的明细账簿和台账。

②严格按库房管理制度进行日常规范操作，库房管理员对当日发生的业务必须及时逐笔登记，做到日清月结，确保物料进出及结存数据的准确无误，保证账物一致。

③按月编制报表并及时报送领导。

④负责物料入库管理；物料入库时，必须凭送货单、检验合格单办理入库手续，拒绝不合格或手续不齐全的物料入库。

⑤统一安排各小组领料时间集中在上午 9：30 分之前和下午 16：30 分之前进行。

⑥物料入库时，必须索证、核对物料的质量、数量、进货日期、生产日期、保质期、包装等项目。如发现物料质量等不符合要求时，不得办理入库手续。

⑦入库管理做到先进先出，避免贮存时间过长而生虫、发霉。

⑧入库单的填写必须正确完整，双人签字（三联）。入库单要于次月 3 日前上交于财务部门。

⑨负责库房内食品卫生管理，食品库房内不得存放有毒有害物品。

⑩库房内的各类物料要分类存放，并有明显标识。

⑪各类物料办理出库手续时，领用物料必须由部门负责人（或指定人员）统一领取。

⑫库房管理员应开具出库单，经双方签字后登记入账划拨到相应分库房。

⑬月末结账前要进行库存物料清查盘点，发现问题应及时处理与上报。

（29）初加工小组长岗位职责。

①协助保障组长，负责根据计划订单对原料进行初加工的日常事务工作安排。

②负责监督原料质量，在原料初加工前进行二次验收，对不合格原料拒绝加工并上报质控组。

③负责监督员工按计划的数量和规格有序地进行原料精加工。

④负责监督员工在进行机器加工过程中按正确操作流程进行规范操作，避免造成安全生产事故。

⑤负责监督员工在摘、削、切配等加工过程中物尽其用，控制成本。

⑥负责监督员工遵照膳食中心卫生管理制度正确洗淘蔬菜，降低异物率。

⑦负责监督员工将待清洗原料和干净半成品分筐离地放置，避免食材交叉

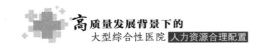

污染。

⑧负责精加工后原料的称重、脱水、分发及统计。

⑨负责监督员工进行班后清洁，如地面、设备，关闭水、电、门窗。

⑩负责初加工员工的考勤和排班。

2. 膳食中心绩效管理

为充分提高医院膳食部门的工作效率，在奖勤罚懒的基础上制定健全的绩效考核体系，将会更有效地调动员工的工作主动性，以及激发员工的工作动力，在保证菜品生产质量稳定的基础上，更好地引导团队进入良性的竞争状态，主动积极地提高自身厨艺水平、加强菜品的交流学习，不断创新开拓。

根据岗位的不同，厨师的分工非常明细，工种包括初加工、打荷、炒锅、蒸灶、面点、凉菜等，不同的岗位对应着不同的绩效指标，首先我们需要将不同的工种划分到不同的组别，根据各组别岗位职责制定不同的 KPI 指标及奖金系数，从而形成健全的绩效考核体系。

薪酬管理对任何一家膳食部门来说，都是一个核心问题。对员工来说，薪酬关系着他们的工作回报和工作状态；对经理来说，薪酬关系到经营目标的实现；对股东来说，薪酬关系到投资的回报；对膳食部门的顾客来说，薪酬关系到他们享受的服务水平和支付的价格；对膳食部门的同行来说，薪酬关系到自己单位对人才的吸引力和竞争能力。

（1）薪酬制度设计原则。

薪酬制度的设计，应符合以下 3 个原则。

①合理原则。

合理原则是指员工的薪酬所得按其劳动量、劳动环境和劳动效果应得的费用，虽然劳动法规定有最低薪酬标准，但近年来人民生活水准日渐提高，对合理薪酬水准的要求已超过最低薪酬的标准。所以在决定薪酬时，一方面要顾及股东、经营者的负担能力，另一方面更须考虑到是否能满足员工一般生活所需。

②公正原则。

公正原则是指员工对所获得的薪酬，与自己的工作成果或跟其他同事比较，觉得公平合理。所以公正、公平的薪酬制度，必须对人员薪酬的核定、薪酬调整的方式等，都有明确及公平的标准，并为所有员工了解与接受，才能达到薪酬公正的效果。

③激励原则。

薪酬制度必须具有激励性，职务责任重者应支取较高薪酬，方能促使员工努力工作，任劳任怨。因此薪酬等级间应有适当的差距，主管与非主管间也应有所不同，如此才能产生激励作用。对工作绩效特优或具有重大贡献者，也应有相应制度提高薪酬或发给奖金，这样才能达到以薪酬来激励员工努力工作、为公司奉献的目的。

（2）员工年度考核。

人事考核是对膳食部门员工的工作能力、工作表现、工作态度、发展潜力等，予以客观、公正而系统的评价。

人事考核是人事管理制度中的主要环节，与甄选、任用、薪酬、奖惩、变动等相互为用。如果考核制度不健全，其他人事管理工作也很难有所进展。所以要健全人事制度，则有赖于考核制度的完善及合理化。完善的人事考核制度，不但可以作为奖惩、人事变动、薪酬调整、培训的依据，而且可以激励员工的工作意愿，进而提升团。

（3）员工专业能力考核。

明确了各岗位职责后，可以通过工作完成情况对厨房每个岗位的员工进行详细的考核。可以从纪律、业务能力、卫生情况、工作态度、道德品质等多方面入手，每项制定相应的分值，并写明违反相关规定扣除的分数。由日检、定检、随机检查等方式进行。以公开、公平、公正的方式，多部门联合考评，得出更加合理及准确的考评记录。

除此以外，员工有特别优秀的行为也应当给予相应的奖励措施，如业务创新、管理改革及突出贡献等方面予以分值奖励政策，从而鼓励员工敢想、敢做、敢实践的积极工作状态的呈现和保持。

第八节　科研岗位人力资源配置现状

党的十八大以来，以习近平同志为核心的党中央高度重视卫生健康人才队伍建设。同时，《"健康中国 2030"规划纲要》《关于深化职称制度改革的意见》等文件对深化卫生专业技术人员（基层专业技术人员队伍）制度改革做出部署。专业技术队伍的发展，也包含了科研专业技术人员的发展。在此背景下，作为专业技术队伍的一部分——科研专业技术的发展也需要建立科学合理的人力资源配置及管理团队，以促进科研平台的发展，提升医院核心竞争力。

一、我国科研岗位人力资源配置现状

1. 我国科研人力资源的总量情况

高端科研人才较为缺乏是目前科研人力资源的普遍现象。如何培养人才、使用、引进人才、扩充人才储备，成为留住科研人才的一个关键问题。根据中国统计年鉴（2021），我国科技人员数总计约 5 230 005 万人，其中包含基础研究、应用研究和试验发展等多种科技人才；生物医学体系下的专职科研人员 529 601 人。从研究人员学历结构来看，我国拥有毕业生本科人数 4 205 097 人，硕士人数 662 451 人，博士人数 66 176 人。综上所述，我国科技人力资源呈金字塔结构，学历结构依然是以本科层次为主。另外从专职研究与试验发展（Research and Experimental Development，简称 R&D）人员密度来看，中国专职 R&D 人员达到 5,090,002 人，居世界首位。根据国家科技局官网信息显示，"十四五"以后，中国科技部正在加快组建国家实验室和重组国家重点实验室体系，以便更好地发挥好高校和科研院的作用来培育更多创新型领军企业。与此同时，国家大力支持并积极推动各科研平台的建设与发展，鼓励各科研机构瞄准若干前沿领域，实施一批具有前瞻性、战略性的国家重大科技项目，形成具有国际竞争力的区域创新技术产业群。到 2020 年，引领发展的国家重点实验室体系数量已保持在 700 个左右，其中，学科国家重点实验室 300 个左右，企业国家重点实验室 270 个左右，省部共建国家重点实验室 70 个左右，国家临床研究中心 50 家，委级重点实验室 32 家。

2. 我国科研人力资源总量保持世界第一并呈现显著区域差异

现阶段我国科研人力资源总量正持续增长。根据《中国科技人力资源发展研究报告（2018）——科技人力资源的总量、结构与科研人员流动》（以下简称《报告 2018》），2005 年我国科技人力资源总量为 4252 万人，截至 2018 年底，我国科技人力资源总量已达 10 154.5 万人，继续保持世界第一。根据《报告 2018》报告发布数据来看，2005—2017 年，我国 31 个省级行政单元（不含香港、澳门特别行政区和台湾地区）共培养科技人力资源总量达 5993.6 万人。按照东、中、西部三大区域划分，东部地区培养总数为 2878.5 万人，占总量的 48.0%，中部地区培养 1821.6 万人，占 30.4%，西部地区培养 1293.6 万人，占 21.6%。东部地区培养科技人力资源约占全国的一半，中部地区居中，西部地区占比最低。

3. 我国科研人员流动范围广泛，向少数国家或地区集中

作为科学技术知识生产、传播和使用的载体，科技人力资源由于其个体所包含的巨大潜能和社会、市场价值逐渐成为各国政府和企业关注和争夺的重要对象。科研资源的不对称流动对地区经济发展亦会造成一定的影响。《报告 2018》基于 10 万科研人员样本 2010 至 2017 年跨国流动情况分析，发现我国科研人员国际流动广泛，主要流向为美国及欧洲发达国家。据研究者推算，近十年申请各国技术移民的数量与投资移民相比，大约为 20：1，通过技术移民和留学生数据发现，我国赴欧美移民人数和赴美留学数量均呈增长态势，同时，相关研究表明，科研人员学术水平越高流动范围越集中，流动越不均衡（王辉耀、苗绿，2019）。

4. 我国科研岗位配置原则

根据国家人事部、科学技术部于 2007 年发布的《关于科学研究事业单位岗位设置管理的指导意见》，明确指出：根据科学研究事业单位的社会功能、职责任务、工作性质和人员结构特点等因素，综合确定科学研究事业单位三类岗位总量的结构比例。科学研究岗位控制标准为：以科学研究为主的，专业技术岗位原则上不低于科研岗位总量的 70％；以科学研究管理为主的，管理岗位不低于单位岗位总量的 50％；以实验操作为主的，工勤技能岗位占单位岗位总量的比例可以适当高于以科学研究为主的科学研究事业单位。

二、我院科研岗位人力资源配置现状

我院以习近平新时代中国特色社会主义思想为指导，牢固树立"人才是第一资源"的理念，深化人才体制机制改革、完善人才工作政策、搭建聚才引才平台，不断提高人才服务保障能力，扎实推进人才队伍建设，促进人力资源优化配置。

1. 科研平台建设情况

在国家级科研平台建设方面，医院经过十余年的努力，国家级科研平台已由 2006 年前的 3 个，发展到现在的 12 个：国家（成都）新药安全性评价中心/GLP 中心（2000）、中国循证医学中心（2002）、生物治疗国家重点实验室（2005）、国家药物临床试验机构/GCP 中心（2012）、生物治疗协同创新中心（2013）、国家老年疾病临床医学研究中心（2016）、国家生物治疗转化医学重大科技基础设施（2017）、四川医药国际技术转移中心（2017）、疾病分子网络前沿科学中心（2018）、麻醉转化医学国家地方联合工程研究中心（2019）、国家引才引智示范基地（四川大学华西医院）（2020）、国家精准医学产业创新中心（2022）。

在省部级科研平台建设方面，从 1995 年开始，医院相继有多个实验室被获准成为省级重点实验室。经过 10 余年的努力，现拥有部级实验室 3 个（卫健委移植工程与移植免疫重点实验室、循证医学教育部网上合作研究中心、医疗信息化技术教育部工程研究中心），省级实验室 30 个（康复医学四川省重点实验室、功能与分子影像四川省重点实验室、精准医学四川省重点实验、护理学四川省重点实验室、药性组织导向中药四川省重点实验室等）。各平台通过积极科研探索，开展了一系列研究工作并取得了丰富的科研成果，而这些科研业绩的取得均离不开其获得过的上级政府的科研项目经费资助，这些项目资助为科研工作的开展创造了较好的条件。

在院内科研实验机构建设方面，2013 年以前，医院成立新的科研实验平台主要依托于引进高端人才新建实验室，到 2013 年医院已建成近 36 个院建基础研究室。2014 年始，医院启动建设临床学科研究室项目，制定《临床学科研究所/研究室建设运行管理办法》，以临床学科或亚专业为导向建设归属临床科室的临床学科研究室，以满足医院不同层次科研需求、促进基础研究与临床学科结合。到 2021 年底医院共建有院级研究机构 151 个，其中 94 个实体研究机构，57 个非实体机构，包含 7 个研究院，12 个研究所，25 个研究中心，107 个研究室。医院对实体研究机构在人员、空间、经费上给予不同程度的支持；非实体研究机构，在医院科技部备案，更有利于聚焦相同学术方向，促进学术交流发展。

2. 专职科研队伍建设情况

从 20 世纪 90 年代开始，医院提出了"科技兴院"的战略目标，瞄准基础和临床科技发展的前沿领域，不断进取，刻苦攻关，在全院各级领导和全体科技人员共同努力下，使我院的科研工作得到了跨越式发展。

在人才队伍建设方面，我院采取多项措施积极为中青年科技人员的成长保驾护航。一方面制定人才培养计划，多种途径培训中青年骨干；另一方面，为留学回院的科技人员和引进人才搭建开展科学研究的技术平台；这些举措已经吸引了一大批留学归国、学有所成的中青年科技人才来院工作，进一步推动了医院科技工作的建设和发展。现医院有中国科学院院士 1 人、高端引进人才 47 人、教育部重要人才计划 14 人、青年项目获得者 3 人、国家自然科学基金委员会杰出青年项目获得者 16 人、海外杰青 1 人。此外，还有一大批科技人员被评为四川省学术/技术带头人、学校的学术带头人和技术骨干。截止到 2022 年 2 月，医院专职科研队人员已达上千人，包括研究人员、技术人员、专职博士后、项目制和劳务派遣人员等。其中，研究系列约占 20%：正高职称占 40%、副高职称占 30%、中级职称占 25%；技术系列约占 30%：正高职称占 0.2%、副高职称占 5%、中级职称占 15%、初级职称占 75%；专职博士后占 25%；项目制和劳务派遣人员占 25%。

3. 管理队伍人员情况

目前医院设有 4 个科研管理相关部门，分别是科技部、成果转化部、临床研究管理部、"双一流"建设办公室。科技部下设计划成果科、科研基地科、实验动物中心、图书信息中心，并协管期刊社，现共有工作人员 26 人，其中部长 1 人、副部长 1 人、科长 3 人；成果转化部下设科技合作管理科、西部技术转移中心，现有工作人员 10 人，其中部长 1 人、科长 1 人；临床研究管理部下设临床研究办公室、伦理办公室，并协管中国临床试验注册中心管理办公室、生物样本库、统计办公室，现有工作人员 122 人，其中部长 1 人、科长 2 人；"双一流"建设办公室下设学科建设科、重大项目办公室，现有工作人员 10 人，其中部长 1 人、科长 1 人。科研管理队伍中，高级职称 6 人、副高职称 3 人、中级职称 18

人、初级职称 87 人。

三、岗位职责与考核体系

(一) 岗位职责

1. 科技部职责

根据国家政策和导向，瞄准国家战略需求与世界科技前沿，负责制定全院科技发展规划；负责制定符合医院情况的科研激励政策；负责各级各类科技计划项目的全过程管理；负责组织医院各级成果奖的全过程管理；负责医院科技论文、论著的全过程管理；负责计划项目经费、成果奖奖金、高水平论文配套经费等医院经费的办理和使用，并监督审核；牵头负责年度科研绩效考核工作；负责我院学术道德专委会、科研缺陷专委会办公室相关工作，包括事件前期举证调查、组织专家论证、执行处理决议、完善资料存档等；负责我部门网站、系统、微家等版块信息化管理工作，包括编辑、审核、发布、更新、维护等；负责科研公共服务平台的规划与管理；负责各科研研究所/室的规划与管理；负责科研人员的管理和服务；负责实验室安全环保工作；负责设备管理工作；负责华西期刊社的规划和管理；负责图书信息中心的规划和管理；负责转化医学国家重大科技基础设施（四川）的筹建、验收和运行管理；负责华西院士论坛的组织管理、院士工作站的运行管理；负责各种学会、协会的学术任职的推荐、登记和管理；负责来院短期访学国内外专家的管理。

2. 成果转化部职责

成果转化部负责我院成果转化相关政策起草制定与实施、专利和软著管理与服务、横向科技及成果转化科技合同、科技成果转化基金、专利等科技成果市场推广，包括起草制定《成果转化工作委员会制度》《科技成果转移转化九条激励政策（试行）》《促进科技成果转移转化实施方案（试行）》《知识产权管理办法（试行）》《专利管理办法》《横向课题科技合同管理办法》《科技成果转化基金管理办法》《"成果转化奖"实施办法》；专利/软著的申请、维持、登记及备案；专利/软著的相关咨询、宣传与培训；专利资助金、专利报奖及奖励；专利/软著相关纠纷的调解及协调处理；横向科技及成果转化科技合同的咨询、审核、签订；横向科技及成果转化项目的全程跟踪管理（除 GCP 项目）；科技成果转让/许可及作价投资入股奖励；横向科技及成果转化合同相关纠纷的调解及协调处理；科技成果转化基金的发布、申报受理及立项；基金资助项目跟踪管理与成果转移转化服务；科技成果收集、分析及评估；成果转化培训、会议及接待。

3. 临床研究管理部职责

临床研究管理部旨在为激励研究者做好的临床研究、促进创新研究与转化、培养提升临床研究人才、创立"医联体＋临床研究"模式、国际标准的研究型医院提供全方位、精细化的管理服务。聚焦临床研究人才孵化，培训发现临床问题到凝练为科学问题的能力；建立多层次、专业化专职助理团队提供服务支撑；通过本科、研究生课程和继续教育项目拓展临床研究人才培养内涵和外延。建立健全临床研究管理制度，为研究者在临床研究各环节上（如伦理审查、数据提取、GCP 运行、样本库管理等）提供制度保障。优化临床研究流程为临床研究提供支撑服务。整合临床研究资源，规范管理 5 种院内基金并协助医院对临床数据资源、生物样本资源、自然人群队列研究资源、科研平台等各类资源优化配置。加强临床研究联动，在成果转化、首创研究等方面通过相关部门业务流程再造为研究者打通信息壁垒，保障临床研究的顺利推进。推进医院多中心临床研究以及自然人群和专病队列建设工作。

4. "双一流"建设办公室职责

"双一流"建设办公室在医（学）院统筹部署下，具体负责医（学）院学科建设的调研、论证、规划、评估、督促检查及日常管理工作。负责"双一流"学科建设、学科评估的总体协调管理。开展学科建设运营分析，组织实施学科前沿、学科研究热点信息分析服务，开展学科对标分析。协调实施促进学科发展相关专项任务，组织学科卓越发展"1·3·5"工程项目管理。推进医工结合学科交叉等"新医科"建设管理。开展学科发展管理研究，不断促进学科高质量发展。"双一流"建设办公室下设学科建设科、重大项目办公室。

（二）专职科研人员考核体系

2021 年 6 月 22 日发布《四川省人民政府印发关于进一步支持科技创新的若干政策的通知》，完善科研事业单位岗位结构比例和绩效工资水平核定动态调整机制，开设优秀青年人才职称评审"绿色通道"。我院从 2016 年起实行人员岗位层级划分，建立一整台专职科研人员的考核体系，实现动态调整，顺应最新形势下对专职科研人员的绩效考核。

按照不同的岗位体系，制订不同的岗位考核和管理办法。目前我院专职科研人员主要以研究和技术系列工作人员为主。专职科研人员考核总体原则以个人兼顾团队，分职系进行考核，以"长＋短"两种方式相结合进行考核。"长"是指层级划分三年一次，有助于专职科研人员长期积累，稳定发展；层级划分整体原则：通过岗位层级划分和聘任，体现绩效分配，完善激励机制，提高工作质效，保证医院可持续性发展，进一步完善能上能下、能进能出、岗位动态管理的人力资源管理体系。"短"是指年终绩效每年一次，以测算当年科室业绩贡献来进行考核。其中研究人员年终奖的 60％为科室考核部分：按照科室业绩考核排名发放。年终考核测算依据：专职科研人员岗级标准，在岗工作月数，"实验室考核排名表"考核结果（前五＋10％，后五－10％）。其他排名居中实验室，未参加考核的新建实验室及公共平台机构暂不做调增调减。由科室管理小组按照医院总体要求原则进行分配。40％为个人考核部分：以体现当年个人科研业绩贡献大小。测算依据：不考虑工作时间，不考虑职称和岗级，只按照医院科研信息管理系统中个人业绩考核得分占全部科研基地奖金人员的科研业绩总和比例测算，汇总个人到科室。此部分发放到科室不能调整。

技术人员年终奖测算依据：个人岗级情况，在岗月数；实验室考核排名同研究人员，前五名＋10％额度，后五名－10％额度。发到科室，由科室小组考核发放。30％个人绩效和10％服务绩效：根据技术员个人在科研信息系统业绩得分情况分档测算发放（见表2－8－1）。

表2－8－1　技术人员年终奖测算依据

技术人员考核内容	研究中心/室技术员 考核占比	公共平台技术员 考核占比
服务满意度	15％	15％
服务研究人员和入室人数	5％	5％
空间、安全管理，设备开放	5％	5％
服务科研业绩	5％	5％

第九节　教学岗位人力资源配置现状

一、本科教学岗位人力资源配置现状

四川大学华西临床医学院/华西医院自1993年起实行"两块牌子、一套班子"的"院院合一"管理体制，实现医、教、研互为支撑，人、财、物集约整合，始终坚持将本科教学作为重中之重，以丰富的医疗资源和突出的科研优势辐射、服务教学，保障人才培养的中心地位。

在本科教学领域，华西临床医学院/华西医院共设临床医学（含五年制、八年制、六年制MBBS留学生）、护理学、医学检验技术、医学影像技术、康复治疗学、眼视光学等六大专业。近年来，年均招生规模稳定在500人左右。

（一）基层教学组织人力资源配置现状

1. 基层教学组织及其人力资源配置

华西临床医学院/华西医院在"院院合一"的框架下设立"系科合一""室科合一"的教学组织机构，基层教学组织和医疗、科研单位有机融合，有利于经费、空间、人力等资源围绕教育教学进行集约配置。在系/教研室主任与临床科室/研究室主任统筹协调下，设立分管教学的副主任、实践教学专职教学岗、教学主任助理（管理后备干部）、教学学术秘书（医学背景教师兼职）、教学事务秘书（即教辅岗，非医学背景人员专职）等岗位，妥善安排教学运行与教学管理工作，为课堂、见习、实习教学提供有力保障。

教研室/科室作为基层教学组织，其主任、分管教学的副主任直接负责本单位本科教学相关工作的实施。其中，主任负责教学内容的顶层设计，牵头制定、修订教学大纲，组织开展教研活动，规划建设教学团队，通过培训提高教师的教学能力；分管教学的副主任具体负责日常教学管理工作，保障教学正常运行、进行教学质量监控。本科课程实行课程负责人制度，在教研室/科室的统筹下，具体负责一门课程的管理、运行与建设；教师多为临床医、护、技人员兼任，其作为教学过程的具体实施者和责任人，依据相应专业的课程或实习教学大纲，按照相关教学过程质量的要求完成每一个教学环节，并对学生进行合理的考核，依据考核结果及其他不同渠道获取的反馈信息对自己的教学过程进行持续改进。

学院/医院现有基层教学组织 70 余个，包括系、教研室、教学团队、课程组、教学研究与发展中心/平台等。

通过合理配置基层教学组织及其人力资源，在促进教学方面发挥了积极作用，产生了以下三方面的良好效果。

（1）教研活动得到保障与落实。

学院/医院高度重视基层教学组织教研活动的开展，通过建章立制保障教研活动开展的落实。通过规范化的教研活动保障教育教学质量，强化教学实践反思，不断提升教学水平。以 2020—2021 学年为例，全院各基层教学组织开展教研活动共计近六百次；在全校基层教学组织品牌特色活动项目申报中，我院各基层教学组织申报和获准立项数占比超过全校（30 余个学院）的 1/4。

根据我院《集体备课与试讲操作指南（2018 年修订）》，全院基层教学组织在期末接到下学期教学任务后，教研室/科室督促课程负责人和骨干教师召开"总体备课排课会"，在认真研究落实"七定"（定教学大纲、定教材资源、定学生情况、定教学方法、定教学进度、定考核方案、定教改计划）的基础上进行排课；在新学期开学前，组织全体任课教师召开"课时备课会"，落实"三备"（备教、备学、备考），通过集体备课讨论修订教案、课件，组织新教师、新教学内容进行试讲。以 2020—2021 学年为例，全院各基层教学组织共开展集体备课与试讲近五百次。

（2）教学运行更加平稳与规范。

明确任课教师的职称要求。医学教育中教师授课具有"折子戏"的特点，同一门课程参与讲授和带习的教师人数较多。例如：近年来，我院每学年约有两千余位教师参与临床医学专业课程教学，其中仅临床医学五年制的"系统整合临床课程"就有三百余位教师参与授课和带习，管理难度大。针对这一问题，我院在《本科课程教学基本要求》中提出"开课单位应根据教学内容，选派具有高校教师资格、教学效果好的教师承担课堂讲授；教学团队的学历层次、知识结构和年龄结构合理"。我院将"理论教学环节高级职称教师承担学时比例不低于 60％；实践教学（含见习、实验、PBL、案例讨论等非理论授课形式）环节中级职称及以上教师承担学时比例不低于 50％"作为对本科课程任课教师职称的基本要求，从排课环节加以控制落实，并将该指标纳入对基层教学组织的年终教学考评，在《教学工作年度报告》中加以公示。同时要求课程负责人具备副高及以上职称，负责课程教学全过程的管理并参与授课。2020 年全院副高及以上职称教师参与本科课程授课的学时比例超过 70％。

严格落实教授 100％为本科生授课。我院严格执行教授、副教授必须为本科生授课的基本岗位要求，在排课环节确保落实，并将该指标纳入对基层教学组织的年终教学考评、在《教学工作年度报告》中加以公示。近年来，我院具有学校编制的教授、副教授为本科生授课比例每年度均达到 100％。

"首次授课课程介绍"制度形成传统。全院本科课程严格落实"首次授课课程介绍"制度。每学期第一堂课，教研室主任、分管教学的副主任或课程负责人必须到堂，对课程的教学目标、教学重难点、教材及参考书、学习方法、考核方案等进行介绍，以帮助学生明确学习目标与要求。院领导、教学督导专家、教学职能部门工作人员及对"首次授课课程介绍"的开展情况以及教师准备情况、教材到位情况等进行检查，各年级、专业学生干部（学生会学习部部长及干事、班长、学习委员等）也对相关情况进行反馈，学生满意度达 95％以上，逐渐成为一项教学传统。

"名师大家讲总论"成为惯例。我院各基层教学组织积极邀请院士、教学名师、行业学会主任委员等知名专家学者讲授各课程总论，如：魏于全院士主讲"临床肿瘤学"总论；国家级教学名师李甘地教授、周总光教授为"临床医学导论－1：新生研讨课"主讲"医学生第一课"；中华医学会中华医学会影像技术分会主任委员李真林教授在"医学影像成像原理""医学影像信息学"等多门专业课程讲授总论。他们站在学科发展前沿高度为学生提供学术新知，提升眼界和格局，深受学生欢迎。

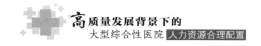

（3）教学质量监控体系更加健全。

我院长期以来高度重视教学质量监控体系的建设，通过合理配置基层教学组织及其人力资源，教学质量监控队伍的结构进一步合理化、水平进一步提升。除院领导、教学督导专家、教学职能部门工作人员外，系、教研室等基层教学组织负责人和本科课程负责人也参与本科教学质量管理队伍的组成，对于进一步落实"三级听课评教"等制度起到了重要作用。我院发布《关于进一步落实领导干部本科课程教学评议的通知》，要求领导干部、教学督导专家/教学管理人员、基层教学组织负责人/课程负责人/同行教师参与听课评教，对听课范围、听课对象、听课方法、听课次数、评价指标、反馈方式等做出了详细要求；通过信息化手段定期自动发送听课提醒短信、在教师休息室提供远程视频听课服务、实现企业微信手机端掌上评教，方便基层教学组织负责人、课程负责人对本单位、本课程教师教学中存在的问题提出指导意见和整改建议，并通过企业微信即时推送反馈，促进教师改进提高。将基层教学组织负责人、课程负责人融入教学质量监控体系也促进了他们从整体上思考本学科、本课程的教学设计，进一步促进了华西医学教育体系的不断完善。

2. 专职教学岗位的人力资源配置

（1）依托核心课程配置专职教学岗位。

我院依托临床医学专业核心课程设置课程专职教学岗位近20个。其中诊断学教研室、系统整合课程教研室涉及跨内、外科协调师资和教学资源，根据需求设专职教学岗位3个，由固定的高级职称教师长期担任；诊断学、外科学总论（含外科动物手术学）课程临床见习带教工作量大，根据需求在内、外科共设10余个专职教学岗位，由聘中级职称2年以上或具有高级职称的、有担任住院总医师经历的教师主动申报、承担带习工作，最短任期为一学年，鼓励连任。

通过为核心课程配置专职教学岗位，有力地推动了教学改革与创新，促进了核心课程的建设。

我院诊断学课程教学团队自20世纪90年代以来就系统进行学生基本临床技能的教学与评价改革，在全国率先引入标准化病人（SP）、创建临床技能室，将客观结构化临床考试（OSCE）应用于毕业综合考试实施至今，并在全国广泛推广。近年来，随着专职教学岗位的配置，诊断学的课程建设与教学研究得到了进一步加强，深入推动"探究式−小班化"教学改革，应用翻转课堂、混合式教学等新型教学方法，探索多种先进的实验教学方法；先后建设成为国家级精品课程（2004）、国家级精品资源共享课（2016）、国家级来华留学英语授课品牌课程（2013）、国家精品在线开放课程（2017）、国家级一流本科课程（线下一流课程）（2020）。主编国家卫生健康委员会规划教材《诊断学》、八年制规划教材《临床诊断学》、来华留学生（MBBS）英文版规划教材 *Clinical Diagnostics*；承办全国诊断学教学研讨会。

我院系统整合课程教学团队在教务部门的大力支持下，深度参与了各相关专业历次教学计划修订，逐步构建完善"以胜任力为导向、整合为策略"的临床医学课程综合改革，积极稳妥地研究与试行基于器官系统的整合课程改革，为临床医学五年制建设了系统整合临床课程（原内科学、外科学整合）；为临床医学八年制建设了基础－临床系统整合课程体系，包括"人体稳态与疾病基础""疾病诊疗基础""感染性疾病""肿瘤学基础与临床""循环系统疾病""消化系统疾病""呼吸系统疾病"等 12 门基础－临床器官系统整合课程，减少大课讲授，增加见习、小组讨论和探究式学习，促进学生胜任力的提高。2018 年以来，又基于师生意见对临床医学八年制整合课程模式进行了优化调整，通过"临床教师跨基础"项目，鼓励基础课程邀请临床医师前移参与理论授课、病案讨论等环节的教学，鼓励临床课程邀请基础教师联合开展教学，受到了学生的广泛欢迎。

核心课程专职教学岗位的设置有力地推动新型教学方法应用和学业评价改革的落地，包括以问题为基础的学习（Problem-based Learning，PBL）、以团队为基础的学习（Team-based Learning，TBL）、以任务为基础的教学（Task-based Teaching，TBT）、翻转课堂（Flipped Classroom）、混合式学习（Blended Learning）等；开展多种形式的形成性评价和过程性考核，激励学生全程加强自主学习和主动参与，以临床医学五年制系统整合临床课程为例，过程考核比例达60%，期末考试成绩仅占 40%。

（2）"实践教学专职教学岗"制度。

2015 年，为深入实施"卓越医生教育培养计划 2.0"，以培育"卓越医学领军人才"为导向，我院充分发挥"院院合一"管理体制下医教协同的优势，超前布局，在全院各临床实习教学单位设立"实践教学专职教学岗"，定位为与"医疗组长"同等的"教学组长"岗位，专职面向实习生等学员开展的临床实践教学工作。根据我院《"实践教学专职教学岗"设置与管理实施办法》，设岗数量按临床实践教学工作量核算并逐年动态调整，至 2021 年已增加到在各相关科室设置岗位 40 余个。

担任"实践教学专职教学岗"的教师实行全脱产带教，除每周上 1 次门诊外不从事其他临床医疗工作，切实做到实习生等各类学员"入科有人管、过程有人教、出科有考核"，负责组织和开展好入科教育、小讲课、教学查房、临床技能训练、出科考核等临床实践教学活动，切实提高了毕业生的临床思维能力、临床技能水平和岗位胜任力。"实践教学专职教学岗"的月度绩效参照本科室医疗组长水平发放，由医院单独拨付专项经费并考评发放，不占科室绩效额度、不经科室二次分配，使其专职属性和岗位待遇得到充分保障。

"实践教学专职教学岗"制度有效解决了既往临床实践教学中，师资队伍不稳定、教学安排缺乏顶层设计、对学员缺乏全程管理等问题，通过对实践教学大纲、考核方案进行全面修订，以目标导向确定教学内容、固定教学计划、重塑实践教学文化，促进了临床实践教学规范性、创新性的提升，取得了突出成效。"实践教学专职教学岗"着力加强教学研究，近三年发表教学研究论文近 150 篇、主持教改课题近 50 项，有力推动了临床教学改革实践。与 2015 年相比，2021年学生实习评教分数显著提高；小讲课微课视频拍摄、智能化临床技能训练与考核系统开发、形成性评价工具应用以及课程思政、劳动教育与医学人文教育元素的融入等创新层出不穷。

"实践教学专职教学岗"制度实施以来，全院已有近 300 位教师担任过专职教学岗，建立了一支年轻而有活力的实践教学教师队伍，为临床技能教学、大学生医学技术技能大赛培训了师资，为执业医师考试培养了考官后备人选。

（二）教师教学发展促进教学能力提升

在充实基层教学组织人力资源配置的基础上，学院/医院高度重视教师教学能力的提升。

2012 年，四川大学教师教学发展中心获评国家级教师教学发展示范中心，依托其示范引领作用，学校于 2013 年底正式挂牌成立四川大学教师教学发展中心·医学分中心，分中心办公室挂靠华西临床医学院/华西医院，自 2017 年起设具有临床医学教育背景和博士学位的专职办公室主管 1 人，2021 年增加具有高等教育学、教育技术学背景的专兼职工作人员 2 人，设计构建起多维度、分层次的教师教学发展服务体系。

2017—2021 年间，累计组织开展各层次教师教学发展活动近 130 期，培训教师近 8000 人次，打造了"新进教师教学能力培训""教师教学发展工作坊""探究式互动教学示范课""教学服务进科室""教学服务进科室""教学下午茶"等特色活动；组织教师参加校内外教发项目及培训活动近 100 期（次）；举办教发区域辐射活动近 40 场，受益教师约 38 万人次，辐射校内医科各学院、中西部少数民族地区各对口帮扶院校及全国医学院校教师教学发展联盟各院校；孵化、支持、辅导我院教师参加全国高校教师教学创新大赛、全国高校混合式教学设计创新大赛、全国医学（医药）院校青年教师教学基本功比赛、四川省高校青年教师教学竞赛等各级各类教学竞赛，获奖近 50 人次；对提升医科教师教学能力起到了积极作用。

（三）优化教务部人员配置促进精细化管理

教务部是华西临床医学院/华西医院主管本科教学事务的职能部门，在分管院校教育的副院长领导下，贯彻执行党的教育方针和高等教育、医学教育领域各项政策，组织、协调全院各基层教学组织完成本科教学的教学运行、质量控制和教学改革任务。优化教务部的人力资源配置，对促进教学精细化、信息化、专业化管理具有重要作用。

近年来，教务部设教学科、留学生管理科等 2 个科，设课程与学籍办公室、实习与考试办公室、综合教务办公室、教学建设与国际化办公室、诊断学与系统整合临床课程办公室、教师教学发展中心与医学人文教育中心办公室等 6 个办公室，共有工作人员 16~18 人。我院长期坚持由具有临床医学专业教育背景的、在全国具有一定影响力的医学教育专家担任教务部部长；教学科科长、留学生管理科科长、实习（实践）教学主管等岗位优先考虑由具有临床医学专业教育背景、硕士及以上学位、长期关注和从事医学教育事业的人员担任，确保了教学管理工作的专业化，在把握国际医学教育前沿、组织实施培养方案修订、推动"探究式－小班化"教学改革等方面取得了突出成绩，连续十年荣获"四川大学'本科教学工作先进集体'"。

教务部大力推动以信息技术为支撑的精细化教务管理。近十年来，在全国首创并推广"移动医学教育"理念，基于手机等移动端创新医科教务管理功能，包括教师对当前学期教学任务、历史教学工作量、评教数据、教研成果的即时查询；学生对课程进度表、大纲教案、学习资料、考试成绩及试卷分析的即时查询；将上课提醒和评教结果通过短信、企业微信自动、精准地推送给教师个人；提供教室在线查询、借用，实现手机自助无钥匙开启教室电磁门锁；领导干部、督导专家和同行教师通过手机查课、听课并在线评教，管理人员手机巡教、巡考并即时反馈；学生国际交流等业务流程实现手机端填报、手机端审核；有力促进了教学管理的质效提升。教务部牵头实施教学改革 2014 年荣获国家级教学成果奖二等奖 1 项、2018 年荣获四川省教学成果奖一等奖 1 项、2022 年荣获四川省教学成果奖特等奖 1 项。

二、研究生培养人力资源配置现状

（一）研究生师资队伍建设

1. 研究生导师队伍发展沿革

研究生导师是研究生教育的核心力量，学院自 1978 年开始恢复招收硕士研究生，有硕士研究生导师 23 名。1981 年，国务院学位委员会批准了首批博士学位授予学科及导师，我院有 2 名教授获批首批博士生导师，此后国务院学位委员会又分别在 1984 年、1986 年、1990 年和 1993 年批准了 4 批博士生导师，我院共有 32 名教授获批博士生导师，是为"国批博导"。1995 年，为扩大培养单位办学自主权，国务院学位委员会将博士生导师资格审核权限下发给各学位授予单位，由学位授予单位自主审批。1996 年，学校开始首批自审增列博士生导师工作，我院有 7 名教授获批博士生导师资格。从 2020 年开始，学校改革了校院两级管理模式，学校将硕士研究生导师的审批权限下放学院，由学院自主审批硕士研究生导师资格，学校备案。

2. 研究生导师队伍配置现状

经过 40 多年的发展，学院研究生教育师资力量雄厚，现有在岗研究生导师900 余名，其中博士研究生导师占 42%，硕士研究生导师占 58%；从年龄结构上看，60 岁以上的导师占 5%，45～60 岁的导师占 51%，45 岁以下的导师占44%。从导师的职称结构上来看，中级职称占 2.3%，正高级职称占 60.2%，副高职称占 37.5%。具有博士学位的导师比例为 98.3%。

学院现有在读研究生 2700 余名，其中博士研究生超过 1000 人，硕士研究生1600 余名，博士研究生的生师比为 2.67∶1，硕士研究生的生师比为 1.76∶1，远低于国内的平均水平，更有利于提高研究生的培养质量。

医学研究生教育承担着为国家培养高层次医学人才的重任。导师的思想政治素质、学术水平和工作作风直接影响着研究生的成长，要真正为国家培养合格的建设者和接班人，就不能忽略研究生导师的职责，要强化研究生导师的培养责任。对新增列导师，学校和学院开展新导师培训，强化导师的岗位意识，增强新导师的责任感；学院也定期和不定期对所有在岗研究生导师进行培训。

3. 研究生导师岗位职责及考核体系

为进一步加强研究生导师队伍建设，规范研究生导师的指导行为，努力造就"四有"好导师，教育部于 2020 年发布了《研究生导师指导行为准则》，为全体研究生导师划定基本底线，明确了研究生导师的岗位职责：①坚持正确思想引领；②科学公正参与招生；③精心尽力投入指导；④正确履行指导职责；⑤严格遵守学术规范；⑥把关学位论文质量；⑦严格经费使用管理；⑧构建和谐师生关系。学校也在此基础上将研究生导师职责细化为"七导"，即：导思想、导人生、导学习、导科研、导心理、导生活、导就业等七个方面内容。学院定期对研究生导师进行考核，将研究生导师的师德师风、立德树人职责、"七导"职责、研究生培养质量和科研学术成果纳入研究生导师考核体系，考核不合格的导师暂停招生。

（二）研究生课程教师队伍

高校教师资源是高校稳定教学质量、提高教学水平的关键资源，因此，对教师资源的优化配置是高校持续稳定发展的重要途径和方法。根据《教育部 国家发展改革委 财政部关于深化研究生教育改革的意见》《四川大学研究生课程建设与教学过程管理办法》等精神，研究生课程的授课教师应思想政治素质过硬，德才兼备，积极发掘专业课程的思想政治教育元素，将立德树人融入课程教学的各个环节，在传授知识的同时教育和引导学生自觉践行社会主义核心价值观，努力成为广大研究生"思想品格的引路人、学习知识的引路人、创新思维的引路人、奉献祖国的引路人"。按学校要求，研究生课程的授课教师应有丰富的专业知识和教学经验，一般应具有高级职称。

四川大学华西临床医学院现有全日制研究生学位课程58门，2021年参与全日制研究生课程授课的教师共计380余人（900余人次），较2020年增长13.8%（17.3%），其中正高级职称200余人，具有高级职称的任课教师比例为79.1%，离学校"高级职称全覆盖"的要求尚有一定距离。由于临床医学院开设的学位课程是面向全体医科研究生开课，因此随着近年来研究生招生规模的不断扩大，选课人数逐年上升，2021年全年研究生选课人数达4900余人次，师生比约为1∶18，课堂教学压力大，很多教师的医疗、教学和科研任务都较为繁重，常常需要超负荷工作，同时也给教学管理工作带来了巨大的挑战。

现阶段存在的问题可以通过优化教师资源配置结构得到一定程度的缓解，尤其是临床医学院拥有一支强大的研究生导师队伍，现有在岗研究生导师900余人，其中博士研究生导师近400人，硕士研究生导师500余人，可以充分调动研究生导师特别是中青年导师参与研究生课程教学的积极性，使其成为研究生授课的主力军，切实履行研究生导师"七导"职责。下一步学院将完善研究生课程组织构架，筹建研究生课程建设指导委员会，围绕国务院学位办《研究生核心课程指南》重构研究生课程体系，探索核心课程PI制度，从职称晋升、导师遴选与考核和教学绩效等方面加强教学工作激励，推动临床教学系列绩效层级划分，实现任课教师人力资源结构的合理配置。

三、毕业后教育人力资源配置现状

（一）毕业后教育人力资源配置现状

1. 国家、行业岗位设置要求或标准

根据中国医师协会2021年11月公布的《住院医师规范化培训基地标准（2021年版）（征求意见稿）》，对住院医师管理：按需设置教学管理岗位。培训基地在满足职能管理部门不少于3名专职人员的基础上，按照住院医师的1%比例配备专职人员，在培人员（含全日制临床医学、口腔医学硕士专业学位研究生）500名以上的视情增配专职人员。在专科医师管理中，四川省毕业后医学教育委员会办公室2018年发布的《四川省专科医师规范化培训基地管理实施细则（试行）》中规定：教学培训管理职能部门有专职管理人员，专职管理人员与培训

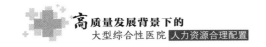
对象比例大于 1∶100。

2. 岗位配置现状、未来的展望

四川大学华西医院毕业后医学教育开展项目多样，包括住院医师规范化培训、专科医师规范化培训（包括国家专科和四川省专科）、住院技师/药师规范化培训和住院护士规范化培训。目前在训规范化培训学员 3000 余人，包括住院医师 1600 余人，专科医师 300 余人，住院技师/药师 400 余人，住院护士 800 余人。为更好地加强规培学员、轮转科室和带教老师的管理，提升培训质量。四川大学华西医院专门设立了规培管理部门，并配备专职管理人员 9 名，运营管理秘书 1 名。根据管理工作的需求，采取专项工作岗位管理和学工工作片区管理的横向纵向网格化管理模式，岗位设置涵盖规范化培训学员的招生、培养、结业、思政、党建、薪酬、人事、后勤保障等方面，设置招生岗、就业岗、住院医师培养考核岗、专科医师培养考核岗、技师/药师/护士培养考核岗、质量控制岗、基地管理岗、师资建设岗、人事保障岗、薪酬管理岗运营管理秘书岗、规培支部书记岗等 12 个岗位。从而在有限的专职人员的基础上，从管理组织框架优化人力配置，保证培训管理工作的正常进行。

按照国家和四川省行业岗位设置要求，仅住院医师规范化培训专职管理人员需要 16 人，专科医师规范化培训专职管理人员需要 3 人。目前针对住院医师、专科医师、技师/药师、护士等 3000 余人的管理培养，仅有管理人员 9 名，远远不能够满足国家岗位设置标准。随着住院医师规范化培训从制度建设向内涵建设的转变，专科医师逐步在国家范围内的铺开，以及技师/药师和护士管理的深化，均需要配备更多的专职管理人员，从而促进规范化培训工作向纵深方向发展。

3. 对应岗位职责

（1）招生岗位职责。

①负责招生宣传，提升生源质量，吸引优秀生源。

②负责当年度住院医师/专科医师、技师、药师招生计划的征集、汇总和上报。

③负责当年住院医师/专科医师、技师、药师招生资料的收集、整理。

④负责四川省住院医师/专科医师、药师网上报名信息的核实和网上审核。

⑤组织住院医师/专科医师、技师、药师各培训学科进行报名人员初筛、面试和成绩回收。

⑥负责提供当年新入院住院医师/专科医师、技师、药师、护士住宿需求信息，掌握学员住宿信息。

（2）就业岗位职责。

①负责当年用人单位信息的发布。

②负责当年结业生和用人单位双选会的组织，搭建双选平台。

③提供当年结业学员信息，提供就业协议和组织协议签署。

④负责四川省住培和专培管理系统上当年结业学员就业去向登记。

⑤负责用人单位满意度调查。

（3）住院医师培养考核岗位职责。

①负责年度受训住院医师的转科、年度和阶段考核。

②负责年度住院医师的结业者资格筛选工作。

③负责年度住院医师申报阶段合格证书工作。

④负责住院医师省注册信息的录取、申报和人员汇总。

⑤负责每年（季/月）人员信息数据及轮转科室的动态管理。

⑥每月住院医师工作量审核和统计。

⑦监测各科室住院医师培训管理的执行力和响应效率，进行统计分析并形成报表。

（4）专科医师培养考核岗位职责。

①负责年度受训专科医师的转科、年度和阶段考核。

②负责年度专科医师的结业者资格筛选工作。

③负责年度专科医师申报阶段合格证书工作。

④负责专科医师省注册信息的录取、申报和人员汇总。

⑤负责每年（季/月）人员信息数据及轮转科室的动态管理。

⑥每月专科医师工作量审核和统计。

⑦监测各科室专科医师培训管理的执行力和响应效率，进行统计分析并形成报表。

（5）技师药师护士培养考核岗位职责。

①负责住院技师、药师每月工作量汇总和审核。

②负责每年（季/月）受训人员信息数据的动态管理。

③负责技师药师轮转科室的动态管理。

④负责技师培训新项目的申报和培训项目管理办法的更新与修订。

⑤负责监测各科室对技师药师培训管理的执行力和响应效率，进行统计分析并形成报表。

⑥负责药师的省上学籍注册考核结业管理。

⑦负责护士省上学籍注册考核结业管理。

（6）规范化培训教学管理岗位职责。

①负责规范化培训科组织课程的设置、运行管理，包括医学人文课程、临床技能课程和题库建设。

②负责课程质量的监督和评价。

③负责课程教师讲课费审定和上报。

④协助课程运行和考试管理相关工作。

⑤负责医院住院医师科研基金的申报、评审、日常管理和经费管理工作。

⑥承担科室外事接待工作、负责部门对外交流与合作、负责规培学员出国手续办理、负责外籍交换医师来我院学习工作接待安排。

（7）规范化培训质量控制岗位职责。

①负责规范化培训质量控制制度体系的建设。

②负责定期收集各科室规范化培训质量、满意度测评表，导师指导评价表并统计分析形成报表。

③汇总各科室规范化培训管理的执行力和响应效率，进行统计分析并形成报表。

④负责住院医师网络管理系统维护及规范化培训质量管理研究工作的开展。

⑤负责及时向医院、部门、科室内反馈质量监测结果。

（8）基地建设岗位职责。

①承担住院医师培训基地的信息申报建设相关工作。

②承担专科医师培训基地的信息申报建设相关工作。

（9）师资建设岗位职责。

①负责院内师资和导师遴选、培训、考核、评价等任务。

②承担四川省卫健委西部地区规范化培训师资培训任务。

③完成外省卫健委和兄弟院校各级医疗卫生机构委托的师资培训工作。

（10）人事保障岗位职责。

①负责当年规培生的保险合同签署、购买和协助理赔。

②负责当年新进规培人员的档案人事代理、档案户口转接、协议书签署。

③负责当年新进人员胸牌、图书证制作。

④负责当年参加执业医师考试、专业职称考试人员名单的提交工作、初审工作，协助规培人员报名参考。

⑤负责当年新进规培生保证金收据收取。工作服、听诊器登记和发放。

⑥负责当年新进规培生 ID 配号。

（11）规范化培训薪酬管理岗位职责。

①负责当年培训面试成绩核算和排序工作。

②负责每月规培生考核后奖酬核算工作。

③负责住院医师年度经费投入的预算。

④负责每月国家配套经费类的发放工作，负责每月自筹经费类奖酬金发放、单项及年终酬金的发放工作。负责专业硕士住院医师每月薪酬的发放工作。

⑤协助后勤口负责住院医师公寓住宿人员单月（季）水电气、补贴部分的审

核申报代发工作。

（12）规范化培训党支部书记岗位职责（兼职岗位：9个）。

①负责当年受训学员党员组织关系的转接工作。

②负责受训党员转正、发展和思想政治教育工作。

③负责引领受训学员党员积极参加医院、学院、部门、科室的党团活动，营造积极向上的培新氛围。

④负责规培学员的年度推优、评优工作。

⑤负责推荐规培学员参加党校工作。

⑥负责科室、支部新闻撰写。

⑦指导规范化培训学员团总支、支部建设工作。

（13）运营管理秘书岗位职责。

①负责科室工作任务表、通知、调查表等发布、下发和回收。

②负责科室会议记录。

③负责文件等资料的汇签、收发、管理工作。

④协助办公室事务工作。

⑤负责科室公章管理。

⑥负责科室物资申领。

⑦责科室网页的维护和更新。

⑧科室差旅费报销等财务相关事项。

⑨科室档案的归纳、整理工作。

⑩负责科室外勤和完成科室领导交办的各种事项工作。

根据以上岗位的设置和职责的划分，做到规范化培训学员的全程管理不留死角，同时根据工作内容服务专业基地、临床轮转科室和带教师资，从而保证了培训工作的进展和培训质量。采取的一人多岗和一岗多人的岗位管理方式，结合学工工作的片区化管理，将每个管理人员的职责明晰，并结合工作情况，对管理人员进行年终考评，根据考核情况及时调整岗位设置和提升管理人员能力，从而实现最优人力配置。

（二）进修培训人力资源配置现状

1. 国家、行业岗位设置要求或标准

临床进修是广大在职医务工作者学习再提高的重要途径，是提高基层医务工作者整体医疗服务能力的关键环节。面对医学的发展和健康中国建设的需求，我们如何以提高职业岗位胜任力为核心来深化继续医学教育改革，做好继续医学教育基地建设，构建特色继续医学教育培训体系和教学模式，提高继续医学教育培养质量非常重要。2017年，四川省卫健委印发《关于开展临床医师规范化进修

工作的意见》和《四川省临床医师规范化进修实施细则（试行）》，要求在四川全省范围规范化、同质化开展临床医师进修培训，从而促进高水平临床医师队伍建设，推进"健康中国""健康四川"战略发展。2020年，国务院办公厅印发《关于加快医学教育创新发展的指导意见》，明确加大医学教育改革创新力度，增强医护人才保障，已成为建设健康中国的必然要求，在继续医学教育创新发展方面则进一步强调了继教内容的完善和继教方式的创新等，重点仍然是岗位胜任力的培养。所以，无论是国家还是省级政策，都对继续医学教育提出了更高的要求，围绕教学、师资、考核和管理等多方面加强大型综合医院继续医学教育基地内涵建设十分重要，相应地对继续医学教育培训管理的人力资源配置也就提出了更高要求。

2. 进修培训管理岗位人力资源配置现状及展望

四川大学华西临床医学院/华西医院具有完整的院校教育、毕业后医学教育和继续医学教育体系。医院从20世纪50年代开始招收进修学员，积累了丰富的进修培训工作经验，进修培训规模不断扩大，生源质量、学员素质持续提升，长期以来通过发挥学科、人才、技术、培训及管理优势，累积培养进修学员逾5万人，覆盖全国23个省、5个自治区和4个直辖市，众多进修学员已成长为所在单位的技术骨干和中层干部，成为当地医疗卫生系统的中流砥柱。

除开展常规进修培训以外，医院承担了多项国家部委、四川省委、省卫健委等政府部门下达的指令性培训任务，为西藏、新疆和四川省民族地区、深度贫困地区培养医疗技术骨干；长期开展对贫困地区、民族地区、医疗服务能力薄弱地区的对口支援和帮扶，免费为当地培养医疗卫生人才，补足医疗卫生发展不平衡不充分的短板，助推分级诊疗实施。医院已圆满完成各类对口支援、精准扶贫、援疆援藏等专项进修培训项目30余项。

经过近70年的传承与创新，进修培训管理工作逐渐实现了规范化和制度化。2007年至2020年间，医院进修管理职能历经医务部、毕业后培训部机构调整，逐步理清管理职责及发展思路，不断改进管理和培训模式，逐渐形成了一整套比较完善的进修管理及培训体系。2017年起，进修培训开始采用四川大学继续医学教育信息管理系统，开启了信息化管理。2018年，为适应四川省临床医师规范化进修管理相关要求，医院进一步探索加强进修教学管理规范化、制度化和信息化，对进修培训质量提出更高要求；2018年底首次开展了优秀进修带教老师和优秀进修学员评选活动，鼓励进修带教老师工作热情，激励学员学习积极性。2019年，开通了"华西医院进修教育"公众号，用于发布进修简介、招生公告、全院学术信息等，进一步扩大进修宣传。2020年，在全国率先出版进修学员培训指南——《四川大学华西医院进修学员管理指南》，进一步明确进修培训内容及科室带教、管理任务。

在相关政策指导下，华西医院紧跟相关要求不断强化进修制度建设，加强进修规范化管理和提升进修培训质量。为此，医院专门加强了进修培训管理岗位人力资源配置和政策支持，在毕业后培训部下设进修科，专门负责医院进修工作的统筹管理。进修培训管理岗位人力资源配置包括进修科科长岗位、进修招录及日常管理岗位和进修教学质量管理岗位，从而为医院进修培训工作高质量开展提供人力支撑和保障。未来，随着医学的发展以及人才需求质量的不断提升，进修培训教学体系建设、课程建设、师资队伍建设及考评体系等方面的要求将更加严格，我们将进一步加强并优化医院进修培训管理人力资源配置。

3. 进修培训管理岗位职责

（1）进修科科长岗位。

在部长的带领下负责进修科工作，拟定进修工作相关计划，并组织开展、实施。及时了解掌握上级主管部门政策，动态修订完善进修管理制度和管理流程。组织实施进修招录及培训、过程管理、结业考核、满意度调查及回访调查等工作。对科室开展进修管理培训，与科室沟通完善进修培训计划，督促落实培训任务。负责制定科室进修工作考核指标，并组织督查实施情况。负责组织进修带教师资培训、制订考核指标和激励方案。负责承担各项进修指令性任务及专项培训工作的实施。

（2）进修招录及日常管理岗位。

负责进修招收录取、资格审查、报到验证、岗前培训等工作。负责进修学员资料档案建立、日常管理、留存归档等工作。负责为进修学员办理胸牌、开通HIS系统权限、收集并报送银行卡号等工作。负责进修学员学籍管理、合理调换专业、提前结业等工作。负责进修学员请、销假考核登记等管理工作。负责进修工作数据统计、工作总结等相关信息报送等。负责与上级相关主管部门对接进修工作，做好信息上传下达。

（3）进修教学质量管理岗位。

负责定期与科室沟通进修招收需求，及时更新招生简章。负责督导科室制定进修培训方案和计划，定期对科室教学活动开展情况进行督查，定期在进修管理平台查看、填报进修学员过程考核内容。负责组织开展进修生学术讲座等事宜。负责协助科室开展进修学员思想政治教育工作。负责进修学员结业考核等工作。负责科室带教老师的考核评价及激励工作。负责定期开展进修生满意度调查，收集进修生意见及建议，并与科室沟通反馈。负责落实各项指令性、专项类的进修培训项目。协助分院开展进修管理工作。

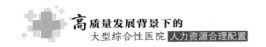

四、学生工作人力资源配置现状

(一)辅导员队伍建设

1. 发展沿革

(1)本科生辅导员队伍发展沿革。

学院/医院党委长期以来十分重视学生工作,由一名党委副书记分管并将其列入党委年度工作计划中,坚持不懈地做好学生思想政治教育工作,在组织管理机构,人员配置和财力上都给予了大力支持和全面保障。1994年在临床医学院设立学生处,2001年改设为学生工作部,下设学生科、学生分团委,2018年增设就业指导办公室、校友工作办公室。学生工作部的职责是在院党委领导下负责全院全日制本科及八年制学生思想政治教育、日常管理、素质教育、发展辅导以及开展校友工作。

(2)研究生辅导员队伍发展沿革。

1978年,华西医科大学医学系在全国率先开始招收临床医学硕士研究生,首届学生42人,招收专业包括血液、传染、心血管、内分泌、普外、泌尿、儿科、眼科等19个专业。学院首设研究生管理人员1人,负责研究生招生、培养与日常管理工作,研究生管理人员同时肩负高校政治辅导员职责。1993年,华西医科大学医学院与附属医院实质合并,开启"院院合一"的医学教育模式,依托丰富的临床和科研资源,教学条件得到改善,有效推动研究生教育教学发展,研究生总人数达144人,学院按年级横向管理研究生,设研究生管理人员3人,其中科长1人,政治辅导员兼管理人员2人。2000年,华西医科大学和四川大学"强强合并",华西临床医学院成为全校29个学院中规模最大的学院,研究生总人数达686人,研究生教育管理按照学科及党支部设置实际情况,划为四个片区进行管理,设研究生管理人员5人,其中科长1人,政治辅导员兼管理人员4人。2006年4月,全国高校辅导员队伍建设会议召开,明确了辅导员的角色定位、工作定位和素质要求,确认辅导员具有教师和行政管理干部的双重身份,并将"政治辅导员"改为"辅导员"。2017年,教育部以部长令的形式修订出台了《普通高等学校辅导员队伍建设规定》(中华人民共和国教育部令第43号),规定高等学校应按总体上师生比不低于1:200的比例设置专职辅导员岗位。我院研究生规模达2140人,设研究生专职辅导员8人,兼职辅导员根据工作实际情况进行遴选。辅导员队伍建设坚持"又红又专"的发展目标和"专兼结合,以专为主"的原则选聘发展。

2. 岗位资源配置情况

（1）本科生辅导员岗位资源配置情况。

按照2017年教育部令第43号文件《普通高等学校辅导员队伍建设规定》，高等学校应当按总体上师生比不低于1∶200的比例设置专职辅导员岗位，学院目前已配足配齐专兼职辅导员。

（2）研究生辅导员岗位资源配置情况。

随着研究生规模的逐步扩大及华西医学"三个中心"（其中医学教育以学生为中心）的时代要求，研究生教育管理内涵由原有的日常管理、政治教育扩展到思想政治教育和价值引领、师德师风建设、党团班级建设、奖励资助、职业生涯规划与指导、综合素质课程、社会实践、国际交流、心理健康教育、校园危机事件应对、创新创业指导等内容。学院现有硕博士研究生2751人，设专职辅导员10名，兼职辅导员8名。由点及面深入学生，发挥研究生培养与思政教育深度融合的优势，导辅（导师及辅导员）协同精准解决研究生面临的学业生活问题。注重辅导员职业化、专业化发展，现辅导员队伍有正高职称1名，副高职称2名，中级职称6名，老中青传承，队伍发展稳定。

（3）辅导员考核及发展。

四川大学制定了《四川大学辅导员队伍建设实施办法》（川大委〔2018〕82号），我院遵照此文件执行。我院健全辅导员队伍的考核评价体系并将考核结果上报学校学生思想政治工作指导委员会审定，纳入人事年度考核结果，与辅导员职务晋升、职称评聘、奖惩等挂钩。学校在校院两级奖励体系中单独对辅导员设立奖励体系，经过考察和评选，对表现优秀的辅导员进行表彰奖励。实行专职辅导员专业技术职务（职称）和职员职级"双线"晋升机制，专职辅导员可同时评聘专业技术职务（职称）和职员职级，聘期内进行"双线"考核。专职辅导员可按要求评聘思想政治教育学科或其他学科的专业技术职务（职称）。针对专职辅导员评聘思想政治教育学科的专业技术职务（职称）单列计划、单设标准、单独评审，评聘过程中注重考察辅导员工作业绩和育人实效。

学校积极推荐辅导员参加校外干部公招和工作调动，创造条件支持辅导员到地方党政机关、企业、基层挂职锻炼。学校将辅导员的培养纳入全校师资队伍和干部队伍整体规划，享受专任教师培养同等待遇。

（4）研究生学生管理队伍取得的工作成效。

学院研究生规模较大，日常学习科研工作分散在50余个临床科室或实验室，专业精细化发展后不同专业之间联系较为松散。研究生的管理上，既需要按照专业特点进行针对性管理，更需要促进专业间研究生的交流，研究生"一横三纵"管理机制激发研究生教育教学活力。"一横"，指将相近学科与专业划分成片区横向管理，形成由学院安全网络建设、辅导员"九个一"基本要求、重点关注学生帮扶三大基础工作组成的教育与管理基础;"三纵"包括贯穿于研究生党建工作的思想教育培养主线,可实现实时动态管理的规范化教育培养主线以及由研究生会指导的学生自主发展培养主线三条主线。构建"一横三纵"管理网格,确保在全方面关注研究生成长成才的同时,做到重点突出、主线清晰。

近年,成功举办了"德渥群芳"育人文化建设标兵团队、研究生"我心目中的好导师"评选等校园文化建设品牌项目。"博士快车"社会实践团队从 2002 年起坚持在老少边穷地区开展爱心义诊、卫生调研、送医送药、爱国主义教育等活动,多次获得"全国暑期社会实践优秀团队""四川省大中专学生志愿者暑期社会实践活动优秀团队"等荣誉称号。自 2015 年教育部举办"中国互联网+大学生创新创业大赛",我院共斩获全国金奖 8 项,全国银、铜奖共 4 项,省级奖项共 35 项,为全国医学院之最。研究生毕业生扎实的基本功、较高的综合临床能力,受到用人单位广泛好评,毕业生扎根西部,服务全国,连续十年就业率均达98%以上。

(二) 班主任队伍建设

1. 发展沿革

(1) 本科生班主任队伍发展沿革。

为贯彻落实全国高校思想政治工作会议精神和教育部《深化新时代教育评价改革总体方案》,更好地发挥专业课教师对学生发展、成人成才的指导作用,参照学校《四川大学班主任工作考核办法》等文件精神,我院从 2018 年开始全面推行本科生班主任制度,印发了川医委〔2018〕17 号文件《四川大学华西临床医学院班主任工作管理办法》,并于 2021 年进行了修订,进一步明确了班主任的定位、条件、职责、聘任与管理。在全院具备中级及以上职称或获得博士学位的专业课教师中,通过自由申报和科室推荐相结合的方式选拔了一批德才兼备,具有较强专业指导能力的本科生班主任。

(2) 研究生班主任队伍发展沿革。

为落地"三全育人"综合改革试点,为研究生思想政治教育提供组织保障,形成依托教研室、实验室、党团支部为战斗堡垒的基本格局,夯实研究生思想政治教育和日常管理工作。根据国家、省市及学校的研究生教育改革发展意见精神,结合学院研究生思想政治教育工作的实际情况,在各科(室)研究生培养点设立研究生班主任,印发了《四川大学华西临床医学院研究生班主任工作管理办法》川医临医〔2019〕4 号。

2. 岗位资源配置情况

（1）本科生班主任岗位资源配置情况。

至今为止，已有 150 余名教师先后担任本科生班主任。2021—2022 学年在任班主任 100 名，其中包括 2 位机械学院和商学院的专职老师担任双学位班级班主任。本科生班主任应以立德树人为根本任务，引导学生德智体美劳全面发展。原则上每两周至少跟班级同学交流、沟通 1 学时，交流、沟通的方式可以多种多样，每个月至少与所指导班级相对集中交流、沟通一次。

（2）研究生班主任岗位资源配置情况。

研究生班级一般以三级学科为单位，按照 50 名左右的全日制在校研究生（包括博士）聘 1 名班主任。研究生班主任由中级及以上职称或获得博士学位的专业课教师担任，同时鼓励从事学生教育与管理工作的党员干部担任。研究生班主任应具备良好的政治业务素质，丰富的教学经验、较好的沟通协调能力和强烈的工作责任感和奉献精神，能保证有必要的时间和精力从事研究生思想政治教育和日常管理工作，一般从以下人员中优先选聘：

①科室的后备人才/科室主任助理优先；

②党员教师或党员干部优先；

③博士学位优先；

④有"实践教学专职教学岗"任职经历者优先。

研究生班主任聘任期一般为三年。研究生班主任在工作中，助力研究生思想政治教育，研究生学习、生活和就业指导，凭借专业教师独特的影响力，引领研究生德智体美劳全面发展，激发研究生科研创新成长成才。研究生班主任的考核每学年进行一次，由学院研究生工作科计划其工作量和组织日常培训、管理与考核。考核内容包括：班团活动、工作记录、学生获奖、同学获得上级部门嘉奖情况和研究生对其综合评价、研究及实践等。学院不定期对班主任进行培训，每学期至少召开一次班主任工作会议，研讨总结相关工作情况。

2019 年研究生班主任在 17 个科室首批试点，共 24 名；2020 年研究生班主任覆盖 52 个科室，共 58 名；2021 年新增 7 名研究生班主任，实现所有专业、全体研究生班主任全覆盖。

3. 班主任队伍建设取得的工作成效

（1）本科生班主任队伍建设取得的工作成效。

全院本科生班主任在 2020—2021 学年的工作中，共开展面对面交流指导 518 次，线上交流 1174 次。本科生班主任作为学生大学生涯期间的良师益友，引领学生在思想、学业和科研能力等多方面都取得长足进步，通过调研，90% 以上的学生认为本科生班主任制度对自身发展起到了积极的作用。为表彰先进，进

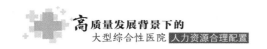

一步激励班主任充分发挥立德树人、引领学生成长成才的指导作用，我院与2021年首次开展优秀本科生班主任评优工作，评选出10名本科优秀班主任进行表彰。

（2）研究生班主任队伍建设取得的工作成效。

任职期间，班主任协助学校做好研究生党员发展和教育工作；指导研究生开展政治理论学习和各项专题教育活动，如：生命教育、人文素养与科学精神、学术诚信与行为规范等主题班会；组织开展新生入科宣教、学年总结、各项奖助学金及荣誉推荐评比、创新实践、离校教育、就业指导工作；引导学生认识自我，确定合适的学业规划和人生发展目标；深入临床、实验室、寝室等研究生学习生活场所，了解研究生思想、学习、科研、生活情况，帮助研究生解决实际困难，及时处理并向学院报告研究生中出现的各类意外和突发事件，对违纪研究生进行教育和帮助；配合研究生工作科完成学校、学院交办的其他有关工作。

学院设立安全网络"睦邻里小组"，在班主任带领下，确定每个班集体分组和小组联络员，联络员每月组织线上/线下小组生活会并做好相关记录和意见，最后进行小组考核和三级预警上报，实现对研究生的网格化管理，夯实研究生班级建设和安全网络建设。

为完善科教融合育人机制，增强研究生服务国家、服务社会的责任感，提升研究生的综合竞争力，结合学院研究生培养工作实际，学院每年均开展社会实践，由各班班主任积极搭建平台，指导研究生完成社会实践工作，针对完成比较好的项目，在班级进行分享及年度考核评优工作。

自班主任队伍建设以来，在学校学院各职能部门的支持下，班级建设、科研指导、心理健康管理、安全事件处置等工作取得了诸多成效，学生的民主评议对班主任总体满意度也很高。根据学院综合考核和学生民主评议，2020年和2021年分别评选出4位和12位优秀班主任。根据班主任在任职期间的突出工作，如：社会实践、创新项目、安全事件处置等，给予优秀案例表彰。

（三）"多位一体"学生服务管理体系

在学生管理过程中，学院/医院逐渐形成了"多位一体"的学生服务管理体系，力争全员、全程、全方位为学生搭建育人发展平台，营造三全育人氛围，育人队伍主要包括：辅导员、教导员（学校聘任学校离退休干部加入一线学生工作，配合辅导员开展日常管理工作）、名誉班主任、本科生导师和本科生班主任等。

1. 名誉班主任

为了让医院/学院领导更直接地了解基层教学现状和本科生学习生活状态，学院组建了由所有院领导班子组成的名誉班主任队伍，每名院领导都配对一个本科生教学班开展日常指导工作，每届任期时长原则上与所管理的年级学制相同，每学期至少与对口班级本科生面对面交流沟通 1 次，倾听基层教学和学生管理中的问题和需求，为本科生答疑解惑。

2. 本科生导师

为了充分发挥专业教师在学生成长发展过程中的引导作用，我院从 2014 年开始从本科一年级实行全员本科生导师制，由中级职称以上或获得博士学位的专业教师担任，临床医学、医学技术专业师生比不超过 1∶3，护理专业每名学生分别配备 1 名学术导师和 1 名综合导师。我院制定了《华西临床医学院本科生导师制管理办法》，并根据实施情况，不断修订完善。要求本科生导师每学期与所指导学生交流不少于 4 次，其中线下交流不少于 2 次，指导学生完成以下工作之一：①申报一项大学生创新创业训练项目；②公开发表一篇学术论文；③参与一次校级以上创新创业竞赛。2014—2021 年为 3881 名学生配备了本科生导师，有 2010 名老师担任本科生导师。实施本科生导师制以来，我院本科生获准四川大学"大学生创新创业训练项目"项目数一直名列全校第一，学生科研参与率达 95% 以上。

(四) 学生骨干队伍设置情况

学生干部队伍是学院学生工作中一支不可或缺的力量，在各项学生活动中发挥着重要的作用。我院历年来高度重视学生干部队伍的选拔、培养和考核，使其充分发挥联系师生的桥梁纽带作用，从而不断提升学生干部整体的服务水平。近年来，我院不断优化学生干部队伍组织构架，建设了一支寝室、班级、年级（系）、学院"四位一体"的学生干部队伍。

1. 寝室层面

学生寝室作为重要的生活和学习场所，在学生工作和思政工作中发挥着重要的载体作用，我院在每个寝室设立寝室长职务，根据江安校区的寝室设置，同时分设大、小寝室长。这支基层队伍是我院体量最大的学生干部队伍，是学院安全稳定工作的基石，在学生寝室管理中起着关键作用。通过辅导员与寝室长之间的信息传递，及时了解掌握学生中的突发情况，筑起学生安全保障的第一道防线。

2. 班级层面

在班级层面，成立团支部委员会和班级委员会，在团支部委员会下设立团支部书记、团支部副书记（班长兼任）、组织委员、宣传委员、青年志愿者队小队长等职务；在班级委员会下设立班长、学习委员、文艺委员、生活委员、体育委员等职务。班委负责传达辅导员的要求与指示、实现学习示范与指导、并及时做好辅导员与学生之间的沟通，通过班团委员会的建立，逐步提升了班级管理工作

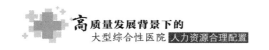

的落实力度，班级也在班团干部的带领下逐渐形成了良好的班风和学风。

3. 学院层面

在学院层面，设有学生分团委和学生会两大组织，学院分团委组织架构为"学生分团委副书记＋工作部门"模式，即学院分团委人员构成为"分团委副书记＋部长团"，各部门下设干事若干，以"部长团＋干事组"形式开展工作。学院分团委设有学生分团委书记（老师担任）、学生分团委副书记（学生担任）以及其下分管各项事务的六个部门——组织部、素质拓展部、联合宣传部、"杏林风"青年志愿者服务队、科技部、社团联合会，各部门在学校学院党委、团委的领导下进行各项工作。2020 年前，学生会组织架构为"主席团＋工作部门"模式，即学院学生会人员构成为"主席团＋部长团"，各部门下设干事若干。2020年，根据中共四川大学委员会对于各学院学生会的深化改革要求，我院深入贯彻落实深化改革意见，切实增强学生会的政治性、先进性和群众性，不断优化组织架构，改革运行机制，创新工作方式，锻造工作队伍。按照我院实际情况，根据"按需设置、合理优化、精简高效"的原则，学院学生会各部门工作以"部长团＋工作组"形式开展，将学生会工作人员精简至 30 人以内。学院学生会设有主席团以及其下分管各项事务的六个部门——联合办公室、学习部、权益部、实践外联部、文艺部和体育部，各部门在校学生会和省学联的领导下开展各项工作。

五、护理学院人力资源配置现状

（一）国家、行业岗位设置要求或标准

根据中共中央、国务院、教育部等部门印发的《统筹推进世界一流大学和一流学科建设实施办法（暂行）》《深化新时代教育评价改革总体方案》《关于扩大高校和科研院所科研相关自主权的若干意见》《关于加强新时代高校教师队伍建设改革的指导意见》及《普通高等学校本科专业类教学质量国家标准》等文件主要精神，对标国务院学位委员会护理学硕士、博士培养指导意见，基于国家教育方针、社会期望与区域发展需要，护理学院明确了办学宗旨及目标，从自身定位、理念、发展规划、培养目标和质量标准等多维度综合评估，规划了人力资源配置和人员聘用、考核机制，形成了由行政与管理层、教师层及教辅层组成的护理人力体系。

（二）岗位配置现状、未来的展望

1. 四川大学华西护理学院最早源于 1892 年的教会医院和 1915 年加拿大人CaroLine Wellwood（梅素英）女士创立的仁济护校。学院的人力资源管理模式集学科建设、教学、科研、国际交流与合作、党政办公为一体。拥有护理学四川

省重点实验室、四川省护理与材料医工交叉研究中心等研究平台。学院以岗位胜任力为导向、建设以"全生命周期"为轴线的护理学课程体系，为护理精英人才培养创造了先进的教学条件。学院拥有以首席科学家为领军、以学科带头人为骨干、以青年创新团队为支撑的多学科高水平师资队伍。学院开展研究生和护理本科生教育，多次获批国家级特色专业及精品课程建设项目。

学院还建立了高端人才引进、培养和可持续发展成长机制，打造国际国内知名、跨学科跨学院一流护理师资团队，形成以一流护理学专业建设为支撑的领军型护理学人才体系。建立完善的终身教育体系，培养以岗位胜任力为导向，具备优良政治职业素养、深厚人文底蕴、扎实专业知识、熟练操作技能、强烈创新意识和宽广国际视野的卓越护理领军人才。2017 年我院护理学进入教育部"双一流"学科建设名单；2020—2021 年连续两年上海软科"中国最好学科"护理学排名第一，成为"中国顶尖学科"；2017—2021 年连续 5 年排名"中国医院科技量值"护理学全国第一；2022 年入选软科中国大学专业排名护理学类 A＋专业，并再次进入教育部第二轮"双一流"学科建设名单。

2. 岗位配置现状

（1）办公室管理。

办公室在学院党政领导下开展工作，落实学院的行政运行和党建工作，主要负责党政建设、护理序列职称评审、高端人才引进、人事管理、财务预算报销、固定资产管理、宣传与新媒体建设、校友会管理、日常管理等工作。

①切实抓好党建工作，全面夯实基层基础。

根据《中国共产党党和国家机关基层组织工作条例》要求和医院党委规划，护理学院设立党支部 1 个，分属华西临床医学院学生党总支。作为党在高校的基层单元，基层党组织是党联系高校师生的桥梁纽带，更是贯彻落实党的高等教育路线方针的重要力量。党建是事业发展的重要支撑和保障，对标国内一流院校同级院校护理学院，党组织多为党委架构，后续随着党员的规模和数量扩大和拓展，应加强党组织架构和支持，壮大党员规模，重点从高知群体、业务骨干、优秀学生群体中发展党员，并加强人才内涵建设，注重把党员培养成学科带头人、业务骨干、学生干部，真正体现党员在人才培养和学科建设方面的先锋模范带头作用。同时，按照要求完成廉洁风险防控专项工作，梳理并预防风险点，完成所有工作人员廉洁从业承诺书签订工作，并组织学习廉洁防控、"小金库"专项警示教育等，增强廉洁意识。

②加强高端人才管理，促进师资队伍建设。

在人事管理上，办公室通过健全学院人事（包括博士后）管理制度，落实护理序列职称评审和人事考评制度，引进高端人才，积极孵化科技创新人才队伍，建立了一支以首席科学家为领军、以学科带头人为骨干、以青年创新团队为支撑的多学科高水平师资队伍和博士后专职科研队伍。学院于 2012 年成为全国首批护理学博士后科研流动站，面向海内外招聘专职博士后，博士后期间薪酬及待遇参照《四川大学华西临床医学院/华西医院专职博士后建设实施办法》，以高水平科研业绩为导向，鼓励标志性成果产出。立足医工结合平台，招聘了一批护理学相关学科博士进站成为护理学博士后专职从事研究工作，推进"护理学＋"的多学科交叉研发创新；博士后出站后进入实验室，专职从事科研工作。

③做好宣传文化工作，促进学科声誉提升。

扎实做好学院的宣传与新媒体建设，发掘师生宣传力量，设置宣传通讯员，及时总结、搜集和整理活动材料，撰写学院新闻和宣传稿，做好学院中英文官方网站、微信公众号、官方视频号的建设、管理、维护工作，做好学院宣传工作。以护理学院团队为主导，四所医院护理团队为支撑，通过联合四川大学华西临床医学院校友会和华西护理学院校友会，举办了多次大型国际学术会议、学术活动、校友会活动、社会实践活动等，通过官网、微信公众号、视频号等新媒体传播正能量，促进学科声誉提升。

（2）教务管理。

护理学院教务科是在护理学院院长和教学副院长领导下负责学院教学行政管理、教学运行管理、教学质量监控、教育教学研究管理、师资队伍建设、课程建设、专业建设的归口管理部门，下设本科生教学管理、研究生教学管理、高等继续教育教学管理等专职管理岗，配置科长、专职管理岗等工作人员。学院拥有本－硕－博人才培养体系，采用全日制和非全日制两种形式培养人才。教务科以培养护理卓越领军人才为目标，负责护理教学日常管理，并创新教学管理模式。

①精准解读政策文件，把准师资配置标准。

护理学高等教育下的人才培养应坚持以学生为中心、以产出为导向和持续改进的原则，加强教师队伍建设。师资配备需达到教育部《护理学类教学质量国家标准》，该标准要求开办护理学专业的院校必须实施教师资格制度和教师聘任制度，配备与招生规模相适应的适当数量的专任教师及适当比例的兼职教师，专任教师比例应不低于教师总数的 2/3，保证教师队伍结构合理，满足教学、科研和社会服务的需要。师资管理是高校集约发展、高效运行的重要影响因素，直接关系到各种重要职能的质量水平以及高校各项战略目标能否顺利实现。学院以本科、研究生课程为单位，每门课程设置课程负责人、课程秘书、课程助教和理论及实践授课师资。课程负责人原则上由具有副高及以上职称，或具有博士学位且任中级职称八年及以上的教师担任，负责整个课程建设、教学研究、课程设计与实施，课程秘书由熟悉课程内容的在职人员兼任，课程助教由大学统一培训考核合格的研究生担任。

②立足人才培养定位，构建护理+师资队伍。

培养富有创新性和竞争力的高端人才，离不开一流的师资队伍。《统筹推进世界一流大学和一流学科建设总体方案》其中一项重要任务就是建设一流的师资队伍，重点是加快引进和培养学科领军人才与学术骨干等高端人才。对标不同层次的人才培养定位，学院以培养实践型本科人才、应用型专业学位研究人才、创新型学术学位研究人才为目标，借助大学综合性研究型高校优势，以"护理学＋"为抓手，构建多元师资队伍。融综合性大学文、理、工、医，落地学科引智，师资队伍融合护理学、临床医学、信息学、材料学、公共卫生、管理学等多学科带头人、杰出青年、教育部重要人才计划入选者等高级人才。为了提高研究生的创新水平和实践能力，我院采用"护理＋"多学科联合培养的模式，调整和完善课程计划和培养方案，以护理＋交叉融合课程，构建"交叉融合、专业突显"的课程体系，开展学科交叉育人，提升师资实力。同时，导师间跨学科知识的积累和思维培养，也能使学生在知识学习、能力培养方面的思路变得更开阔，有利于其创新能力和实践能力的提升。

③以教研室为抓手，搭建以学生为中心的教师团队。

以护理学双一流学科建设为目标，形成以护理学院为平台，华西医院、华西第二医院、华西口腔医院、华西第四医院四所不同优势专科特色的三级甲等附属医院紧密联动且有深厚临床资源为支撑的科学体系，打造了一支融合、传承、创新的护理学师资生力军。在新时代下，护理学院设置在四所附属医院的教研室，内涵覆盖文化建设、护理教育、护理研究、支撑平台、国际合作、社会声誉，以全生命周期为轴线，在教研室学科带头人的引领下、教研室主任的领导下，一大批热爱教学、基本功扎实、具有副高及以上职称或硕士及以上学位的专兼职教师们积极开展儿科护理学、妇产科护理学、内科护理学、外科护理学、心理护理学、口腔护理学、眼耳鼻喉护理学、重症护理学、急救与创伤护理学、老年护理学、慢病社区护理学、安宁疗护、基础护理学、人文护理学、灾害护理学的教学活动与科学研究。在建设"世界一流、中国特色、川大风格、华西烙印"的研究型护理学院愿景下，教研室建设以课程建设为抓手，立德树人为目标，教研成果孵化为动力，遴选优秀师资，以饱满的热情与宽广的胸怀迎接新形势下护理学科建设的重大使命，为祖国培育具有中国自信、理想信念坚定、职业道德高尚、专业能力拔尖、创新意识强烈、胸怀视野宽广的护理卓越领军型人才。

在"以学生为中心"的理念指导下，围绕各层次学生教学管理环节搭建多维度全方位团队。本科层次，每位本科生入校即配置一位综合导师和一位学术导师，分别负责学生思想引导和创新学术能力培养；按照小班化教学配置小班班主任；按照年级配置辅导员；实现每位本科生四位一体全方位教学服务管理。研究生层次，从大学层面严格规定每位导师所指导学生数，每届指导各类型硕士不能超过 4 人，博士不能超过 3 人，确保导师有足够精力指导学生；分全日制和非全日制分年级配置辅导员、班主任，实现研究生三位一体全方位教学服务管理。

（3）学科建设。

学科建设科是学院学科建设工作的归口管理部门，下设学科建设、科研管理、科研基地、成果转化、专项基金管理等专职管理岗，配置科长、专职管理岗等工作人员。学科建设科在学院统筹部署下，具体负责护理学科建设的调研、论证、规划、评估、督促检查及日常管理工作，梳理和凝练学科建设方向、监测和分析学科发展数据，打造和建设学科研究团队，落实国家"双一流"学科建设任务，并协同推进护理学科科研平台建设，强化学科建设队伍，不断促进护理学科水平提升。

①多部门合作，构建专兼职学科建设人才梯队。

充分利用"医学+信息"中心、"医学+材料"中心、"医学+制造"中心和"5G 医学转化应用平台"的三中心一平台优势资源，形成了一支紧密合作的学科建设联络合作网。同时，学院通过构建学科成果智慧管理系统、设置学科建设管理岗和专兼职科研护士等措施将四所附属医院护理人员紧密团结一起，形成了一支专兼职学科建设核心团队，包括以研究员、博士后、博士、科硕为核心成员的专职团队和以科护士长—专科护士长—专科副护士长—科研护士为主干的兼职团队。

②多学科交叉融合，基于优势学科集群建立研究团队。

基于学科优势、特色及部署超前的研究方向，联合顶尖科研团队，设置学科带头人，建立各研究方向的学科团队。例如，学院联合川大生物材料工程研究中心、高分子科学与工程学院、轻工技术与工程学院等研究人员组建了"护理+材料"交叉研究团队，团队设置了学科带头人，含护理学、临床医学、材料学等多学科的专职科研人员、博士后、博士等 20 余人，聚焦探索全生命周期健康与疾病护理的机理问题，为健康促进、疾病护理、功能康复等护理实践创建精准护理基础理论，开发精准护理关键技术，科学促进亚健康与疾病人群安全、舒适、快速地康复，提升人类健康整体水平，推动新型护理材料与器械转化及应用，为精准护理及生命科技领域的发展提供重要支撑。

③打造科研支撑平台，建立实验室工作团队。

依托大学及学院、医院成功获批西部首个"护理学四川省重点实验室"及全国首个"护理与材料医工交叉研究中心"，拥有护理学－生物学实验室、灾害护理实验室、虚拟仿真实验室三大研发平台。实验室聚焦"全生命周期健康与疾病的精准护理"，围绕重点研究方向，不断推动研究团队建设，提高学术队伍的整体竞争力，目前实验室拥有一支高水平的科研队伍，现有固定人员 100 余人，40 岁以下青年骨干占比近 40%。

为规范和加强实验室的建设和运行管理，提高实验室的科学研究和管理水平，根据《四川省重点实验室建设与运行管理办法》（川科基〔2020〕9号）及四川大学华西医院有关实验室规范，设置实验室主任、学术委员会、管理委员会、管理人员。实验室实行安全责任制，学术委员会进行学术指导，设置四川大学华西护理学实验室吉泰安基地管理办公室，制定《办公室管理制度》《实验室安全管理制度》等各项规章制度，为实验室高效、良好运行提供保障。

④制定岗位职责、评聘条件、绩效考核标准。

建立岗位说明制度，明确学科带头人、科护士长、专科护士长、专科副护士长、科研护士等岗位职责及人员选聘、专业技术职务评聘、岗位聘任标准。对各类工作岗位进行分析，坚持分类评价，精准施策，依据《四川大学专业技术职务申报条件（试行）》（川大人〔2021〕27号），根据不同类型、不同层次人才特点，采用共性与特性、定性与定量相结合的评价方式，确定职称晋升的标准。制定岗位评定细则，保障专兼职科研人员职称晋升途径通畅。制定与人力资源绩效考核相挂钩的、科学的薪酬激励制度，调动科研积极性和创造性，促进员工自身发展。在设计薪酬制度时，体现对专兼职学科建设人员的激励作用和对人力资源的保护作用。

（4）对外交流合作与社会服务。

①深化国内外合作内涵，拓展学科声誉。

在对外交流合作工作团队建设方面，以大学国际处、医院国际合作办公室为支撑，联动护理学教研室、护理学与多学科交叉导师团队、专兼职学科建设团队，构建梯队式、多层级的人员结构；对外引进护理客座教授、学科专业顾问、短访专家、学术咨询专家等，旨在针对重点国家/地区的重点院校引进全球顶尖资源和人才；建设对外交流合作的管理团队，包括学院专职对外交流合作管理岗和四所附属医院兼职对外交流合作管理辅助岗等，承接国内外合作专项，深化二级、三级学科国内外合作工作；工作内涵覆盖我院所有专兼职教师团队、临床护理团队、在站博士后以及全体本科和研究生，组建大学－学院－附属医院－国际专家/海外专业顾问的"从点到面"的工作模式，深入挖掘和整合国际资源。

积极承接大学国际课程周（UIP）、港澳台与内地大中小学师生交流计划大学生项目（简称"万人计划"）等师生交流活动。学院统筹国际学术咨询专家、客座教授、专业顾问、教学师资等人力资源，开展国际双语课程和护理发展前沿讲座，学院本－硕－博－博士后群体参与课程学习，实现国际教学资源的全覆盖。

以护理学院为轴，对外联动国际知名护理院校/机构及专家团队，对内为护理教学与科研人才搭建合作平台，开展华西－耶鲁护理发展远程交流会，华西－匹兹堡护理发展讨论会，华西－以色列伤口护理交流会，华西－亚利桑那州立大

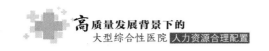

学国际课程，华西－梅奥护理专项课程培训等，实现国际国内资源的联动，推进国际合作的深入开展。

为优化学院师资团队的学历结构，为教学和科研队伍培养优秀的后备人才，学院联合英国国王学院、香港中文大学、爱尔兰芒斯特省理工大学等国内外知名学府，为在院教职工提供护理硕士、博士等学位培养项目，以及短期专科课程培训的机会，整体提升师资学术水平和教学能力，进一步优化了人才结构，为学院的人才建设提供了保障。

②基于"高标准、高质量、高效果"，主办国内外会议，开展社会公共服务。

学院创新管理体制，整合人力资源，以专人专项团队运营模式，成功主办了多次大型国际会议。会议团队以护理学院团队为主导，四所医院护理团队为支撑，组建会议专项小组，发挥各医院、科室护理团队的人力特点，组建会务核心专项团队，同时整合院感、中央运输、安保、营养科等多部门优势人力资源，核心团队与支撑团队并行，以保障各大型会议的顺利有序举办。

（5）人力资源建设成效。

①坚持党建引领，将师德师风建设与学科发展有机融合。师资获"全国模范教师""宝钢优秀教师特等奖""高校教师教学创新奖"等荣誉，主编/副主编国家规划教材20余部，其中3部获教育部"首届全国教材建设奖"一、二等奖。内培外引40余名高水平领军人才，柔性引进耶鲁大学等国际顶级院校十余名学科领域世界一流科学家，师资队伍层次和结构显著改善，造就了一支以学科带头人为领军、以杰出人才为骨干、以优秀青年人才为支撑的高水平师资队伍。

②把思想政治教育放在人才培养首位，打造具有川大风格、华西特色的护理学"课程思政＋思政课程"理论体系。获四川省课程思政示范专业及课程思政示范课程，"护理伦理学"获国家级首批一流线下课程；加强培养过程质量，学生获中国大学生年度人物、践行社会主义核心价值观先进个人标兵等国家级荣誉称号，主持科研项目、发表JAMA等高水平论文、授权发明专利并进行转化；关注学生整体就业质量和职业发展质量，引导学生把个人职业生涯科学发展同国家社会需要紧密结合，毕业生就业率100%，约70%扎根西部为服务国家大健康战略做出积极贡献。

③基于西部首个"护理学四川省重点实验室"与全国首个"护理＋材料"交叉研究中心，打造一支以研究员－博士后－博士等为核心，科护士长－专科护士长－专科副护士长－科研护士为主干的专兼职科研团队；设立"四川大学华西护理学科发展专项基金"，创新推进护理与工科交叉融合，建立华西护理"产学研用"创新联盟，破除"五唯"顽疾，突出标志性学术成果的创新质量和学术贡献，产出原创性、前沿性、突破性成果；研发基于视听嗅觉的假饲集成装置、生物相容性医用植入物新型材料等，开发我国首个新冠防控护理虚拟实验科普平

台，惠民 40 余万人次，成为全国护理科技创新的标杆。

④通过课程共建、举办国际会议、高端人才联合培养、短期访问、交换学习、科学研究、临床实践等形式与近 40 所国际院校/机构开展合作，大力实施"大川视界""万人计划"等海外访学项目，实现研究生赴境外交流学习资助；聘请罗格斯－新泽西州立大学、澳大利亚 Enzymoics 首席科学家为学术咨询专家，耶鲁大学等客座教授。主办华西护理国际论坛等国际会议 50 余场，20 余国 500 余名海内外专家进行学术讲座，为全球 20 余万护理学者搭建交流平台。

⑤围绕全生命周期的健康与疾病护理，以一流学科建设提升服务国家大健康战略的效能，全国率先开展加速康复外科护理促进患者早期、安全、舒适康复。日间手术占比达近 30%，缩短平均住院日，牵头完成的《加速康复外科围术期护理关键技术的研究与临床应用》获"四川省科学技术进步"一等奖；国内率先研发老龄谵妄个体化 t－HELP 护理技术，提供了老年谵妄预防全球范本，成果发表在 JAMA Internal Medicine 等国际高水平杂志上，被欧、美、澳等国广泛引用，《衰老与老年功能促进创新研究及成果转化》获四川省科技进步二等奖；创建灾害护理特色学科体系，服务汶川、九寨沟、芦山、尼泊尔地震等 20 余次国内外重特大紧急救援，救治危重伤员最多、救治成功率最高、创伤后并发症发生率最低，实现伤员院内死亡零突破，创造了世界重大灾难医疗救援史上的奇迹；上千余名华西护理精锐深入国内外疫情重灾一线服务全球抗疫，研发密集人群体温快速精准监测、生物安全负压隔离转运、网络化心理危机干预等护理关键技术，开发我国首个新冠虚拟仿真实训平台，科普惠民 40 万余人次，全国首发《新冠疫情高校学生管理的华西紧急推荐》等系列指南，被全国 30 余所高校与权威医学机构引用，为疫情阻击战做出突出贡献。

3. 经验及展望

（1）经验。

①院院合一的特色管理模式。

学院与医院实行院院合一的人力资源特色管理模式，学院财政经费管理、人才选拔、考核定级与晋升、人才评价均由医院相关部门统一进行管理。院院合一的特色管理模式有利于学院人力资源管理向高质量、标准化、多元化发展，为学院的整体运行和发展提供了坚实基础。

②医护一体化、医工交叉协同发展模式。

学院基于医院医护一体化建设基础，在高质量人才培养和师资队伍建设中均有效结合医护合作优势，对学院发展经费、教师培养、政策保障等资源进行合理配置。同时，学院构建了"护理＋"交叉学科专职博士后管理培养模式，汇聚了一支高水平研发及成果转化专职护理科研队伍，注重开展人才引、培、留工作，为护理学院学科建设及长远发展提供保障。

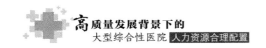

③岗位设置、职称晋升及硕博导师增列保障。

学院人员组成类型包括行政管理人员、行政管理辅助人员、专职教师、专职教学辅助人员、医疗人员、专职科研人员、专职博士后。目前学院工作人员可以选择卫生技术系列（护）、科学研究系列、教学科研系列（理工医科）、教学系列（理工医科）、医疗系列，每种系列均有成熟的职称评定标准，并分别配套十二级专业技术岗位评定细则，保障了学院工作人员职称晋升途径通畅，为高级职称人员孵化提供了基础。因工作人员数量限制，学院工作人员工作内容也存在一定的特殊性，需兼顾行政、教学、科研等多重工作。因此，学院已筹备设置专职教学/科研岗位，配套相应的定职定级方案，这也是学院的特色岗位。学院在研究生导师遴选增列上，基于医护一体化基础，采用交叉师资遴选增选原则，相应工作按大学标准化制度进行保障。

（2）未来的展望。

学院人力资源管理保障战略与大学整体战略保持一致，坚持"办最好的医科"战略思想，推进一流学科建设，重视高端人才的引进和培育优秀青年团队，尤其重视华西护理特色研究方向的人才孵育。根据大学双一流建设的战略目标及顶层设计内容，学院将人力资源管理与护理科研、教学、社会服务、人才培养有机融合，依托学院/医院人力资源管理部等行政管理系统，充分发挥人力资源配置、开发、评价和激励四方面职能，促进学科建设。

（三）岗位职责及考核评价

1. 岗位职责

在大学人事处及医院人力资源部的统一规划和指导下，学院制定了各部门岗位设置及人员考核方案。目前学院设有院长、副院长、科长、管理干事、科护士长、专科正副护士长、教研室主任、课程负责人、专任教师、临床教学专职岗等岗位。

学院院长在学校及医（学）院党政班子的带领与指导下，全面负责组织管理党政事务、学科建设、人才培养、科学研究等工作。教学副院长分管学院教育教学规划、教学管理、教学相关对外交流合作和师资队伍建设等工作。学科建设副院长分管学科规划与发展、科研管理、支撑平台建设等，构建学科发展支撑体系，全面实施有组织的科研。办公室科长负责落实学院的党政建设、人事与财务管理、宣传与新媒体建设、对外交流合作、校友会管理等。教务科科长负责落实学院本科生、研究生、成人高等继续教育各层级教学运行和教学质量监控等。学科建设科科长负责落实护理学科建设及科研管理工作，确保各项学科建设与科研任务的顺利落实。办公室管理岗协助开展学院党政建设、护理序列职称评审、高端人才引进、财务预算报销、固定资产管理、对外交流与合作、宣传与新媒体建设、校友会管理、日常管理等工作。教务管理岗负责协助落实各层级教学管理，落实学籍管理、教学运行（课堂教学、实验实践教学）、学生日常管理、师资管理、教学资源管理等工作。学科建设管理岗负责协助完成上级主管部门指令性及护理学科建设相关任务，协助完成全院学科建设与科研管理相关工作。科护士长负责所辖大科内护理学科建设、护理质量管理、护理教育、科研管理工作，组织各项工作顺利开展和落实。专科护士长负责制定所辖三级学科学科建设发展规划及各阶段计划，并组织实施与评价。专科副护士长负责所辖三级学科科研工作顺利开展。教研室主任负责制定所辖教研室学科建设、教学各项规划及计划并组织实施与评价。课程负责人负责制定课程长期规划及短期计划并组织实施与评价，全面负责本课程的教学、研究、管理、教师队伍及课程资源建设相关工作。专任教师负责完成相应授课任务和课程教学资源建设，指导学生毕业论文和创新创业活动等工作，开展教学改革与研究，协助学科负责人制定和实施学科建设规划与计划。临床教学专职岗负责本科生、研究生临床实践及实习教学工作，做好各类护理学员临床实践管理，开展临床实践教学活动、考试考核、临床护理实践教学资源建设及临床护理实践教学相关研究。

2. 岗位评价

在学院/医院的统一要求和指导性下，学院不断加强师德师风考核力度，始终坚持将师德师风作为教师招聘引进、职称评审、岗位聘用、导师遴选、评优奖励、项目申报、聘期考核等的首要要求和第一标准；突出教育教学实绩，将教研活动、编写教材/案例、指导学生创新创业、社会实践、竞赛、毕业设计、就业等纳入工作量，把认真履行教育教学职责作为评价教师的基本要求；突出质量导向，重点评价学术贡献、社会贡献以及支撑人才培养情况，以能力、实绩和贡献进行多元评价。根据二三级学科特点、岗位特点，实施分类分层评价，同时将个人评价和团队评价相结合，每年由学院/医院统一组织年度考核评价工作，从师德评价、岗位职责、本年度主要工作、教学科研业绩、公共服务等多个维度对教职工进行考核评价。为抓好优秀青年护理人才的引、培、留工作，学院依托医院相关激励政策，建立了绩效评价后的绩效分配办法，依据人员年度考核结果对本院人员基础性绩效工资和奖励性绩效工资（含年薪制人员年底奖励绩效）进行浮动分配，建立了将绩效表现纳入绩效奖励的相应政策。

第十节　人力资源配置现状归纳

综上所述，做好人力资源配置管理工作，规范和更新已有的人力资源配置方

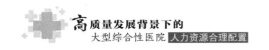

式，从而吸引贤才，知人善用，对大型综合性医院提高医疗服务水平，推动单位健康发展起着重要作用。因此，优化人力资源配置，助力工作提质增效是国内外各大医院长期探索和不断实践的目标之一。

对于目前国际上的大型综合性医院，在人力资源的管理上普遍来说拥有较强的管理自主权、较大的雇人用人弹性、切实的专业人员配比和大胆的医院管理重组再造；而对于国内的大型综合性医院，部分医院还停留在传统的医院人事管理阶段，存在对高密度的知识人才的管理、岗位间激励和晋升方式的设置、传统编制制度对员工活力的影响三方面的难题。

医院人力资源配置应参照相关法律规定，结合医院现有组织结构，依据人员编制原则；基于医院功能、任务和卫生服务需求，强调"实事求是、精简高效、结构合理、因事设岗"的人员配置原则。结合我国《综合医院分级管理标准（试行草案）》对医院各类工作人员所占比例的分配，华西医院结合医院事业发展规划，形成了自己的人力资源配置体系。各类岗位纳人用人方向统一、各具特色，为当下大型综合性医院如何才能做好人力资源配置的重要考题贡献出一份值得借鉴和探索的答卷。

一、医师岗位

华西医院的医师人力资源配置规划体系以医疗组长为单位。医院按照不同工作能力、岗位职责及岗位管理要求，将医师岗位分为住院医师、住院总医师、医疗组长。

医师岗位根据《三级综合医院医疗服务能力指南（2016 年版）》（国卫办医函〔2016〕936 号）等文件要求的医师与实际开放床位之比、合理的人力结构和日均住院工作负担来进行人力资源配置，通常内科性科室每位医疗组长负责12～15张床位，外科性科室每位医疗组长负责 8～10 张床位，重症病房每位医疗组长负责 5～8 张床位，医技平台科室医疗组长的设定则主要依据医师的亚专业方向确定。

医师职称结构基本符合 1：1：3 比例要求，且主要以研究生及以上学历为主。

同时，华西医院通过"以科主任领导、亚专业组组长督导、医疗组长负责"的三级管理结构以明确界定医疗组长和科室主任的权责范围，并不定期开展对全院医疗组长的岗位胜任能力分析。

二、护师岗位

华西医院的护理人力资源配置规划体系以护理单元实际岗位为单位。根据卫生部及医院质量管理基本精神和《三级综合医院评审标准》，设置普通病房床位与护士比为 1∶0.4、ICU 病房床位与护士比为 1∶2.5，手术间数量与护士比为 1∶3。

医院结合病人病种分类、护理工作量、护理服务活动复杂性、风险性等将科室分为特、甲、乙、丙、丁 5 个等级，并按照对应的等级配置标准对病房性质科室进行配置。另外，华西医院通过创建"多轨阶梯式"成长路径，分层分类设置岗位和考核项目，从而实现更好的人岗匹配。

三、技师岗位

华西医院的技师人力资源配置规划体系以设备资源配置为导向、岗位管理为基础。各医技科室在对技师岗位上采取与自己科室相宜的配置策略，例如病理科每 100 张床位配备按 1∶1~2 的比例配备技术人员；放射科采取特色的技师动态管理模式"：值班技师长动态管理制度、技师长助理行政值班制度、亚专业细化的分组模式，并设有 1~2 名高年资技师带教等。

四、药师岗位

华西医院临床药学部（药剂科）是负责药品供应、调剂、制剂、生产、检验、科研、教学等的综合性科室。药剂科结合科内架构，制定人员配置，明确岗位职责、优化考核指标。

华西医院临床药学部（药剂科）定岗定编，明确人力资源配置标准；定岗定级，将药学专业技术岗位分为 13 个等级；竞争上岗，通过健康正向的内部竞争调动人员积极性；培训形式内容多样化，提高员工专业水平和综合素质；遵循SMART 原则建立科学考核指标；开展医、教、研、管综合考核。

五、行政、后勤岗位

华西医院按照"行政后勤人员分配比例原则上不超过核定工资总额的 10％"的工资总额管理办法，对行政、后勤人员的分配比例进行总额控制。

华西医院打破传统事业编制人员身份式设置原则，立足业务和学科发展的客观需求，全面面向所有医院所有岗位进行定编、定员、定责，明确同岗同酬、岗变薪变；各岗位需遵循总量控制、按需规划、动态调整的原则，合理制定结构比例幅度，并为随时可能面临人才紧缺问题的岗位预留人才引进和流动的空间；着力提升和开发人员配置及人力资本的效能，合理调配人力资源，同时为员工提供自我价值提升的机会，对内对外营造最优人才环境，提升人力资本增值；倡导多劳多得、优劳优酬，突出岗位绩效激励功能，激发员工积极性和主动性，全面提升人力资源利用率。

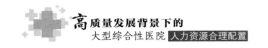

六、科研岗位

华西医院坚持习近平新时代中国特色社会主义思想和"人才是第一资源"的理念,深化人才体制机制改革,促进人力资源优化。多年来,华西医院建立多个国家级、部级、省级和院级实验室平台,并为中青年科技人员提供人才培养计划、骨干培训等丰富的成长和发展机会。华西医院设置多个科研管理相关部门,每个部门分工明确,各司其职,并根据岗位体系的差异,制订相应的岗位考核和管理办法,从而更好地在院内建设人才队伍,优化人力资源配置。

七、教学岗位

在 1993 年开始实行的"院院合一"管理体制大背景下,华西临床医学院/华西医院设立"系科合一""室科合一"的教学组织机构。

华西医院在基层教学组织中的人力资源配置依托医疗、科研单位的支持。设立分管教学的副主任、实践教学专职教学岗、教学主任助理、教学学术秘书等岗位,有力保障教学运行与教学管理工作的开展。教研室/科室的主任和分管教学的副主任直接负责本单位本科教学相关工作实施。教师多为来自临床的医、护、技兼任人员。通过此种人员配置方法,确保了教研活动、教学运行和质量监控的规范和健全。

华西医院在专职教学岗位中的人力资源配置依托临床医学专业核心课程,从而推动教学创新发展,促进核心课程建设。同时,华西医院在全院各临床实习教学单位设立"实践教学专职教学岗"以面向实习生等人员专职开展临床实践教学工作。根据我院《"实践教学专职教学岗"设置与管理实施办法》,设岗数量的核算和调整随临床实践教学工作量弹性波动,从一开始的在 36 个科室中设立 37 个岗位,逐步发展到在 42 个科室设置 45 个岗位。通过此举措,实现了医院师资队伍的稳定,构筑了教学安排的顶层设计,全程管理学院等,最终得以规范和创新临床实践教学。

第三章　人力资源规划

在现代管理体系中，人力资源之所以被视为第一资源，是因为它的管理方法和理论对所有的组织和单位都具有普遍的意义。借助先进的人力资源管理理论和方法，逐渐取代现行僵化的人事管理制度，是现代企业发展的必然选择。而人力资源规划作为人力资源管理活动中的首要内容更是人力资源管理活动得以有效实施的基础，人力资源规划是组织发展战略的重要组成部分，同时也是实现组织战略目标的重要保证。

第一节　人力资源规划的基本概念

一、人力资源规划的相关概念

（一）人力资源规划的含义

人力资源规划是指组织根据自己的经营战略目标，科学合理地分析所处的内外部环境，并以此为依据，预测为完成上述战略目标而所需的人力资源的数量和质量，同时制定必要的措施和政策，以保证这个过程能够顺利完成。人力资源规划的过程就是力求使组织发展与个人成长发展协调一致的过程，其最终目的是实现组织与个人的同步成长。

按照期限，人力资源规划可以分为短期（一年以下）、长期（五年以上）和中期（介于长期和短期之间）。一般来说，规划的期限要与组织的实际情况相匹配，主要取决于组织所处环境的确定性、稳定性以及对人力素质的要求。通常，经营环境不确定、不稳定，或人力素质要求低，而且随时可以从劳动力市场上补充时，可以短期规划为主；相反，若经营环境相对确定和稳定，而且对人力素质要求较高，补充比较困难时，就应当制定中长期规划。

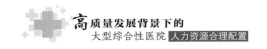

（二）人力资源规划的主要内容

人力资源规划主要包括人力资源需求预测、人力资源供给预测和供给平衡三个部分，规划的结果则是人力资源规划的计划。其中人力资源规划中最重要的是人力资源需求预测和供给预测。

在进行人力资源规划前，首要工作为了解对象组织的内部人力资源现状，不仅要分析该组织的人力资源结构现状，还要组织外部中能够影响人力资源供需情况的外部影响因素，如劳动力市场供需紧张情况。规划中期，则是完成需求和供给分析，再对供需结果进行平衡调节。最后，整个规划实施完成后，则是计划的执行活动和监督管理，只有通过执行并监督的计划才是完整的人力资源规划。

二、医院人力资源规划内涵

人力资源在医疗服务领域同样是非常重要的因素，医疗单位通过构建良好的人力资源管理体系，提升自身的综合实力，从而在激烈的竞争中占据优势地位，促进自身更好更快地发展，进而更加重视人才的培养。这种良性循环，不仅能促进医疗服务的迅速发展，更好地满足人们日益增长的医疗服务需求，而且能促进医疗技术水平的发展进步，为卫生人才攻克疑难杂症提供更好的条件，为造福人类提供可靠的人才支持和服务。

与一般组织相比，医院人力资源构成复杂，职系繁多；并且不同职系工作专业性强，工作性质、特质及流程等差异较大。卫生技术人员作为承担医院各医疗活动的主体，其数量、质量、结构与状态直接关系到医院的医疗质量和服务水平，是医院的核心竞争力。因此，医院卫生人力资源具有更加鲜明的行业特征。

医院人力资源规划（hospital human resource planning）即是指根据医院的发展战略、经营目标和医院内外部条件的变化，运用科学的方法对医院人力资源需求和供给进行预测，制定相应的政策和措施，从而使医院人力资源供给和需求达到平衡的过程。它包括预测医院未来的人力资源供求状况，制订行动计划及控制和评估计划等过程。医院人力资源规划是说明与人有关的医院问题的方向性规划，是以医院的人才问题为研究对象，以人力资源现实状况为基础，以组织未来发展对人力资源的需求为目标，运用科学有效的方法，对人力资源发展趋向做出预测，并对人才的数量、质量、结构做出的具体安排，使得人力资源的供给和需求达到最佳平衡。

医院人力资源规划通常可分为人才、劳动力、市场三个层面来进行。其中人才层面主要对医院拥有高级职称的专技人员、位于高层次的管理人员以及全体医师等核心团队进行规划。劳动力层面则是对护理、卫技以及其他与医学岗位相关的从业人员进行规划。最后市场层面则是对医院里非医学岗位的人员如行政文秘等进行规划。

第二节　人力资源规划的理论基础

一、人力资源理论

人力资源理论是由"现代管理学之父"——美国管理大师彼得·德鲁克提出的，在其 1954 年出版的《管理的实践》中，他将"人力资源"定义为："所谓人力资源，是指一个组织所拥有用以制造产品或提供服务的人力；换言之，一个组织的人力资源就是组织内部具有各种不同知识、技能以及能力的个人，他们从事各种工作以达成组织的目标。"德鲁克认为人是组织的核心资源，人力资源拥有其他资源所没有的素质，即"协调能力、融合能力、判断力和想象力"。人力资源作为社会资源中最具主观能动性，也是最活跃的资源，是发展其他社会资源如物力资源、财力资源、信息资源等的前提。

医院卫生人力资源的科学概念，不仅是卫生技术人员的数量概念，而是包括人员数量、素质、人才结构、职称结构以及医、教、研等功能发挥和利用的综合概念。

（一）人力资源管理职能理论

随着彼得·德鲁克关于"人力资源"概念的提出，1958 年，社会学家怀特·巴克在其著作《人力资源功能》中提出了"人力资源管理"的概念，并将人力资源管理作为管理的普通职能来加以讨论。他指出，通常的管理工作是指为了实现组织的目标而进行的对组织资源的有效利用，这些资源包括资金、生产资料、市场、想法和人；对组织中任何一个资源的不善管理都将削弱整个组织的绩效，因此人力资源管理的职能对于组织的成功来讲，与其他管理职能如会计、生产、营销等一样是至关重要的。他提出，人力资源管理包括人事行政管理、劳工关系、人际关系以及行政人员开发等七个方面。自此，人力资源管理从模糊的劳动管理、人事管理走向了较为清晰的发展道路。

（二）激励理论

激励理论，就是探究如何激发与维持员工的工作积极性，使其保持高质量的工作效率，积极向上的工作态度，最终达到企业期望目标的过程。激励理论认为，员工工作态度的积极与否和工作效率的高低是企业能否达到期望目标的关键

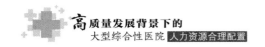

因素，而工作态度和工作效率是由员工自身的满意程度和外界的激励效果同时决定的。激励理论主要包括：

1. 马斯洛需要层次理论

他把人的需求分为生理需求、安全需求、归属于爱的需求、自尊的需求和自我实现的需求五个层次，当低层次需求被满足以后，会寻求高层次的需求。

2. 麦格雷戈的"X 理论和 Y 理论"

其核心在于管理者要尊重和相信下属员工，要为他们提供工作和发展的条件和机会，要想办法激励和调动员工的工作积极性，使人的智力、能力得到充分的发挥，在满足个人需求和目标的同时完成组织的目标。

3. 美国的心理学家赫茨伯格提出了双因素理论

即激励－保健理论。他认为，那些能使员工产生更加积极的态度、实现更高的个人价值的因素称为激励因素，包括高强度的工作挑战、完成工作任务后的成就等，但是这些因素只能对员工产生更大的激励，不能提高工作的效率。保健因素是指容易使员工产生消极态度和不满意见的因素，例如单位的考勤办法、薪酬发放办法、优秀评比办法等。

4. 弗鲁姆的期望理论

1964 年，美国心理学家弗鲁姆在其著作《工作与激励》一书中，首次提出了期望理论。该理论认为，人之所以能够从事某项工作并达成组织目标，是因为这些工作和组织目标会帮助他们达成自己的目标、满足自己某些方面的需要。即某一活动对某人的激发力量取决于他所能得到的结果的全部预期价值乘以他认为达成该结果的期望概率。用公式可以表示为：

$$M = V \times E$$

其中：

M——被激发起来的力量，是直接推动或使人们采取某一行动的内驱力。这是指调动一个人的积极性，激发出人的潜力的强度。

V——目标效价，指达成目标对于满足个人需要的价值的大小，它反映个人对某一成果或奖酬的重视与渴望程度。

E——期望值，这是指根据以往的经验进行的主观判断，达成目标并能导致某种结果的概率，是个人对某一行为导致特定成果的可能性或概率的估计与判断。显然，只有当人们对某一行动成果的效价和期望值同时处于较高水平时，才有可能产生强大的激励力。

（三）公平理论

公平理论又称社会比较理论，它是美国行为科学家斯塔西·亚当斯提出来的。该理论侧重于研究工资报酬分配的合理性、公平性及其对职工生产积极性的影响。他认为人们对报酬是否满意是一个社会比较过程，人们满意的程度不仅取决于取得绝对报酬，更取决于取得相对报酬。即在组织中更注重与别人比较的相对值——人们都会自觉不自觉地把自己所付出的劳动与所得的报酬，同他人付出的劳动与所得的报酬相比较，或者和自己过去的情况相比较。若比率相等，则认为公平合理而感到满意，从而心情舒畅，情绪高昂；若个人的比率小于他人的比率，就会感到不公平，从而情绪低落，怨气横生。

（四）人力资本理论

随着科学技术的发展，人类社会进入后工业化社会，组织中员工的素质和需求发生了变化，人对于组织的重要性提升到了一个新的更高层次。20 世纪 60 年代，美国经济学家舒尔茨和贝克尔创立了比较完整的人力资本理论，即人力资本不仅指组织中的人，还包括为组织带来成功或为之做出贡献的人。人力资本是员工所具备的、有一定经济价值的能力、知识、技能、生活经验及组织中员工的积极性的集合；它反映组织中员工贡献的思想、知识、创造力和决策制定。此后，人力资本成为经济学中一个非常热门的新兴领域。

舒尔茨的人力资本理论有五个主要观点：①人力资本存在于人的身上，表现为知识、技能、体力健康状况价值的总和。某个国家的人力资本可以通过劳动者的数量、质量以及劳动时间来度量。②人力资本是投资形成的。投资渠道有五种，包括营养及医疗保健费用、学校教育费用、在职人员培训费用，择业过程中所发生的人事成本和迁徙费用。③人力资本投资是经济增长的主要源泉。④人力资本投资是效益最佳的投资。人力投资的目的是获得收益。⑤人力资本投资的消费部分的实质是耐用性的，甚至比物质的耐用性消费品更加经久耐用。

第三节　人力资源规划的总体趋势

一、人力资源规划的发展趋势

人力资源规划随着人力资源管理理念与实践的不断发展日趋成熟，20 世纪60 年代后，企业组织开始对组织管理人员的能力和获取进行关注。至上个世纪中后期，人力资源规划的基本思想被概括为"作为组织的管理者，从企业的发展实际出发，采用适当的人力资源管理办法，在正确的时间、正确的地点，由正确的人从事正确的事，保证员工和组织都能获取双方满意的利润，是企业组织获得理想状态的人力资源"。这种管理思想囊括了人力资源规划的内在规律性和本质，即对人力资源的现状进行正确分析，准确预测实际需求，最后形成人力资源规划。

随后的 70 年代，人力资源管理朝着更加专业化的方向和管理更加精细而努力。人力资源管理作为管理手段为组织管理者逐渐认可，作为各种组织机构的管理手段被广泛应用于组织人员管理中。为了组织革除旧弊、保证组织人力管理的合理状态，组织管理者务必正确制定人力资源管理规划，并且制定过程中应坚持"四个适当"原则，也就是说要保证人、时、物和量都适当的原则，以便于实现组织和个人的共同发展。人力资源规划成为人力资源管理职能的重要标志。

但传统的人力资源规划大多仅考虑未来组织发展对人力资源数量和类型的需求，忽视了人力资源的质量，即人力资源胜任力对需求的影响。进入 20 世纪 80 年代，人力资源管理将战略和规划逐渐融合并形成了人力资源发展的一种趋势。戴姆斯·W. 沃克（2001）提出规划和战略相结合的趋势体现，主要表现在以下几个方面：首先，组织的人力资源管理规划倾向于短期人力发展战略。其次，在规划中更注重实际应用的效能以及规划和战略的相关性，在规划关键点上把握更加准确。再次，对人力资源规划的范围与战略的范畴结合更加紧密，在特殊点上的数据分析更加关注。最后是，人力资源规划的关键点密切结合组织人力战略，形成管理中的举措，并采用合适的方法进行检测。人力资源规划体现了战略性，将组织人力资源管理发展战略进行融合，制定适应企业发展现状，符合企业生存环境的人力管理规划，在战略的指引下，发挥人力资源管理的职能，在内部和外部实现管理的统一。

人力资源规划和战略的有机结合，实现了规划职能和战略职能的有效统一，从战略的高度来制定规划，符合新时代管理的现代特征，保证了规划与组织的经营战略的互相协调。在战略的高度和层面制定人力资源规划是职能成熟化的标志之一。人力资源规划内涵在不断的研究发展中不断地丰富和充实，内容也经历了不断的发展，战略性人力资源规划经过多年的发展积淀，从单一的人事规划，即人事人员供需的预测和配置，到现阶段的战略人力资源管理规划，即基于组织战略形成的人力资源战略和规划，从初级阶段演变为高级阶段。

二、医院人力资源战略规划

人力资源战略规划又可细分为：人力资源总体规划（战略规划）和人力资源业务规划。总体规划是指以组织发展战略目标为导向，结合组织内外部环境变化，预测组织在将来某一期限需要完成的任务以及，同时它也是为完成这些任务，去提高当前人力资源的一个管理过程。人力资源总体规划在组织战略中的地位举足轻重，这一地位使得其需从战略层面决定它的内容和作用。因此，总体规划不仅囊括了人力资源数量、质量、结构三层面的系统规划和安排，还同时制定了为实现战略人力资源目标而需要的策略和其他相关职能可提供的支持计划。人力资源业务规划则是对总体规划的具体表达，它包括招聘与配置规划、培训规划、员工职业生涯规划、薪酬规划等，目的是确保人力资源战略规划的实现。

医院的人力资源战略规划更注意关键性的环节，以确保人力资源规划的实用性和相关性。医院更重视将长期的人力资源规划中的关键环节转化为一个个的行动计划，包括年度策略计划，以便有效地明确每个行动计划的责任和要求，并确定对其效果进行衡量的具体方法。其具体步骤如下（见图3-3-1）：

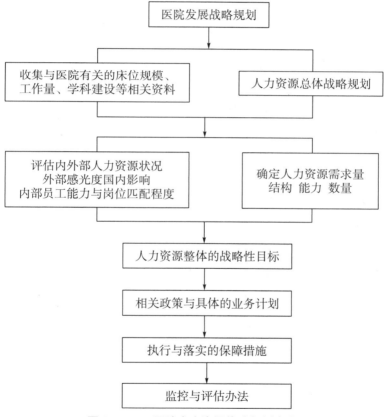

图3-3-1　医院人力资源战略规划步骤

二、医院人力资源战略规划的功能

医院人力资源规划与医院发展规划密切相关，是达成医院发展战略目标的一个重要组成部分，亦是实现医院战略规划的关键性环节。通过它，可以预测医院未来环境变化和经营目标变化导致的人力资源管理的变化和新要求，从而为医院提供未来所需人员的配置方案及实施办法。医院人力资源规划的制定和实施必须

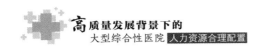

服从医院的总体战略目标，并为实现总体战略目标提供人力资源保障。其功能可概括为以下五个方面的内容：

1. 有助于医院战略目标的实现

医院发展的外部环境在不断变化，医院的发展和进步离不开优秀人才的获取与运用。因此，医院需要实事求是，合理规划医院医疗资源，将医院的目标进行分解，确定长期和短期目标，同时制定必要措施促使人才目标的实现。

2. 促使人力资源合理配置和运用

在人力资源管理中常会出现这些情况：有些人承担过多，力不从心，有些人则无所事事；有些人不能胜任自己的工作，有些人在工作中游刃有余，还没有发挥自己最大的价值。人力资源规划所要做的就是从整体进行考虑，让各种人尽其才，对其岗。最终做到人才合理布局，实现人岗匹配即人力资源的优化配置。

3. 有利于落实人力资源战略并指导业务规划

人力资源战略规划是连接人力资源战略与人力资源业务规划之间的桥梁，通过人力资源战略规划，使人力资源战略进一步细化，从而将抽象的战略转化为具体的业务措施，使人力资源战略落到实处。

4. 有利于调动员工的积极性和创造性

医院在发展同时，还要照顾到员工的个人需要，满足员工物质和精神的需要，最终激发员工的工作积极性。人力资源规划能够通过有效的人力资源规划，激发、调动自身的积极性和创造性，最终实现医院的长足发展。

5. 有利于控制医院的人力资源成本

影响医院人力成本的因素各种各样，如设备、人力成本、劳务费等。人力资源规划能够找出自身在成本管理中的缺陷和不足，使人力资源效能充分发挥。科学有效的人力资源规划能够使得医院对各种职务和岗位的员工进行有效合理分配，最终降低人力成本。

第四节　人力资源规划的方法

医院人力资源规划在战略规划层次上主要涉及预测医院未来战略性人才、高级管理人才、高级专业技术人才和急缺专业人才，统称为战略人才的需求和可能的供给途径，预测未来人力资源需求总量，预测未来外部人力资源供给趋势，在经营计划层面上预测医院未来管理人员需求数量和可能。

在供给途径层面，预测所有技术人员、服务人员、后勤人员的需求战术人才和可能供给途径。在年度计划层面上，人力资源规划要预测各类人员的需求量，制定具体的招聘、调配、培训、辞退和补偿计划。由此看出，人力资源规划是与医院其他计划紧密相关的。

一、医院人力资源需求预测的常用方法

医院人力资源需求预测主要包括以下两个方面：一是人力资源需求环境预测。人力资源需求环境的预测是对医院人力资源需求的各种环境进行预测和分析的过程。主要包括①经济发展状况的预测；②社会发展预测；③医院发展预测；④科技发展水平的预测；⑤医院人力资源结构调整预测。二是人力资源拥有量预测。医院人力资源拥有量预测主要是对目标年度医院可能拥有的人力资源的数量和结构的预测。它是医院人力资源现在拥有量加目标年度内能得到的补充量之和，减去医院目标年度以内的减员量得到的。所以，医院人员拥有量预测系统包括医院人力资源现有量预测、减员量预测、补充量预测。

通过医院人力资源需求预测，就可以预测出医院的人力资源需求。要分别对医院的短期、中期和长期人力资源需求进行预测，预测的准确性可以用预测结果与实际结果相对照，不断地加以调整，使预测结果与实际结果相接近。医院人力资源的需求预测有多种方法，常用的方法主要有分合性预测法、基于床位数的需求预测法、基于服务需求的预测方法、灰色预测模型以及组合模型预测法等。

（一）分合性预测法

分合性预测法属于定性预测法，也是一种比较常用的预测方法。应用该法的具体步骤为：首先是医院各部门、科室根据自身对人员需求的实际情况，将本科室未来对各类人员的需求情况报到人事管理部门，人事管理部门将各部门、科室的需求情况进行汇总平衡，最终得到未来某段时间医院对人力资源的整体需求。

这种预测方法简便、对数据要求不高，可操作性强，能够在一定程度上调动管理人员的积极性，适合缺乏完整数据且所处环境和医院规模变化不大的中小型医院，但由于预测方法缺乏必要的数量依据，因此科学性不足，预测准确度受到管理人员对所在科室情况了解程度及预测经验水平的影响。

（二）基于床位数的需求预测法

这种方法属于定量预测法，最具代表性的是 1978 年卫生部颁布的《综合医院组织编制原则（试行草案）》，它对我国公立医院各类岗位人力资源应配置的数量进行了规定，该规定以医院床位数为基础，按照一定的比例进行配置。因此，按照该文件规定，医院可根据未来一段时间床位数的变化来预测各岗位应配置的

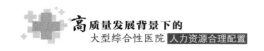

人力资源数量。

这种方法在我国改革开放初期，曾经对医院规模做出了合理科学的规划，直到现在仍为大多数医院人力资源的配置标准。但是三十多年过去了，随着我国经济社会的发展、人口结构变化、人民生活水平的提高、医疗保障制度的日益健全、新医疗技术的不断涌现，乃至医院规模的不断扩大、用工方式的转变，《草案》与现代医学发展模式和社会对卫生人力资源的需求已不相适应。

（三）基于服务需求的预测方法

卫生人力资源需求预测理论认为，医院所需卫生人力资源数量与类型从表面上看是源于组织制定的年度用人计划，实际上人力资源需求数量是由卫生服务需求决定的。由于实际的卫生服务需求难以用指标测量，因此常用卫生服务的利用来代替卫生服务需求进行测算，在我国公立医院，常用的卫生服务利用指标主要有年门（急）诊人次数和年实际占用总床日数等。通过对规划期内卫生服务利用指标的预测，根据医生应负担的工作量，得到应配置医生的预测数，再按照一定的比例来预测其他卫生技术人员的数量。

这种方法是基于医院卫生服务的需求量预测卫生技术人员的数量，得到的是真正需要配置的人力资源数量，方法较为科学，但对数据要求较高。

（四）灰色预测模型

灰色预测法是通过少量的、不完全的信息，建立灰色微分预测模型，对事物发展规律作出模糊性的长期描述。其使用步骤是，首先识别系统里各因素在发展趋势上的差别程度，同时生成原始数据来寻找系统的变化规律，最后以上述步骤为基础，建立模型来预测系统的未来发展趋势。灰色预测法对试验观测数据及其分布没有特殊的要求和限制，是一种十分简便的新理论。该方法有 GM（1，1）和 GM（1，2）两种模型，但经调查发现，前者的应用较多。但该模型也存在缺陷，因为资料不全导致其无规律可循，并且因其计数量过小只能预测大范围的卫生人力资源，如果预测的是小范围的卫生人力资源，会产生较大的误差。因此，该法仅适用于预测短期卫生人力需求。

（五）组合模型预测法

组合模型预测法旨在降低预测误差、提高预测的可靠性，可对若干模型进行合理的综合，得到一个能够最大限度利用信息的协调解。其关键是：合理组合不同的预测模型，并确定各预测模型的权重。

在预测的实践由于建模机制和出发点不同，通常同一个问题有不同的预测方法，将这些不同的方法进行适当的组合，形成组合预测方法。组合预测通过利用尽可能多的信息，将预测结果的误差收敛于一个狭小的区间内，预测效果较单个预测改善明显。组合预测的关键是权重的确定，其基本原理：以若干种方法预测的人数作为自变量，按照均方误差最小原理确定系数 K_i（$i = 1, 2, \cdots, n$），即以 n 种方法的残差的方差的倒数计算权重因子，以 K_i 为权数进行加权平均，从而得到最终的预测值。其模型为：

$$X_t = K_1 X_{1t} + K_2 X_{2t} + \cdots + K_n X_m$$

$$(K_1 + K_2 + \cdots + K_n = 1)$$

其中 X_{1t} 为曲线拟合模型在 t 时刻的预测值，X_{2t} 为 GM（1，1）模型在 t 时刻的预测值。

总的来说，定量预测方法较为科学准确，在内外部环境有较大变化的情况下也能使用，并且能够避免管理人主观判断失误的影响，但该类方法对医院数据的准确性与完整性有较高的要求。因此，为使预测结果更能与医院未来发展相适合，在进行人力资源需求预测时，应尽量将定量与定性方法结合起来使用。

二、医院人力资源供给预测方法

（一）内部人力资源供给预测方法

对于医院来说，如果是因为人员的流动导致职位出现了空缺，那么医院一般会优先考虑从内部调动其他岗位的人员来填补这个空缺职位。因为医疗工作的特殊性和保密性使得某些职位不能随便由院外的人来替补，而且直接从内部挑选合适的人员有利于原空缺职位所在科室迅速恢复工作，使科室尽快恢复原来的运营状态。

（二）外部人力资源供给预测方法

卫生人力资源的外部供给预测与其他组织所进行的供给预测思路基本一致，都是对社会劳动力资源的供给状况进行分析。卫生人力资源外部供给主要是对以下几个影响卫生劳动力资源的因素进行分析：一是宏观经济形势，该因素是所有外部环境分析中都必须考虑的因素。当社会经济形势较好的时候，劳动力市场需求就比较旺盛，因此就业率会上升，相应地劳动力供给就比较趋紧。因此，对用人单位的影响就是增大了从外部获取人力资源的难度，同样，对新员工的雇佣成本也会增大。表现宏观经济形势的数据可从互联网获取。二是人力资源市场供应状况。人力资源市场是外部人力资源供给预测的主要来源，该市场的构成对象为全体应届毕业生和非应届毕业生。其中应届毕业生尽管缺乏工作经验，但由于兼备工作热情较高、可塑性强、用工成本较低等这类优点，通常被用人单位安放在初级岗位上。非应届毕业生由于用工成本较高，所以一般在用人单位出现中高

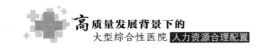

级职位空缺的时候才考虑使用。此外，医院管理人员在预测人力资源市场供应状况时，应根据与其人才吸引力的不同来划分空间范围才能进行有效的预测，因为不是所有的空间范围都具有相同的供应状况。具体地说，卫生人才吸引力因招录人员的地域分布不同，等级不同而不同。如在同一地区，医院等级越高，对人才的吸引力就越大，那么相应地，该地人力资源市场的范围也就越广。再者，如果医院所在地区的经济发展水平越高，那么其对人才的吸引力理所当然更大，该区域人力资源市场空间也就越广。三是区域内其他医疗机构发展状况。医院在获取外部人力资源供给时，必然也会考虑竞争对手对其产生的影响，而这种影响程度的高低一般通过竞争对手的发展状况来衡量。如果区域内其他医疗机构在扩充院区（扩大规模），那么整个行业对人力资源的需求就会增大，相应地致使人力资源在供给上趋于紧张，所以其余医院（未扩大规模）从外部获取人力资源的难度和雇佣成本就会增大。

第四章 人力资源评估

随着时代快速发展，我国医疗卫生事业规模扩张迅速，越来越多的医疗相关专业人才涌入医疗机构，这对医疗机构人力资源管理质量提出了更高要求。为了能帮助医院人力资源管理及其管理人员改进工作，提高管理效率，开发和引导人力资源，医院需要运用人力资源评估，通过多维度评价指标对医院人力资源管理状况进行判断、预测、选择和导向。

第一节 人力资源管理现状评估

一、人力资源管理评估的内涵

所谓医院人力资源管理评估，是通过对医院人力资源管理各环节的运行、实施的实际状况和管理效果进行统计和调查，对照地区水平、行业水平、历史水平等，客观、公正、合理地分析医院人力资源管理存在的问题，明确人力资源管理现状与目标之间存在的差距，从而有针对性地提出改革方案，使医院人力资源管理工作达到"人"与"事"的动态适应（孟华兴、张伟东、杨杰，2006），实现生产力的改进、工作生活质量的提高、服务质量的改善、医院的变革、医院文化的建设这五个目标。医院通过人力资源管理评估，可以了解决策层在人力资源管理方面的潜在需求，改善人力资源管理体系，深化以人为本的管理理念，调动员工积极性与创造性，促进员工成长与发展，最终实现医院的组织目标。

人力资源管理评估的内容主要包括人力资源管理的过程以及人力资源管理的结果。前者主要是评价人力资源管理政策、职能的执行情况，是对人力资源管理工作有效性进行评估；后者主要是评价人力资源的管理效率和效果，以及实现组织绩效和目标的程度，是对人力资源管理目标的实现程度进行评估（苏俊，2016：16）。有效的人力资源管理过程能对人力资源管理结果起到正向作用，实现更优质的产品服务、更高效的组织绩效和更显著的管理效果。

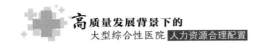

二、人力资源管理评估的作用

医院人力资源管理是决定医疗业务水平与医院运作效能的重要因素。然而就目前医疗行业的人力资源管理现状而言，在人力资源管理观念、体制、医院人才结构、绩效考核方式以及人才培训模式等多方面仍有进步空间。为了客观了解情况，及时发现问题、适时调整计划，实现人力资本增值和品牌建设，就必须对医院人力资源管理状况进行有效评估。

因此，人力资源管理评估的作用主要体现在以下五方面。

（一）有助于了解人力资本情况，保证人力资源的合理开发与配置

医院人员的知识结构、智力结构复杂，学科专业细化，专业技术性强，构成了一个多系列、多层次的集体，而医院运营，也正是依赖于不同学历、不同专业、不同部门之间的协同合作。复杂多变的人力资源组合，往往会对医院运营产生一定影响，只有通过客观的人力资源价值评估，全面掌握医院人力资本的使用情况，才能进行人力资源的合理配置和充分利用，提升医院运营效率。

（二）有助于发现问题及时纠偏，完善人力资源管理政策制度

我国公立医院在改革过程中引入人力资源管理理论的时间并不算长，对此方面仍处于不断尝试和探索阶段，这就注定在实际人力资源管理体系构建中会出现各种各样的问题。想要发现自身人力资源管理中存在的问题，深入探究问题的根源，就必须进行人力资源管理评估工作，从而及时纠正偏差，不断改进人力资源管理模式，建立科学规范的管理机制。

（三）有助于提供可靠决策依据，确保人力资源管理与组织目标相匹配

任何一家医院都只有在对自身人力资源管理情况有实际了解的情况下，才能有针对性地制定人力资源管理战略。科学评估人力资源管理工作能够保证人力资源计划尽可能与战略计划匹配，与组织战略需要相符。人力资源计划与医院战略计划的整合，有利于医院在设定组织目标、评价目标实现能力时，就开始考虑人力资源问题，考虑人力资源政策的变革方案及这些方案的投入与产出，通过有效降低人力资源的管理成本，提高医院人力资源管理的绩效水平，实现医院社会效益最佳化、经济效益最大化。

（四）有助于促进人力资本增值

通过对员工的工作能力、工作技能、工作态度、业务素养进行全面的考评与

评价，医院能准确掌握人力资本情况，切实根据组织目标科学配备、培训人力资源，建立有效激励制度，促进个人人力资本和组织人力资本的共同增值。员工工作积极性和工作效率得到提高的同时，工作满意度也随之增加，更高的员工稳定性带来的，是医院更强的核心竞争力。

（五）有助于实现人力资源品牌建设

对大型综合性医院而言，当下最大的优势是人力资源，最大的挑战是实现人才的引进适时、培养有方、使用得当。健全的人力资源管理评估体系可以对医院人力资源管理过程中的选人、育人、用人、留人等各个环节的管理制度及操作方法有效性进行评估，了解员工对工作及管理最真实的看法，并通过不断完善人力资源管理体系，逐步打造具有医院特色的人力资源管理品牌，最大限度提升医院竞争力，实现可持续发展。

三、人力资源管理评估的方法

医院人力资源管理的有效性决定了医院的可持续发展能力。想要衡量医院人力资源管理效益的多少，其实要看人力资源管理对于组织目标的贡献份额和人力资源本身所消耗资源之间的比率，但由于难以准确计算人力资源管理所涉及的成本及收益，目前对于人力资源管理评估的方法多样，各有利弊，因此暂未形成公认的标准评估体系，以下为几类常见的企业人力资源管理评估方法（赵曙光，2001：56−59）。

（一）成本−效益型评估方法

这种类型的评估方法运用的主要原理是将员工或人力资源部门视为企业资产或投资，采用一些会计原理对人力资源或人力资源部门的成本和收益效率进行评估，包括以下4种方法：

1. 人力资源会计

人力资源会计是把人力资源作为企业的一种资产，采用标准的会计原理对其成本和价值进行确认、计量和记录，对其供给与需求进行预测，对其投资效益进行分析，做出人力资源投资决策分析，为管理者提供完整的决策信息的一种人力资源评估方法。人力资源管理会计能提供数据进行经济效益分析，通过定量及定性分析人力资源管理状况，对于反映企业人力资本增值有一定作用，但由于人力资源的确认与计量涉及许多主观因素和假定条件，人力资源管理的隐性价值无法准确计量，因此这一方法至今未形成较为完善的科学体系。

2. 人力资源成本控制

人力资源成本控制指的是对人力资源的取得成本、开发成本、替代成本、使用成本和日常人事管理成本的发生数额和效用进行掌握、调节的过程。人力资源成本通常包括每一员工的培训成本、福利成本、占总薪资成本的比重以及薪酬成本，通过核算每项成本并将其与标准成本进行比较，能够实现对人力资源管理工作效益的有效监控；描述出企业人力资源成本的长期变化轨迹，有助于分析人力资源管理工作的效率。这种方法的局限性在于没有考虑成本与绩效的关系，缺乏对人力资源管理工作评价的系统考虑。

3. 人力资源利润中心

利润中心评估方法是将人力资源部门视为能够带来收益的投资场所，基本思想是通过企业内部按市场化的操作为人力资源部提供的相关服务进行虚拟定价，典型的服务项目包括培训与开发项目、福利管理、招聘、安全和健康项目、调遣项目、薪资管理项目和避免工会纠纷等。将人力资源部门视作利润中心来分析人力资源管理绩效，能有效适应动态复杂变化的外部环境，使企业具有适应变革的柔性结构，然而人力资源工作产生的无形收益仍然难以计量。

4. 投入产出分析

投入产出分析原是通过编制投入产出表、建立相应的线性代数方程体系，对国民宏观经济进行综合分析的一种方法，运用于人力资源管理评估时是通过对人力资源管理成本的计量及管理效益的估计，有效评价人力资源管理工作。一般而言，人力资源项目的成本（如获取人力资源、使用人力资源、培训、员工关系管理等一系列的成本投入）是可以计量的，但在确认项目收益（尤其是无形收益）时则困难较大，因此此种方法主要应用于宏观经济分析。

（二）定量评价性评估方法

这种类型的评估方法主要是运用一些具体的指标、指数或数据来测评组织绩效，以反映企业人力资源工作的情况和贡献度，包括以下 3 种方法：

1. 人力资源关键指标

此方法通过使用一些测评组织绩效的关键量化指标来说明人力资源部门的工作情况，包括就业、平等就业机会、培训、员工评估、生涯发展、工资管理、福利、劳资关系以及总有效性等，每项关键指标包含若干个可量化的指标，如福利包含带薪病假的比重，实现要求所花费的平均时间、工作环境、安全，事故的发生频率，传唤占员工的比重等。通过人力资源关键指标的分析，可以建立起人力资源管理信息系统，但数据需要进行长期不懈的搜集、整理和分析，而且关键指标因在设计及权重等方面存在较大不确定性，也需要进行适时调整。

2. 人力资源效用指数（Human resource Performance Index，HRPI）

人力资源绩效指数通过使用大量的人力资源系统数据来建立一种量化指标体

系，用于评估企业在招聘、选择、培训和留用等人力资源方面的工作状况及其贡献度，包括人力资源部门费用/总经营费用，酬金总支出/总经营费用，福利总成本/总经营费用，培训与开发成本费用/总雇员数，缺勤率，流动率（人事变动率）这六方面。此方法可以在不同组织之间比较人力资源管理效率，也可以用来进行组织内部控制和目标制定工作，但绩效标准参差数的估计方法带有一定主观性，指数与组织绩效之间的相关性也仍不明确。

3. 人力资源目标管理

人力资源目标管理是运用目标管理的基本原理，根据组织目标要求，确立一系列可量化的目标来评价人力资源工作。目标制定的关键在于具有层次性、网络性、多样性、可考核性、可接受性、挑战性、伴随信息反馈性以及客观性。目标管理的优势在于权责明确，控制有效，激励效用明显，可切实提高组织管理效率，不足之处在于目标设置困难，目标短期化，执行过程中修正不灵活。

（三）比较评价性评估方法

这种类型的评估方法主要是为人力资源管理各环节制定一些定量或定性的标准，通过将人力资源管理的具体情况或数据与标准相比较而得出人力资源管理评估结果，包括以下 3 种方法：

1. 人力资源审计

人力资源审计就是通过审查人力资源管理活动及其相关信息，对人力资源管理政策、制度、执行程序、操作流程等的经济性、效率性及效果性进行分析和评价，以促进企业人力资源运营向着低成本、高效率方向发展的一种方法。人力资源审计可分为内部审计和外部审计，内审主要从企业内部人力资源管理功能有效性入手，包含企业人力资源部门的各类活动及其在执行后的管理效果，指标通常包括人力资源政策与环境的适合度、人员任用、薪酬激励、绩效考核、员工培训与发展、管理者继承计划、人力资源信息运用、人力资源部门的专业程度等；外审则着眼于对企业的人力资源体系对企业未来发展的促进作用及其程度的分析，以及人力资源战略调整转变为程序和制度的完成情况。使用审计方法的目的是改善人力资源工作效率，保证有效的人力资源计划的所有部分各就其位、各负其责，但此种方法的局限性在于审计信息和组织的整体有效性之间没有直接关系。

2. 人力资源竞争基准

这种方法主要是将人力资源工作的各项关键产出与同行业中的佼佼者进行比较，将其视为"基准"来确定企业人力资源管理工作的有效性。最常见的人力资源管理基准绩效评价指标包括总报酬占税前总收入的百分比，内部管理职位占有率，单位员工的销售额以及津贴占工资成本的比重。但这种评估方法只关注产出

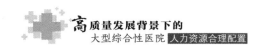

却忽略投入，缺乏对人力资源管理工作评价的系统考虑，同时对于同行人力资源管理相关数据的获得也有较大难度。

3. 人力资源成熟度模型（People capability maturity mode，PCMM）

人力资源成熟度模型是美国卡内基梅隆大学的软件工程研究所开发的一个管理架构，旨在帮助各类组织发展人力资源的成熟度，并突出与人力资源相关的核心问题。该理论架构能够指导组织改善人力资源管理流程，帮助组织提高人力资源成熟度，建立持续的人力资源发展规划，设立优先方案，并对人力资源发展及业务流程管理进行有效整合，营造优秀的组织文化氛围。这一模型将人员能力成熟度分成了五个等级，涵盖培养能力、建立团队与文化、激励与绩效管理、建立员工队伍四大主题的 18 个关键过程领域，为各等级的人力资源管理过程领域提供了目标和实现目标组织应尽的义务、应具备的能力、需进行的关键实践活动、基础活动、评价标准和检查措施，因此，人力资源成熟度模型既可以作为人力资源管理指南，又可以作为人力资源管理评价参考。此种方法的特点在于强调细节和过程且专业性较强，重视人力资源管理实践活动却忽视人力资源战略。

（四）调查评价性评估方法

这种类型的评估方法主要是通过对员工、服务对象或相关人员的态度或主观感受调查来对企业人力资源管理绩效进行评估，包括以下 4 种方法：

1. 人力资源问卷调查

人力资源问卷调查可以通过问卷的形式收集资料，了解企业的民意、整体满意度、组织目标认同度等，辨识需要集中解决的问题或困难，分析员工态度与企业绩效之间的联系。此方法结果容易量化，便于统计处理和分析，但在问卷题目设置方面难度较大，调查质量也无法保证。

2. 人力资源声誉

人力资源声誉是指员工、服务对象或相关人员对企业人力资源理念、政策和做法的总体评价。良好的人力资源声誉有助于企业吸引优秀人才并留住现有员工，充分发挥企业人力资源管理的特点，形成人力资源竞争优势，提高企业人力资源管理绩效。可能影响企业人力资源声誉的因素包括形象因素、组织因素、管理因素以及环境因素。然而目前研究并未能表明这种评价与组织绩效之间的相关度。

3. 人力资源案例研究（Human Resource Case Studies）

人力资源案例研究就是通过对企业实施人力资源管理计划、政策和实践的具体案例进行调查分析，与个人接触或者与参与有关人力资源计划或服务的参与者访谈，对企业成功的经验和存在的问题加以总结的一种评估活动。人力资源案例研究的成本低，说服力强，但仅仅是某一时点上的一次性检验，不能对某项特定计划或整个工作做出跟踪评估，更无法用于衡量人力资源管理绩效。

4. 人力资源指数（Human Resource Index，HRI）

人力资源指数是从企业员工的角度出发，采用问卷调查表的形式对企业不同层级、不同部门、不同职位的员工进行调查，并结合系统而深入的访谈和回访，获取企业人力资源开发和管理过程中的真实情况。它是由报酬制度、信息沟通、组织效率、关心员工、组织目标、合作、内在满意度、组织结构、人际关系、环境、员工参与、工作群体、基层管理、群体协作、管理质量15项因素75个问题综合而成，不仅能说明企业人力资源绩效，而且反映企业的组织环境气氛状况，代表了组织人力资源管理的未来发展趋势。这一方法收集数据较方便，流程简单易懂，成本低，操作性强，评价结果信息具有较强的可信度，但一些定性指标只能反映人力资源管理产生的个人满意度及企业整体氛围，无法完全反映人力资源管理的效率、组织满意度，以及人力资源管理系统内外部协调情况。

（五）组织评价性评估方法

这类评估方法将组织视为整个系统来研究，不仅涵盖各项客观数据这类"硬指标"，还考虑组织氛围或员工满意度等"软指标"，综合评价企业人力资源管理的效果或效应。组织评价性评估方法包括以下2种方法。

1. 组织健康度（Organizational Health Index，OHI）

麦肯锡将组织健康度定义为一个组织具有上下同心追寻共同目标、遵循目标执行、持续创新和不断适应市场变动，并具备快于竞争对手的变革能力，包括发展方向、责任制度、协调与管控、外部导向、领导力、创新与学习、能力发展、激励机制、文化氛围九大要素，一致性、执行力、革新力三大属性，以及37个管理实践。通过对组织健康度的科学测评，企业可以直观了解自身管理情况，及时根据市场调整目标，不断进步，从而实现管理绩效的提升。

2. 人力资源记分卡（Human Resource Scorecard）

人力资源记分卡是对人力资源部门的服务和信息传递工作进行评价的一种工具。它以人力资源部门的具体战略和工作目标为中心，从客户维度、内部业务维度、创新和学习维度以及财务维度四方面测量企业中的人力资源活动、员工行为方式、绩效产出和企业战略之间的相互关系，在企业建立战略目标导向的人力资源管理体系中发挥着重要的作用。人力资源记分卡的实施通常分为七个步骤：明晰企业战略、分析企业价值链、与战略相关的绩效要求、员工的能力素质、保障措施和相关政策、构建测量体系和定期重估。这一方法可以完善人力资源项目流程，加强组织内外沟通，提升运作成本有效性，但它的"瓶颈"在于信息系统以

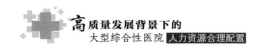

及关系网的搭建。

　　以上五大类型十六种人力资源管理评估方法基本都是从协调、效率、效果三个维度对人力资源管理的适应性、执行性和有效性进行衡量。各类评估体系各有侧重，主要是效率、效果或二者的综合评价，反映协调的指标相对较少一些；部分方法具有较强主观性，或对数据完整性要求较高。值得注意的是，人力资源管理评估的结果好坏并不是管理的目标，测评的本身是一种管理工具，通过测评活动能促进人力资源管理效益的提高，尤其是加大对组织目标实现的贡献。

第二节　人力资源状况评价指标

　　对医院而言，人才是医院竞争的资本，管理思想和管理模式也是"以人为本"，只有客观对医院人力资源状况做出评价，认识自身优势与不足，才有可能提高医院人力资源管理水平，在竞争激烈的医疗市场中保持稳定增长态势。本节将根据现有人力资源评估方法，结合现代医院管理特点，对医院人力资源状况评价指标进行探讨。

一、人力资源评价指标的选取

　　人力资源是一个复杂综合的系统，其评价指标的选取首先要满足科学性，即以先进、科学的理论为指导，评价方法必须严谨，指标需有明确内涵；其次应具备可操作性，即数据应较易获得且可靠性强，指标必须明确、具体、可测量，与医院相关数据统计分析、评价、管理要求等紧密契合，评价结果能直接引导工作；再次应遵循指标量化原则，无法量化则需配备详细的文字说明，确保结果的客观公正；最后应平衡指标的全面性与代表性，即指标需要系统地反映人力资源状况各方面，但又不可过于复杂，而应选择综合性和关键性指标，辅以辅助性指标。

　　根据对现有文献的分析查找，结合医疗行业特点，按照上述原则进行筛选，最后从人力资本，人力资源的获取、回报、开发、维护，以及人力资源管理结果等六方面筛选出 12 类共 46 个评价指标（韩法礼，2014：22；范阳东、张青、欧阳明，2020：30－35），详见表 4－2－1：

表 4－2－1　医院人力资源状况评价指标体系

一级指标	二级指标	三级指标
人力资本情况	人员素质指标	高级职称员工占比
		中级职称员工占比
		博士研究生学历员工占比
		硕士研究生学历员工占比
		人均科研课题数
		人均中文核心期刊论文发表数
		卫技人员人均 SCI 论文发表数
		研究生导师数
		卫技人员人均带教人数
人力资源获取情况	人力资源规划指标	人力资源规划颁布及时性
		供需预测准确度
	岗位分析指标	员工能力与岗位匹配度
		岗位说明覆盖率
	招聘指标	招聘完成比率
		成功录用比率
		单位招聘成本
人力资源回报情况	薪酬指标	薪酬结构合理度
		员工对薪酬分配的认可度
		报酬与激励制度合理度
		薪酬体系竞争力指数
	绩效指标	业绩与薪酬挂钩系数
		绩效制度设计合理度
		绩效反馈程度
人力资源开发情况	培训指标	人均培训成本
		培训覆盖率

续表

一级指标	二级指标	三级指标
人力资源维护情况	员工流动指标	流入人员比率
		流出人员比率
		员工晋升比率
		外调人员比率
	员工满意度指标	薪酬福利满意度
		岗位晋升满意度
		工作环境满意度
		学习培训满意度
		员工忠诚度
人力资源管理结果	管理效果指标	患者满意度
		患者投诉率
		人际关系
		院内信息沟通顺畅度
	组织效率指标	缺勤率
		人均利润
		人力资源投资回报率
	组织目标指标	行业排名
		医院品牌辐射力
		医院创收
		医院文化
		医院声誉

二、人力资源评价指标的内涵

(一) 人员素质

医院人力资本主要包括卫生技术人员和管理人员。医院人员素质指标主要是从技能结构比和学历结构比来体现，两者在反映人力资源质量的同时也可以反映人力资本的结构特征，结合医院实际情况，设计的小指标包括高级职称员工占比、中级职称员工占比、博士研究生学历员工占比、博士研究生学历员工占比 4

个。此外，考虑到现代医院对于复合型人才的需求，员工除临床技能外也必须在科研和教学方面有所成绩，因此加入了能反映科研产出能力及教学水平的 5 个小指标：人均科研课题数、人均中文核心期刊论文发表数、卫技人员人均 SCI 论文发表数、研究生导师数、卫技人员人均带教人数，对医院的人员素质进行全方位评价。实践证明，医院卫生技术人员的能力与水平决定了医院的医疗技术创新能力，医院管理人员的能力与水平决定了医院的反应能力、经营管理能力和组织协调能力，医院人力资源综合素质越高，结构越合理，医院核心竞争力越强（李竞玮，2009：42－43）。

（二）人力资源规划

医院人力资源规划是指从医院战略规划和发展目标出发，根据内外部环境的变化，科学地预测、分析医院未来发展对人力资源的供给与需求的过程。人力资源规划强调为医院长远发展需求做出的整体性、长远性、多方面的举措，这也是医院人力资源管理工作的重要依据。通过对人力资源规划的颁布及执行情况进行评价，可以反映医院人力资源在战略层面的情况，对此设计了 2 个指标：人力资源规划颁布及时性、供需预测准确度。

（三）岗位分析

医院岗位分析是对工作相关信息进行收集、分析、整合的过程，主要包括对职位工作上应承担的责任以及任职资格等方面的信息，其结果可以运用到员工培训、薪酬管理和绩效考核等各个工作环节上。岗位分析的准确度直接关系到医院的人岗匹配度，因此该项下含 2 个小指标：员工能力与岗位匹配度、岗位说明覆盖率，其中：

岗位说明覆盖率＝岗位分析说明数/全部岗位数×100％

（四）招聘

招聘是指吸收和获取人力资源的过程，是医院管理的源头和重要环节，是医院获得发展所需人才的最重要途径和必要条件，招聘的有效性是医院建立高质量人才队伍的关键，可以从招聘完成比率、成功录用比率、单位招聘成本占比 3 个小指标进行评价，其中：

招聘完成比率＝录用人数/计划招聘人数×100％

成功录用比率＝录用成功人数/录用人数×100％

单位招聘成本＝医院年招聘总费用/年招聘人数

（五）薪酬

薪酬可以影响员工的工作行为、工作态度、工作绩效，是激励员工提高工作质量与效率，提升工作积极性，增强员工凝聚力与创造力的关键因素。合理公平的薪酬分配对员工具有积极影响，而只有被认可的薪酬制度才是有效的，才能吸引人才，留存人才，因此设计了薪酬结构合理度、员工对薪酬分配的认可度、报酬与激励制度合理度、薪酬体系竞争力指数 4 个小指标来进行评价。

（六）绩效

绩效管理是指通过激励和帮助员工，开发团队的潜力和个体的贡献能力，使医院不断进步的策略性和综合性管理方法，其内容包括绩效计划、绩效沟通、绩效评估与评价、报酬管理制度、人事决策与调整。有效的绩效管理能激发员工的工作潜能，使组织运转通畅，促进组织长短期目标的完成，因此，在该指标下设计了 3 个小指标：业绩与薪酬挂钩系数、绩效制度设计合理度、绩效反馈程度，其中：

$$业绩与薪酬挂钩系数 = 员工绩效薪酬 / 员工全部薪酬$$

（七）培训

医院培训有助于员工的能力提升，从而最大限度地与当前工作职责相匹配，进而提高员工的工作绩效。对全体员工进行系统、科学的培训可以充分开发医院现有人力资源，培养优秀管理干部，加强学科建设，提升医疗质量和服务水平，更好地实现医院的长远发展目标。该指标主要用人均培训成本、培训覆盖率 2 个小指标进行评价，其中：

$$人均培训成本 = 医院年培训总费用 / 医院员工总人数$$
$$培训覆盖率 = 培训人数 / 计划应参培人数 \times 100\%$$

（八）员工流动

员工流动的目的是确保医院人力资源的可获得性，满足现在和未来的人力需要和员工的职业生涯需要。医院人员的合理流动有利于增强机构活力，促进卫生系统内优质资源共享，从而提高卫生服务质量与水平。按照流动的方向的不同，可将这一评价指标细化为 4 个小指标，分别是流入人员比率、流出人员比率、员工晋升比率、外调人员比率，其中：

$$流入人员比率 = 流入人员 / 医院总人数 \times 100\%$$
$$流出人员比率 = 流出人员 / 医院总人数 \times 100\%$$
$$员工晋升比率 = 晋升人员 / 医院总人数 \times 100\%$$

$$外调人员比率＝外调人员/医院总人数×100％$$

（九）员工满意度

员工在特定的工作环境中，通过其对工作特征的自我认识，确定实际所获得之价值与其预期所获得的价值之比即为满意度。了解员工对工作各方面的满足感受并做适应性改变，有助于提高员工忠诚度，降低员工流失率，实现医院长期稳定发展，因此设计了 5 个小指标：薪酬福利满意度、岗位晋升满意度、工作环境满意度、学习培训满意度、员工忠诚度。

（十）管理效果

医院的管理效果主要体现在患者的满意与否以及医院内部关系协调程度两方面。对患者的满意度进行分析研究有利于发现患者的需求从而改进医院服务，提高医院的综合实力及竞争力；而医院良好的人际关系有利于调动员工积极性，增强团队凝聚力，确保各项管理工作顺利开展，因此设计了 4 个小指标进行评价：患者满意度、患者投诉率、人际关系、院内信息沟通顺畅度。

（十一）组织效率

医院的组织效率是指医院在管理工作投入的劳动量与劳动效果之间的比率。运行有效的人力资源管理活动会给医院带来良好的组织管理效率，主要体现在缺勤率、人均利润、人力资源投资回报率 3 个方面，其中：

$$缺勤率＝缺勤人数/员工人数×100％$$
$$人均利润＝净利润/员工人数$$
$$人力资源投资回报率＝人均利润/员工人均年薪×100％$$

（十二）组织目标

在战略人力资源阶段，人力资源管理活动要为最终实现组织目标服务。医院的组织目标最终体现在其在医疗行业中的排名情况，医院品牌辐射力如何，医院收益与同地区同行业相比如何，组织气氛与医院文化是否良好，医院在本地区声誉如何等，故针对以上方面设计了行业排名、医院品牌辐射力、医院创收、医院文化、医院声誉 5 个小指标。

在上述 12 类 48 个评价指标中既包括定量指标，又包括定性指标，既包括人力资源管理各职能环节的微观评估指标，又包括对医院品牌辐射力、医院文化、医院声誉等宏观评估指标，可以更全面地对医院人力资源状况做出评价，了解医院在人力资源管理方面的优势与不足，从而提高人力资源管理水平，增强医院核心竞争力。

第五章 人力资源招募

近年来，医疗人才短缺成为世界范围内的难题。随着疫情的加剧，医疗人才争夺已经演变为没有硝烟的战争。世界银行的一项研究表明，在知识经济时代，世界 64％的财富依赖于人力资本。国际化医疗人才以其高存量的人力资本价值，已经跃居国家发展的战略性资源。持续不断地招募一流的医疗人才，是所有国家、所有民族共同迫切的需要。

第一节 员工招聘方式方法

一、事业单位公开招聘方式

根据文件要求，我省招聘事业单位工作人员，除国家政策性安置、按干部人事管理权限有上级任命及涉密岗位等确需使用其他方法选拔任用人员，和参照公务员制度进行管理和转为企业的事业单位以外，全体事业单位都要实行公开招聘。

所谓公开招聘是指招聘单位向社会人员公开宣布招聘计划，提供一个公平竞争的机会，择优录用合格的人员担任招聘单位内部岗位的过程。公开招聘人数在单位编制限额内，按照省里下达的年度招聘、录用计划进行，政府人事行政部门是事业单位公开招聘工作的主管机关。政府人事行政部门与事业单位的上级主管部门负责对事业单位公开招聘工作进行组织、指导、监督和管理。根据招聘岗位的任职条件及要求，采取考试、考核的方法进行。

事业单位公开招聘有其优势。通过公开招聘，增加我省就业率，充分配置劳动力资源，提高省内社会生产效率；提高和保持我省劳动者素质；规范招聘流程，给广大毕业生一个平等竞争的平台；避免用人单位实施公开招聘前任人唯亲、凭关系、走后门现象频发的招人不良情况的发生；有利于全省的事业编制管理，党和国务院提出的不增加财政供养人口的方针政策，构建和谐社会。

四川大学华西医院始建于 1892 年，是中国西部疑难危急重症诊疗的国家级中心、中国著名的高等医学学府，也是中国一流的医学科学研究和技术创新的国家级基地，综合实力处于国内一流、国际先进行列。

医院学科综合实力强大，临床医学 ESI 排名处于国际顶尖行列（全球前1‰）。在教育部 2017 年一级学科评估中，临床医学和护理学排名 A−，中西医结合医学排名 B+；现有教育部国家重点学科 9 个，重点培育学科 2 个；有国家临床重点专科 34 个，数量名列全国医院第一。领军人才方面，有两院院士 1 人、CJ 学者 13 人、国家教学名师 2 人、国家杰青 14 人、高级职称 1404 人、研究生导师 940 人。

随着科室逐渐设置完整，床位不断增加，必须配备与之相协调的专业技术及管理人员，因此公开招聘就成为与医院发展密切相关的人力资源管理的重点工作。因此如何利用科学的方法进行公开招聘，保证其公正与效率就成为当务之急。

二、员工招聘的方法

（一）招聘的非测验方法

招聘的非测验方法分为面试方法、问卷调查方法、档案法和测评中心技术，通过这些面试方法能够初步判定应聘人员是否能够融入企业和团队，是对应聘者能力素质进行考察的一种综合性考试。访谈是由工作人员精心设计的一项沟通活动。在特定情况下，主要利用面试者和考官面对面的观察来评价应聘者的知识和技能，面试类型包括个人面试、小组面试等。由于可能有多个对话者，因此应培训他们以标准的方式提出问题，并以客观和标准的方式评估问题，保证其一致性，访谈者会与求职者面对面一对一地沟通。对求职者的评估取决于求职者的面试表现情况，因此对特定求职者的评估没有客观标准的体系，这些标准实际上正在不断发展变化，尽管如此在技能的培养上有许多缺点和局限性，但它仍然是招聘过程中十分重要的组成环节。

在面谈基础上，如果同时运用其他招聘方法，那么不仅能给企业带来好处，同时也能给求职人员带来利益。问卷调查法是指招聘人员就空缺岗位所需能力制定问题排序，制成书面的问卷，给到每位应聘人员，要求进行书面回答，然后对问卷进行回收，并进行统计分析工作，然后筛选出最佳结果的一种分析研究方法。问卷题目包含个人经历、受教育高低、个人的生活习惯、身体情况、婚姻状况、家庭情况、兴趣爱好、自我评述、价值观，同时包括以往的工作经历，问卷还要侧重于招聘岗位的需求；档案法是指通过收集应聘人员的档案资料，包括资历证书、社会关系、兴趣爱好等，以便使面试人员对应聘人员有一个初步的认识。档案资料的目的是判断应聘者未来是否能胜任应聘岗位；测评中心技术主要是指对情景进行模拟，就是通过应聘者自己所拟任职务作为前提，制定一套与该实际工作岗位相差不大的调查测试项目，将每一位应聘者都放置在一个模拟虚幻现实工作环境中，要求每一位应聘者对自己在工作中可能遇到的各种问题做出反馈，并使用各种的手段和方法对候选人进行测评，从而确保他们的心理素质和潜在的能力。非试验方法在实际操作中存在一定的限制。在使用的过程中容易着重于对方的某个特别突出的特点、品质，从而掩盖其他品质和特点的正确了解，招聘人员情绪状态，也会影响对应聘人员的判断。

（二）招聘的测验方法

招聘测验，心理测验（通常称为招聘测验）是一种根据某些规律为前提量化个体心理表象和行为表象的测验方法，心理测验是对人类心理活动的特征表象和定量的分析。它是在固定原则的基础上，采用科学的心理方法和手段进行的，心理测验在国外已得到广泛应用，是公司招募员工的重要手段，一些合资企业也开始使用心理测试作为评估个人差异的工具，个人差异有很多方面的体现，常看到的是能力测验、成就测试、性格测验和兴趣测验。能力测验是指一个人执行特定任务的能力，特别是基层员工的能力测试，包括机械能力测试，多重能力测试等。成就测试主要用于衡量完成某种形式的正规教育或培训后个人或团体对知识和技能的掌握程度。成功测试主要用于衡量学习成绩（通常是学校纪律测试），用于衡量一个人能否有效完成工作。它在招聘过程中具有两个重要功能：选择具有经验和专业知识的新员工并评估现有员工的绩效，这是内部招聘的基础。人格测试主要从人格特征、气质特征、兴趣特征、态度特征、道德特征、情感特征、动机特征、信念和价值观等方面测量人格的心理特征，从人力资源管理的角度分析，人们认为人格测试比技能测试更为重要。实际上，尽管一个人的能力很强，但是如果他的人格有明显缺陷，就很难适应工作。兴趣测试，如果应聘人员表现出的个人兴趣和本岗位表现优秀员工的兴趣类似，则该人可能对该行业和辛勤工作感到满意，常用的兴趣调查表包括斯特朗-坎贝尔兴趣调查表、库德职业兴趣调查表、爱德华个人兴趣量表等，应根据具体情况选择合适的候选人，以提升招聘效率最优化。

（三）华西医院的实践

华西医院招聘方式主要分为两大类：一是应届生招聘，二是社会招聘。

应届生招聘的成本相对较低，可以扩充医院的人才库，为单位招聘及后续长远发展提供人才支持；社会招聘则适用于大部分的岗位，所招聘人员具备工作经验，能够为单位大大降低机会成本。医院招聘的主要流程见图5-1-1所示：

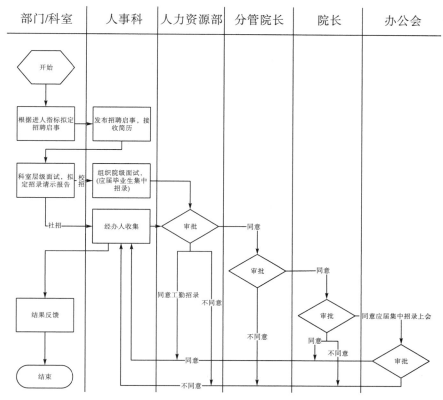

部门/科室	人事科	人力资源部	分管院长	院长	办公会

图 5-1-1 华西医院招聘流程图

在招聘工作开始前，医院会提前做好人力资源规划和制定长期发展战略。首先是人力资源规划，人力资源规划是对医院现有的、即将出现的空缺岗位的需求进行规范，并在招聘工作前制定年度招聘计划，然后进行岗位分析，从而确定招聘条件。岗位分析是华西医院招聘的基础，这类信息可以帮助应聘者了解医院目前的职位要求，更好地认知工作内容及所需专业技术，比如医院需要达到集团化管理的目标，则具有多样型、复合型人才的需求；医院在各地区省市建立分院、医联体，则有医院间流转、轮岗需求。其次是医院的长期发展战略，组织的长期发展战略是建立人力资源战略的基础，是制定一个组织长期发展目标的基础和核心，体现在沟通一致、目标合理的招聘计划和政策中，为医院的战略服务，是人力资源管理的主要核心，做好内部和外部的招聘和甄选，组织必须确定好岗位职责、选拔标准和不同工作岗位所需的知识技能等。

招聘的实施阶段是招聘体系的关键环节。其中招募阶段是根据准备阶段的内容，确定用人条件、招聘时间和渠道，医院组织相关招聘人员开始获取符合条件的应聘者，并进行汇总统计。选择阶段是通过客观的选拔方式，包括筛选、笔试、面试、业务模拟、心理测试等，在吸引到一定数量的应聘人员后还需要通过以上方法对应聘人员进行筛选，尽量做到客观并以工作业务为导向，用科学定量的指标评价，将人的主观因素控制在最低范围，避免使用大概、差不多的判断标准。待测评结束后，进入双向选择的阶段，即录用环节，医院和应聘人员做出最终的决策，确定是否签订劳务合同。

最后是招聘评估，主要分为招聘结果评估、招聘成本评估和招聘方法评估。通过招聘评估中的成本收益核算，人力资源部门可以记录成本支出过程，并将不必要的支出项目从未来的招聘中剔除。这样就会为未来招聘会的投入大大节约人力成本。同时，招聘资格考核机构可以通过评估结果来直接检验在医院招聘活动中的有效性。通过员工招募的人数评估，来分析招聘的数量与原来的招聘需求是否相互吻合，总结问题，及时分析造成问题的原因，以为改善现有的招聘环节和人力资源规划修订提供判断依据。通过对医院招聘人才整体能力的考核与评估，了解医院五大类别人员（医疗、教学、科研、行政、后勤）的职业表现、效率、能力、潜力等综合素质，来判断招聘人才与医院招聘需求的相符程度，能够更好地达到预期标准，从而完善和改进招聘的方法，增强员工的培训服务内容，为运营管理部门的绩效考核提供必要参考。对于员工招聘可信度的考核和效率评估分析可以验证在招聘的全过程中运用到的各种招聘手段和方法是否正确、有效，从而总结经验，改善以前在招聘的过程中发现到的不足，提高以后的招聘工作质量。

第二节　员工招聘渠道与甄选方法

随着医疗行业竞争的不断加剧，医院发展规模的不断扩大。现代企业人力资源管理中的各种招聘方式已经广泛运用到医院当中。招聘是获取和补充人力资源的基本方式，而招聘工作的好坏直接影响到人力资源的数量和质量，因此招聘管理就对医院的战略发展起到了决定性作用。

一、医院采用的招聘渠道

第一，校园招聘。医院组织招聘人员，前往各大一流医学类综合类院校进行校园招聘，召开宣讲会与在校毕业生进行面对面的交流，实现双向选择。优点是直接，大量，简单，快捷，费用和时间成本低，有效提高医院在各类学校中的知名度。缺点是应届毕业生缺乏工作经验，成长周期长，流动性较大。

第二，社会招聘会。响应地方政策，医院积极参加社会组织的大型或专业型招聘会，招聘应届毕业生或有工作经验的社会人员。优点是减少时间成本，相对所需费用较少。缺点是地域性局限，时间短，无法与应聘者有效沟通。

第三，网络招聘。利用互联网招聘媒介建立一种新型的招聘方式，随时随地地接受各种招聘简历。优点是受众广实效长，能够在较短时间获取大量信息。缺点是无法控制应聘者的质量和数量，增加了审核难度，网络安全也是难点。医院目前更倾向于接收来自本院官网招聘网页投递至本院系统的简历。

第四，媒体广告招聘。利用互联网上各种专业的招聘网站，如智联招聘、中华英才网、丁香园等综合或去招聘网站给医院招聘做宣传，让更多应聘者参与其中。优点为有效提升单位知名度，受众多，选择余地大。缺点为延长招聘周期。

第五，人才服务机构招聘。近年来随着人事代理劳务派遣等新兴劳动关系形式的出现，我院委托人才服务机构代理招聘，对拓展招聘渠道、优化招聘形式发挥了积极作用。

第六，内部招聘。部分招聘岗位需要具有一定的工作经验及专业技术能力，对医院内部发布招聘通知，或是员工内部推荐，由人力资源部向某些特定的员工发布招聘信息，这种方式对于招聘成本缩减起到一定作用。优点：知根知底，成本极低。缺点为数量有限，范围小，针对性强。

第七，同行业招聘。针对需要一定工作经验的部分岗位，可以发动内部领军人物的人脉资源。

每个招聘渠道各有千秋，缩短招聘时间，确定人员招聘渠道是非常重要的。应聘人员可以来自单位内部，也可以来自单位之外的其他社会人员，即形成的所谓内部招聘与外部招聘。人员招聘要以提高单位的人才竞争力和适应医院环境能力为原则开展工作，故选择适合的招聘渠道在医院招聘过程中是非常重要的。

二、医院采用的甄选方法

（一）基于胜任力的招聘体系

对于胜任力的研究最早起于 20 世纪 70 年代的美国心理学界，由哈佛大学"胜任力之父"麦克利兰（McClelland，1973）教授提出并命名。在一次帮助美国政府设计甄选外交人员的研究中，他从传统的人才评价机制中发现了仅以智力因素测评的局限性，进而第一次提出"胜任力"的概念。他发现，在特定的工作环境和岗位下，一些外交官的个人绩效差别甚远，而影响那些优秀员工产生高绩效的因素，包括知识、技能、社会角色、自我认知、特质、动机等，也可以被称为"胜任特征"。而传统的单一的智力测试、知识检验都很难对员工绩效、个人发展做出预判（唐敏、唐漳先，2021）。自此，人力资源和心理学界的学者们开始把目光转向这一研究方向，在行为教育学、组织行为学、管理心理学等领域对胜任力展开了大量的调查研究，取得了较为丰富的研究成果。

在胜任力的内涵方面，主要有两种常见观点，一是特征观，二是行为观。

特征观的支持者麦克利兰认为胜任特征是能够直接区分个人绩效水平的个人特征、知识、能力、技能或动机（陈玥含、潘杰，李苑彤，2021）；同样，1982年，美国学者 Boyatzis 提出，胜任力是个人所拥有的潜在特征，能够使人在工作中表现优异，且可能存在于动机、特质、社会角色和自我形象等方面，同时，他通过对超过 2000 名管理者进行的实证检验，得出了一套囊括六大特征群、19 个胜任因子的通用模型，为胜任力模型的进一步推广奠定了基础（盛旺生、杨洁、刘宏伟，2021）。目前最被认可的解释来自 Spencer，他也是特征观的拥护者，他提出开发胜任力的核心在于提取出组织中具有高价值的工作，他认为胜任力是可被测量的、能产生有效绩效的、潜在的深层次的个体特征（杨洁、盛旺生、刘宏伟，2021）。Spencer 通过对 216 位企业家的跨文化研究，概括出著名的"冰山模型"，将胜任特质分为五个层次，由低到高分别是：动机、特质、自我认知、知识、技能。在冰山上的基本知识与技能是外显的，容易被测量，而在冰山下的部分则为潜在的不易测量的特质（见图 5－2－1）。

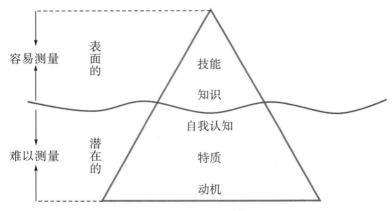

图 5－2－1　冰山模型

（数据来源：据麦克利兰研究整理）

特征观的观点认为，对于个体而言，无论是否外显，也不论是生理还是心理的，只要能够区分出高绩效的个人特质，就可以统称为胜任力。简而言之，胜任力代表了员工应该能够达成的工作，而非工作时所表现出来的绩效。

反之，第二类行为观的代表者，认为胜任力是工作绩效的输出，是工作能力外在的表现。如 Fletcher 认为，胜任力是"一类可以被直接观察的、具体的、能证明的，并且能合乎逻辑地归为一类的行为"（转引自邹俐、邓金瑞，2020）；Woodruff 认为，胜任力是人们履行工作职责时的行为表现（汪丽颖，2019），是个体的潜在特征满足工作标准时的行为，是特定情境下对知识、技能、动机等的具体运用和实际行为表现（朱薇，2019）。这种观点用可以度量的行为表现来反应胜任力水平，有利于对胜任力的准确理解。

综合来看，国外学者对胜任力的定义更偏向于特征观，麦克利兰创造的"冰山模型"是特征观学派的代表，被广泛应用于国外企业、公共部门的人力资源管理。综合以上各位学者的观点，可对拟采用的胜任力的特征做出总结：

（1）胜任力能够明显区分高绩效者与低绩效者；

（2）胜任力是人的潜在和外在的特质的组合，包括动机、知识、技能、自我意识等，亦可通过可观察的相应行为反映出来；

（3）胜任力对工作绩效具有预测作用；

（4）胜任力必须依赖于特定的工作情境存在，是动态的。

总体来看，胜任力模型可以粗略地看作一种胜任力结构（见图5-2-2），体现出对特定岗位中表现突出的人才特点。此种模型主要构成人力资源管理和开发实践各个环节的重点，其中包含了职业发展规划、招聘与选拔、培训与发展、薪酬与激励等。根据这6个类目组合的模型，可以看出影响后期企业员工胜任能力特征的几个重要因素分别为专业知识、专门技能、综合实践能力、价值观、个人特征、求职动机六个方面，该六个重要因素都可以用来作为后期企业制定的任职标准的考察依据，在这六个胜任力因素中，专业知识、专业技能都是冰山以上的一个组成部分，可以把它们看作较为简单且易于理解与衡量的一部分，也就是说能够采用培训来提升应聘者综合素质。综合素质、价值观、个人特质、求职动机这些都是冰山以下的一部分，属于很难被量化的组成部分，不太轻易受到外界环境的影响，但却可以直接影响到员工的思想行为表现。因此，这才是组织在招聘的过程中必须认真考察的关键点，同时又是招聘难点之所在。

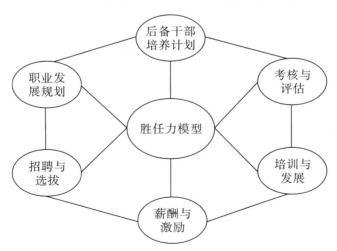

图5-2-2 胜任力模型在人力资源上的应用

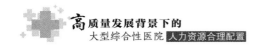

（二）人岗匹配理论

人岗匹配理论是招聘管理的基础理论。通俗地说，人岗匹配理论是指应聘者可以与空缺职位相匹配，也就是为空缺岗位找到最合适的人，让人找到合适的工作。人岗匹配理论可以从以下两个方面进行说明，首先，通过职位需求把合适的人匹配到相应的岗位基本要求中，即能够找到具有相应能力的人来满足该岗位的需求；其次是应聘者具备相应的能力，满足岗位对应聘者能力的要求。员工只有满足了这些岗位的基本要求，才能具备胜任的能力，充分实现自身的价值。人岗匹配的关键在于应聘人员与所需求岗位两者实现匹配最大化，从而确保他们之间的需求得到有效适应，将绩效扩展到最大化。

人岗匹配理论是人与岗位这两个基本因素组成的。每个人的个人能力和综合素质是决定他们是否符合公司职位需要的关键。主要通过岗位分析对工作胜任能力进行详细描述。不同的岗位在工作职责、职权、工作内容、性质等方面都有一定的不同。因此，组织要想招聘到合适的员工，就必须明确岗位需求，让候选人能够有意识地与组织的岗位需求进行比较，来判断自己是否与岗位匹配。人岗匹配需了解空缺岗位和了解匹配的应聘者这两个方面。了解岗位的工作内容和职责是进行人岗匹配的首要条件。只有真正了解一个职位，才能选择适合这个职位的人。如果在招聘的过程中没有重视岗位的基本要求和特点，那就不符合岗位匹配了。因此，在岗位匹配的过程中，有必要对空缺岗位工作所需要的能力进行具体的分析。为每个岗位找到最关键的能力因素，为找到合适的应聘者提供条件。其次，了解应聘者也是人岗匹配十分重要的条件之一，也是人岗匹配的重要因素。了解应聘者素质的方法有很多，如简历、笔试、面试、心理测试、情景分析等。应聘者是否具备该职位的能力和素质，是了解人的关键。在对岗位和应聘者进行分析之后，需要对人岗进行匹配，也就是了解应聘者才能发挥最大的绩效。通过对岗位和应聘者的分析，把合适的人放在合适的岗位上，使每个员工的能力得到最大化的体现。

第三节　员工招聘与选拔过程评价

一、医院员工招聘的流程

医院的招聘工作流程为：由人力资源部门拟定招聘发布的信息，在选定的招聘途径和渠道上进行招聘信息的发布后，会收到大量的简历，甄选出符合岗位需求的简历后，由人力资源部门进行初试安排或不进行初试直接进行用人部门的面试环节，通过了复试的应聘者，由人力资源部门上报院长、各办公室进行录用的审批，审批或测评通过即可完成录用。按照招聘流程的时间先后，招聘程序详细分为以下步骤：

制定招聘计划：公开招聘前，由各用人科室根据科室实际用人需求情况，经分管领导及院长同意后向人事科提出用人申请。人事部门将所有用人申请汇总，并结合医院编制、人员配比、人才梯队培养等各方面因素，综合考虑权衡后报告院党政联席会，经上会研究决定最终招聘岗位及条件。

发布公告：审核通过后，医院在本单位网站、公告栏等渠道发布招聘岗位，同时下发科室、统一发布所有医院招聘信息渠道。

报名审核：候选人在相应的报名网站填写报名信息后，由人事科工作人员进行网上审核，通过网上审核的候选人可打印现场审核表，携带相关佐证材料在制定期限内到人事科进行现场审核。

面试：按照各岗位的面试入围人数，由医院自行组织、科室统一组织面试，从候选人角度来看，包括签到、寄存物品、集中排队候考、面试答辩、出场等步骤。从招聘单位角度来看，有布置考场、聘请专家出题、抽问、考官培训、引导候选人、考官评分、统分记录、全程监督等步骤。

体检：面试入围的候选人，由人力资源部组织体检，具体体检项目及标准参照《公务员录用体检通用标准（试行）》执行。政审：通过体检的应聘者由人事科统一组织，向候选人档案所在地及父、母、重要社会关系所在单位以函的形式提出政治审查申请，收函单位出具政治审查报告并复函人事科，完成审查。

录取：人事科将通过政审人员名单汇总报送上级单位。通过政审的应聘者在人事科填写办理签订三方手续相应材料，人事科后续办理入职手续，录取及聘用时间以公示的聘用文件为准。

二、医院员工选拔过程评价

（一）以医院发展目标为基础制定招聘计划

医院各部门的招聘需求的基础是以组织的发展战略和组织结构为背景的，是人力资源规划后形成的。医院的稳定持续发展离不开合理的人力资源规划，华西医院除了应该加强发展战略和招聘程序的匹配的关注度外，还要从战略管理的层面和医院发展的维度出发做好人力资源规划的工作，做到工作分析、问题预测、人员储备具有积极主动的态度，同时还要做到跟紧时代的步伐，医院的人力资源制度应该以医院的发展为本，逐渐地完善和优化，人力资源要避免被动情况，应该具备主动识别人才需求的能力，周期性地与医院的每个部门负责人交流，以便

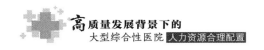

即时掌握医院的人员流动和变动，并周期地做部门汇报，相关部门要根据此项工作为基础形成人员需求申请，为招聘提供判断依据，并且制定合理的招聘计划，这是单位人力资源发展的关键，是人力资源合理匹配的基础。

（二）以岗位设置为基础分配人力资源

对于大型公立医院而言，设置招聘岗位时要公开、公正，既不能因人设岗，搞"萝卜招聘"，又不能条件太宽，不具有岗位针对性。在把握好医院招聘岗位实质需求的前提下，尽可能减少特设条件的设置，这样既有利于单位招聘到适用人才，又避免因条件过高导致招聘岗位取消或招聘过程缺乏竞争择优原则。对于实际工作中不易招聘到的岗位，连续几年指标作废的，可以适当降低其招聘条件，或者给予一定的优惠政策。例如对博士的引进，效仿一些先进地区和部门，给予一定的安家补助及科研项目启动资金，从而找到招聘单位需要的人才。

面对较为抢手的岗位，可以适当提高该岗位的招聘条件，从而提高应聘人员的整体素质，同时也可以避免大比例招考岗位的出现，让招聘更加高效率。对于非医疗类专业性较强岗位，例如财会、网络等岗位的招聘应当广泛从社会候选人中选择，同时注重实践能力方面的考察，尽量达到"招之则优秀，来之则上手"的标准。招聘具备实践能力的候选人，招聘单位省去了培养的过程，受益良多。对于非医疗类专业性较弱的岗位，如公会、监察、团委等部门，或与医疗相关较为紧密的部门如医务部门、护理部等。这些行政岗位缺少人员时，如果不是特殊专业岗位需求，完全可以从医院内部其他岗位选拔适合的人员上岗工作。从内部选拔的人员对单位的情况较为了解，工作易于上手，同时经过了其他岗位上的考核锻炼，相对于重新招聘的新人来说更具优势。

（三）严格执行招聘流程

医院完成招聘体系优化后，医院的招聘活动应该严格实施招聘体系优化步骤，以免招聘环节发生不规范的现象，确保招聘流程的有效优化，对于违反流程规定的员工予以惩罚处置，确保招聘环节的透明化。医院的招聘体系优化一定要保障其公平公正，在实施应用的考察环节当中，从简历的筛选、笔试、面试、试用期考核到正式录用，都要严格依据医院的招聘体系章程执行，才能保证招聘人才的优质性。

第六章　人才培养

第一节　人才培养工程

大力培养和引进国际一流高层次人才、拔尖人才和创新团队，培养具有创新思维、国际视野、适应学科交叉融合发展趋势的青年科技人才，形成结构合理、可持续发展的高水平人才梯队。

在医院大局设计、整体推进、顶层规划、系统建设的原则指导下，通过完善评价体系、树立发展向导，不断完善有利于各类人才引得好、长得好、留得住的人才机制建设，将学科人才的育、引与国家重要人才计划相衔接，通过项目的开展，造就一大批具有国际水平的高层次骨干人才。真正做到人尽其才，才尽其用，为人才提供最适合的培育环境。

一、阶梯式人才培育体系——内部孵化培养

全面实施人才战略，进一步优化医院人才队伍结构，逐步构建起事业发展的核心团队。为契合国家和四川省重大战略需求，关注重点领域、重要人才项目实施目标。组织评选"终身教授计划"，积极推进"高端人才支持计划""青年英才支持计划""学科带头人后备人才工程""专职博士后计划""海外培育计划""青苗孵化工程"等人才项目，构建阶梯式人才培育体系，最终培育孵化出国家级高端领军人才。

（一）终身教授工程

2019年11月，医院颁布了《四川大学华西临床医学院华西医院"华西终身教授"管理办法》，着眼于将专业领域公认的一流学者，在本学科的创立、建设和发展过程中做出了突出贡献，具有宽广的学术胸怀、高深的学术造诣，为医院的医疗、教学和科研方面做出了巨大贡献的教授评选为"华西终身教授"。医院

目前于多个学科评选出了 16 位终身教授，将对他们进行终身返聘。在专注于自己的医疗、教学和科研工作的同时，华西终身教授每年定期出席医院座谈会，针对医教研管等方面的未来建设发展献计献策，秉承着"华西精神"进行"传帮带"。

（二）高端人才支持工程

随着"双一流"建设的积极开展和"人才强院"战略的提出，为更好发挥医院高端人才的支柱作用，医院颁布了《四川大学华西临床医学院华西医院高端人才支持计划》，从经费、人员和科研资源三个方面为高端人才提供优质的造就环境，致力于将高端人才往世界水平方向递进，同时带动团队乃至推动学科的进一步发展。

（三）青年英才培育工程

青年英才的可挖掘性和可发展性在医院的高速发展中逐渐显露。在重点学科领域，医院制定《四川大学华西临床医学院华西医院青年英才支持计划》，力求为已有一定成就的青年拔尖人才提供在经费、人员和科研资源方面的充分支持，助力此类人才的基础性培养和战略性开发，使医院在未来的高速发展中有强有力的"年轻血液"和竞争力。

（四）学科带头人后备人才工程

为在已有的人才成长机制上进一步提升完善，医院在院内有计划、有重点地遴选支持一批学科带头人后备和优势亚专业后备，通过对优势资源的集中和政策的倾斜并制定精细化方案，对后备人才队伍进行个性化培育，发挥带头人作用，从而促进学科建设更快更好发展。

（五）专职博士后计划

青年人才是科研创新、技术创新的中坚力量，是人才队伍建设的关键点。以专职博士后培养作为我们青年复合人才培养的重要抓手。我院自 1991 年设立博士后科研流动站以来，在国家人力资源与社会保障部、全国博士后管理委员会、中国博士后科学基金会、四川省人力资源与社会保障厅的领导下，结合自身医学人才管理的特点，经过一系列有益的探索，我院博士后工作逐步建立了比较完善的管理体制、运行机制。加大专职博士后改革力度，进一步扩大和优化博士后来源，广纳其他学科领域的研究者，组建多学科交叉协同的高水平专职科研团队。进一步加大投入，改革薪酬，提高待遇；加强站内培养和考核，组织开展形式多样的科研培训，培养和提高博士后科技创新水平和能力，鼓励博士后开展探索性、前沿性的研究，催化标志性交叉创新成果。配合医院"三中心一平台"（医学+信息；医学+材料；医学+制造；5G医学转化平台）建设，吸引更多理工交叉背景的优秀人才。

博士后享受本院职工待遇，科研业绩奖励。设立医院博士后专项研发基金（15万/人），基本实现博士后基金全覆盖。

（六）海外培育工程

为推动学科卓越发展、加强和创新人才队伍的建设机制和适应未来学科建设发展，医院鼓励和资助员工到海外接受进一步的培养。

1. 杰出青年科学家海外培育计划

针对有科研潜质的临床青年员工，医院根据学科精准制定"临床+科研"的培育方案，选派出国进行为期2～3年的科研培养和提升。

2. 人才培养专项出国（境）基金

自2012年起，医院设立专项基金用于对学科建设规划所需人才的短期、中期出国（境）访学和留学。自设立以来，已支持上百名青年员工和小组出国于世界顶尖、水平一流的各大医院和科研机构进行学习和会议交流。

（七）青苗孵化工程

为改善人才队伍学历学位结构，提高员工业务水平和综合素质，医院制定了相关管理办法并定期举办相关培训项目，从"学历提升"和"继续教育"两方面为员工提供更多途径，大力鼓励并从经费上支持员工进行自我提升。

二、精准导向需求——外部引才策略

汇聚人才资源，夯实人才土壤，延伸人才工作维度，服务国家发展战略。在做好内部人才培养的同时，还需创新引才，注入外部新鲜血液，取长补短，汇聚新星碰撞思想，筑牢人才与发展之基。四川大学华西医院海纳人才工程，正是以海纳百川为目标，聚天下英才而用之。

（一）创新人才引进机制

通过全职、非全职、联合引进、双聘等多种方式灵活引进人才。通过技术指导、项目合作等各种形式实现高层次人才资源共享，不求所有，但求所用。

（二）精准引才

对标"双一流"建设，围绕学科交叉、医工融合目标、"三中心、一平台"

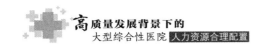

建设，突出"高精尖缺"导向和"卡脖子"领域，聚焦精准医学产业创新中心、高高原、深地医学、质子重离子等前沿特需。重点关注人才梯队建设任务与医院重点发展方向，加大对重点科室、重点学科的建设力度，对接优势学科需求、团队建设需求，靶向精准引进人才。

（三）拓展多样化引才渠道

在国内外各大网站上刊登引才广告，推动设立海外引才联络点和引才联络专员，充分利用海外平台，发挥华西海外校友会、医院非全职专家、医院客座教授的力量，并得到了驻英国大使馆的大力支持；设立"伯乐奖"，鼓励校友、非全职专家、客座教授及我院专家向我院推荐优秀人才。依托四川大学每年举办"全球青年学者论坛"，吸引海外人才聚焦。

（四）健全引进人才评价体系

依托四川大学的专家评审平台，依靠第三方评审机构以及我院自行成立的以全球全国华西校友为主体的"引进人才推荐及评审专家委员会"，不唯论文和"帽子"，对各类引进人才进行全方面客观真实的评价，真正做到聚天下英才而用之，不拘一格用好人才。

第二节　全生命周期继续教育制度

继续教育是以学习新理论、新知识、新技术、新方法为主的一种终身教育；继续医学教育是医学人才培养的重要渠道。构建基于岗位胜任力的在职人员继续教育体系，推进全员继续教育，对于各职系员工在整个职业生涯中，不断提高职业素养、专业知识与工作技能，适应医学科技发展和卫生事业改革，持续驱动医院创新和发展，实现"双一流"建设目标有极为重要的意义。

一、指导思想

全面贯彻落实十九大精神，加快实施健康中国战略，积极发展继续教育，以满足人民群众日益增长的健康需求为目的，以满足卫生专业技术人员和医院管理服务人员职业发展需求为导向，以岗位胜任能力为核心，创新机制，完善制度，健全继续教育体系，提高质量，全面提升卫生专业技术人员和医院管理服务人员的职业综合素质和岗位服务能力，为实施健康中国战略和我院"双一流"建设提供坚实的人才保障。

二、总体目标

建立健全基于岗位胜任力的华西临床医学院（华西医院）全员继续教育体系，推进培训的科学化、制度化、规范化，形成分类别、分层次、多渠道、重实效的继续教育格局，更加健全管理体制和运行机制，确保各级各类员工接受系列的知识和技能培训，提升医、护、技人员和科研、教学、管理服务人员的整体综合素质，建立全员继续教育的长效机制。

目前，人才管理已进入"云计算"时代，夯实企业内部人才供应链，吸引和留住外来新鲜血液，持续优化人才管理"科学决策"，只有实现"一体化"，关注人才体验和数据驱动，才可以更加高效地实现组织目标。这是身处云计算时代的企业开展人才发展战略必须面对的挑战。将人才管理技术和云技术进行有效融合，努力实现人力资源管理的"选""育""用""留"环节的全面打通。华西医院从员工体验和培训开始，对员工进行全部职业生涯周期的持续性关注，持续性积累和整合人才全生命周期内的大数据，坚持以始为终，循环推进，实现对人才管理决策的持续性优化，达到组织内外部人才供应链可持续性发展目标的实现。因此，公立医院应该借助自身优势，认清自身劣势，立足于战略性人才培养模式，打造企业内部人才供应链，突破短期化倾向的人才管理惯性，发展目标定位长远。

只有立足长远，践行人才全生命周期的打造，对人才管理进行优化，人才的培育、培养、培训才能在全方位指导和呵护下发展成长，做好一体化培训管理，才能方得始终。

三、基本原则

（一）坚持服务大局，按需施教

围绕学院（医院）工作大局，把握员工的职业生涯发展和教育培训需求，以岗位胜任力为核心，以能力提升为重点，重视员工创造力的开发和创造性思维的培养，按需施教开展继续教育活动。

（二）坚持分类分级，全员培训

把教育培训的普遍性要求与不同类别、不同层次、不同岗位人员的特殊需要结合起来，由人力资源部牵头，相关职能部门协同，明确不同专业类别、不同岗位类别、不同层次人员教育培训的标准和要求，增强针对性，实现全覆盖。员工培训是促进员工不断增长知识和技能，实现自我价值的必不可少的手段，对公立医院的培训进行合理的规划，是促进医院和个人发展的关键。培训内容作为核心

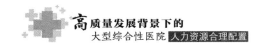

要素需要在不断地优化和调整之下去适应变化发展的医院实际情况。注意培训的针对性、实用性、协调性和有效性，开展形式多样的继续教育活动。创新培训内容，改进培训方式，整合培训资源，推进继续教育培训的制度创新和管理创新。充分利用互联网技术手段，改善供给，提高质量，推广网络公开课等教育培训方式，充分利用碎片化时间，提供更加方便快捷、丰富有效的培训内容。建立电子化继续教育综合管理信息系统，逐步实现继续教育工作及时全面的动态管理。

（三）坚持与时俱进，改革创新

以用为本，大胆创新，不断总结人才培养方面所积累的相关经验。打造健全动态体系，使其能够为卫生事业发展做好充分准备，同时在不断进行学科优化的基础上，使专业结构发展需求得到全面满足。有意识、有步骤、有重点地开展教育培训，建立完善的教育培训体系，推进素质教育，制定在职人员定期培训和带薪培训办法。创新公立医院人才培养模式，探索多途径、多层次、多形式的人才培养模式，全面推进素质教育。注重在实践中培养人才，创造条件让各级各类人才上挂下沉、左右交流，在实践中砥砺品质，锤炼作风，增长才干。

在人才培养中引进竞争机制，通过合理设立人才奖项，激励各类公立医院人才在竞争中增强动力，开发潜力。加大青年人才的培养力度，破除论资排辈、求全责备的思想观念。积极为青年人才拓宽发展空间，创造环境、搭建平台。激励青年人才到一线去锻炼，培养造就一支青年领军人才和优秀专业团队，建立社会参与的公立医院人才培养质量评价机制。在不断进行继续教育制度完善过程中，为在职工作人员提供带薪培训的活动，包括提供远程教育的服务，使自身综合素质水平可以得到全面提升。

四、培训对象

所有从事医疗、护理、医技、教学、科研、管理服务等工作的在职员工，根据岗位实际需求，每年均需接受相应的继续教育。

五、内容与形式

（一）内容

员工培训是促进员工不断增长知识和提升技能，实现自我价值的必不可少的手段，对公立医院的培训进行合理的规划，是促进医院和个人发展的关键。培训内容作为核心要素需要在不断地优化和调整之下去适应变化发展的医院实际情况。

以需求为导向，以现代医院医、护、技、教、研、管等方面工作中的新理论、新知识、新技术、新方法和新经验为重点，重视创新思维和创新能力的培养，突出岗位实际问题的解决能力，针对性地选择相应的培训内容。在转变培训理念的基础上，需搭建更好的培训制度平台，制度如领航一般指导着培训内容的设计和规划。通过完善员工自主培训的管理制度，作为对医院层面培训未覆盖到部分的补充，鼓励全员学习，满足获得个性化培训的需求。

1. 通用能力培训

以开拓视野、更新知识，建构通识基础，培育综合素质为目标，设计面向全体员工的培训通用模块，包括宏观形势、社会政治、医疗改革与医疗卫生政策、学院（医院）战略和组织文化、行业作风、廉政教育、人际沟通与礼仪等，提升员工个人素养和职业基础通用能力。

2. 个性化分类培训

（1）高端人才：侧重形势政策以及意识形态领域的培训教育，围绕高端人才所关心的热点话题开展专题式的培训和沙龙，促进高端人才在学院（医院）发展中发挥示范引领作用。

（2）专业技术人员：通过适宜方式，分专业分层次对各级各类相关卫生技术人员实施针对性的业务技术培训，提升专业技术人员的业务技术素质和专业服务能力。

初级人员以本专业为重点，兼顾相关专业，着重加强基本理论、基本知识和基本技能培训，培养独立正确处理本专业常见问题的能力，规范履职行为；

中级专业技术人员的继续教育应以副高级专业技术标准为目标，以本专业和相关专业的新知识为内容，积极学习和应用新技术、新方法。加强教学科研相关知识技能培训，对其中的潜在创新人才和潜在学科领军人才加强针对性培养培训；

高级专业技术人员以本专业、本学科先进水平为目标，开展以更新知识为主要内容的继续教育，包括本专业前沿的综述，学术专题讲座、报告、科学研究等。根据工作需要，鼓励选修其他相关学科的有关内容，推进学科交叉融合和复合型人才培养。

（3）机关后勤：以提升把握大局能力、管理能力和服务意识为重点，通过针对性的专题培训和实践体验，塑造一支作风优良的管理服务队伍。

（二）形式

采取多种形式开展继续教育：专题讲座、学术会议、学术讲座、短期培训班、国内外调研和考察等；积极开展远程继续医学教育，充分利用现代化手段，丰富继续教育资源，提高继续教育的可及性、扩大覆盖面。

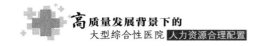

1. 学术活动

医院邀请相关领域内著名专家、标的同行进行学术讲座。

2. 专题培训课程

医院人力资源部会同相关部门、科室，按分类、分层原则制定专题培训课程体系，侧重在职人员岗位胜任力的培养。

3. 通识讲座

每月举办一次面向全院的综合讲座。精选讲座主题和主讲师资，形成有影响力的培训平台。

4. 短期集中培训

每年有针对性地选送高端人才、医教研骨干和机关后勤管理人员参加系统性授课或考察交流活动形式的不同层级的短期集中培训。

5. 院外（含境外）培训

根据专业和科室、部门培养计划，有针对性地选送医教研骨干和机关后勤管理人员到国内或境外进行短期跟岗培训。

6. 自主选学

在完善员工继续教育信息管理平台的基础上，建立数字化继续教育管理系统，员工根据自身情况，灵活选择继续教育的内容和形式学习并通过考核。

六、运行机制

（一）责任分工

成立华西临床医学院（华西医院）继续教育工作委员会，由院长、书记任组长，分管院领导任副组长，人力资源部以及各相关职能部门负责人任委员。

培训策略是指导方针，培训体系科学搭建是院内人才根基。实行院、科两级培训管理，人力资源部牵头负责全院继续教育的总体规划和协调安排，对员工接受继续教育的情况进行监督以及数据的整理和分析。医务部、护理部、教务部、科技部、临床研究管理部、公共事业发展部等部门分类制定相应业务技能培训的规划和安排。临床医技科室组织学术活动、大查房、疑难病例讨论等其他形式的继续医学教育活动。全院各部（处）、科（室）成立继续教育工作管理小组，由部（处）、科（室）负责人任组长，负责本部（处）、科（室）员工继续教育工作的推动与落实。

（二）院级院内继续教育项目的申报、发布

各职能部门按照上表举行的培训项目都属于院级院内继续教育项目（A

类）。上述各职能部门须在每年 3 月 10 日前将当年度（当年 4 月 1 日至次年 3 月 31 日）的详细培训计划报人力资源部备案。各职能部门在上表培训项目以外进行的培训，或其他职能部门举办的培训，以及各科（室）准备举办的院级院内继续教育培训，须于每年 3 月 10 日前向人力资源部申报当年度（当年 4 月 1 日至次年 3 月 31 日）的院级培训计划，经我院继续教育工作委员会组织专家评估，确定相应的院级院内继续教育项目（B 类）。

人力资源部汇总上述院级院内继续教育项目（包括 A 类和 B 类项目），于每年 3 月底向全院发布，供全院各职系员工根据需要选择参加，并方便员工提前做好时间安排。

对于在培训计划外临时增加的可作为院级院内培训的项目（如：计划外邀请到的国内外知名高端专家到访讲学），可提前一周向人力资源部申报院级院内继续教育项目，经我院继续教育工作委员会同意后，向全院发布。

（三）质量评估

对公立医院来说，人才的培养和培训离不开有心、有力的付出和坚持，但学习培训效果才是人才是否更迭发展最清楚的证明。因此，任何内容、任何方式的培训都离不开培训效果评估，华西医院在制定培训计划时明确了培训目标以及评估后的奖惩。各专门技术部门以及行政职能部门共同参与，组成专门的小组，对医院现有人力资源情况进行深入分析，将问题根据迫切程度进行罗列，并在院内不定期进行培训需求的实名问卷调查。根据问卷调查的结果，人力资源部再汇总各部门的需求，结合医院人才发展规划，根据不同岗位、不同职称职务、不同培养对象、不同专业背景等进行分类，提出有效方案，全员范围内公开并征集意见，再由讨论小组商议和优化，针对不同情况和对象制定不同的培训计划，逐渐形成符合医院人才战略发展规划、符合全员需求、覆盖面广且能相互补充的全方位培训体系。

详细来说，首先培训效果评估的主要内容有学习评估，学习评估主要是指对被培训者在培训中所学知识和技能结果的直接评价。比如医院组织的培训学习中，根据课程架构和内容，以往期课程内容为主要考察点，按期对学习人员进行考试，在考试成绩中获得员工的学习结果，学习评估的方法是最直接的，因此也被运用得最多。

其次是反映评估，这指的是通过被培训者对课程设置、培训教师、培训安排的直接反映来评价培训效果。反映评估重要的是要知晓被培训者的意见和建议，因此运用的大多数是问卷调查。公立医院大型培训的方案调整或内容调整部分依赖于问卷调查的结果。在问卷结果中获得对此后课程的调整和优化方案是此方法的优点。

再次是结果评估，结果评估指的是个人及组织工作质量、服务质量及态度是否提高。结果评估是最直接、最能反映学习培训是否发挥作用的评估方式，公立医院会利用年度工作考核、优秀集体评选来确定部门组织的工作是否有提高。

最后是行为评估，行为评估指的是被培训者回到工作岗位后行为是否发生了积极的变化。行为评估是隐性的评估方式，因行为的发生者和评价者都有行为的不确定性和主观性。一方面，行为发生者可以通过对自己的观察、记录、工作效率等去衡量自己的变化；另一方面，领导可通过观察被培训者回到岗位后的行为变化，这与领导者的心理评价机制、个人主见，被培训者的工作完成率、工作质效有关。

培训效果评估是培训工作完成后很重要的一环，要通过评估找到培训期间优势所在，不断优化后运用到之后的培训中，发挥出更大的使用价值；另外，通过培训效果评估也能发现其中问题，找到培训中不理想的因素和原因，尽力寻找途径解决，查漏补缺，这也正是组织培训的初衷和继续前进的得力助手。

（四）培训考核

医院要实现自我的创新发展，就要顺势勇为、抢抓机遇，采取有力措施改变现有的人事管理和员工培训模式，注重现代人力资源的管理与开发，将人力资源的能力视为源源不断的生产力，为医院的长远发展奠定坚实的基础，并提供智力资源。建立人才从引进到使用到培训的全过程管理理念，重视知识型、复合型、创新型的人才培养。医院的人才培养与培训归根结底是为了带动医院人力资源管理的转变和突破，究其方可实现医院和人才的健康可持续发展。

因此，根据国家卫生、教育、科技等部门相关规定，对医院继续教育实行院内学分制管理。每人每年参加院内组织的院级学术报告、院级专题讲座等院级院内继续教育活动需至少达到10次（其中A类项目必须超过5次）。授予学分须严格考核，每季度最后一周为学分登记时间。由人力资源部根据员工参加院内继续教育活动情况载入学分登记系统，继续教育纳入年度考核、人员岗位聘用、专业技术职务晋升等评价指标。

总的来说，医院要在实际工作中摸索出一套适合本单位专业技术人才培养和医院长效建设的培训模式和机制，采取"缺什么补什么"的方法，有的放矢，不断提高人力资源管理水平，实现医院人才的健康可持续发展。正是因为加强医院人才队伍的培养即是医院人才队伍建设的需要，也是增强医院核心发展动力的需要。培训成为员工技能提升、素质提高的重要途径，并能运用到实际工作中，培养和造就一批医术高超、敬业爱岗的医师队伍，促进整体队伍的发展和壮大，为医院的高质量发展提供强大后劲。

第三节　培训内容分类别规划

一、转变培训理念

公立医院的可持续发展离不开人才，医院员工培训是提升工作效率和效果的重要举措，因此要充分意识到员工培训的重要意义，要搭建科学的培训体系，打破培训单一化的束缚。员工的培训既要包括技能的提升，也要包括服务理念和态度的改善，综合提升公立医院的形象。而如今医院的培训不仅包括学习专业知识，同时还要通过拓展员工的思维空间，提高员工心理素质和各种专业能力，达到培训教育学习的效果，因此还需要大力转变以往的培训理念，从根本转变传统培训的观念。让员工感受到教育培训不仅仅是专业知识能力的学习，同时也是表现自我的训练场所，从而达到培训预计的效果。

对内部员工进行有针对性的培训，有它的现实意义。不仅可以提高内部员工的积极性，且可以更好地挖掘他们的潜力。根据马斯洛的需求层次理论，这样还可以满足员工的自我价值实现（梁万年，2007：65）。首先，需转变单一的用人模式，对所有医务人员最大限度提供培训，从而实现人力资源上的可持续发展。其次需根据医院的实际情况制定培训计划，将培训人员的责任和培训的工作目标明确地提出来，将培训工作融合进医院的长期发展规划中。最后，加强医院内各个科室的沟通与交流，应用多种培训方式，确保培训工作能够高效地开展下去。

二、丰富培训制度

在转变培训理念的基础上，需搭建更好的培训制度平台，制度的纲领作用如领航一般指导着培训内容的设计和规划。通过完善员工自主培训的管理制度，作为对医院层面培训未覆盖到部分的补充，鼓励全员学习，满足获得个性化培训的需求。

医院应在培训规划的基础上，设立充足的培训经费。根据岗位、职称、职务、专业、年龄等不同，设立不同的子项目，根据不同级别，设置不同难易的申请门槛，如对入职不久的年轻员工应设置较低门槛，对重点培养的骨干类培养对象应设置相对较高的门槛。让所有员工可以通过不同的子项目，对标到符合自身条件且可申请到经费支持的培训项目。同时，在不影响工作的情况下，要对员工应培训而申请的休假做相对宽松的管理，除开鼓励员工自发学习外，还应鼓励科室组织学习，科室层面的学习应对员工的工作更具有应用性。因此人力资源部应将科室组织学习的培训纳入科室年度考核指标，给各科室分拨培训经费，以推动科室层面的培训开展（李鲁，2003：78-79）。

同时，对于公派进修培训，医院应想方设法增加项目数量、丰富进修内容，如不断开拓与国内外的优秀机构、高校、研究所的合作，开展人才进修学习项目，为员工提供更多的选择和机会。对于进修回来的员工，应统一组织开展深入的院内学习分享会，给院内其他员工分享其所得的知识，保证知识的一体性和正向流动性，以最大限度利用好当次的培训资源，从侧面帮助医院员工的价值能力提升。

培训不仅可以让员工学到更多的理论和实践知识，同时也为员工搭建了深入了解、互相切磋的平台，开阔其工作视野。在巩固员工专业知识、提升专业技能的同时，跨学科的知识、相互切磋带来的头脑风暴将打开员工的另一扇窗，帮助员工调整思考方式、优化思考角度，在润物细无声中逐渐提升公立医院的人才整体实力。

三、规划培训内容

员工培训是促进员工不断增长知识和技能，实现自我价值的必不可少的手段，对公立医院的培训进行合理的规划，是促进医院和个人发展的关键。培训内容作为核心要素需要在不断地优化和调整之下去适应变化发展的医院实际情况。

第一，根据员工所处的科室、资历、经验开展差异化培训。比如对于新入职员工或岗位发生变化的员工，重点进行角色适应及岗位胜任力培训。主要方法有经验交流、案例分享、组织学习回顾会等；对于常规的在职培训，采用学术会议、案例讨论会、专题讲座、网络课程、小组互动等方式进行培训，并将礼仪培训、危机处理、沟通协调等纳入培训内容。可展开团队式组合培训，将医疗护理视为医疗质量的整体，外出培训时，一名骨干医生、一名住院医生、一名护士长同时参加，实现医护质量的协同促进；由于公立医院的特殊性，员工的职业道德应摆在首位，必须要加强员工医德医风教育，推进医德教育常态化、制度化，因此可通过学习和推广院内外先进典型人物事例的方式，感染熏陶员工精神，弘扬正气；针对医院领导班子，定期制定管理培训课程，分批分期对中层管理者进行外派或封闭式培训，加强其领导力和执行力。要求各部门定期进行内部培训，不断提高员工理论与业务水平。

第二，引入医教协同培训模式，即公立医院应与医学院合作，将医院作为高校毕业生开展实践的重要基地，促进高校毕业生专业理论学习与实践动手能力的有效对接（德鲁克，2009：23）。医院可选择优秀业务骨干攻读学位，与高校合作完成科研项目与课题。对一些高级专业技术人才，与高校合作科研项目不仅能够充分激发高级人才的创作热情，更为高校人才的成长提供了指导，为医院储备人才资源打下了良好的基础。

第三，由于公立医院是以专业技术为核心，因此要强化员工专业技术的培训，人力资源部门要根据专业技术岗位和专业技术职称等级的方式进行分类，牵头在全院范围内组织开展不同类型的专业技术培训，邀请权威导师、打破传统单项授课形式、增加有效多样的互动环节、采取比赛模式、组织实操演练等丰富有趣的模式。

第四，加大青年骨干的培养力度，公立医院要充分认识青年骨干在医院发展中不可或缺的作用，把有能力、有潜能的青年骨干员工纳入医院整体人才培养规划中，除了加强专业培训外，应增加跨学科、心理学、领导力等方面的培训，力争朝专业的综合性人才方向培养发展，搭建有专业、懂管理、有视野的骨干团队。

四、优化培训策略

培训策略是指导方针，培训体系科学搭建是院内人才根基（贺新闻，2014：89）。首先应在院领导的指导下，人力资源部牵头，各专门技术部门以及行政职能部门共同参与，组成专门的小组，对医院现有人力资源情况进行深入分析，将问题根据迫切程度进行罗列，并在院内不定期进行培训需求的实名调查问卷。根据问卷调查的结果，人力资源部再汇总各部门的需求，结合医院人才发展规划，要根据不同岗位、不同职称职务、不同培养对象，不同专业背景等进行分类，提出有效方案，全员范围内公开并征集意见，再由讨论小组商议和优化，针对不同情况和对象制定不同的培训计划，逐渐形成符合医院人才战略发展规划、符合全员需求、覆盖面广且能相互补充的全方位培训体系。

其次，培训要根据不同的客观环境和条件、不同阶段，探索不同的培训方式。现有医院的主要培训方式是以固定授课为主，老师在台上不停地讲述，员工在台下被动地接受，这属于"填鸭式"培训，其效果受到讲师的专业素质、授课水平、现场气氛、学员心态的影响颇大，且效果难以掌握。须针对不同的专业技术岗位，不同部门逐步探索出卫生专业技术人员自行探究、沟通交流、专家帮带等灵活多样的培训形式，将固定不变的培训学习转变为更优化的探讨式学习。对于核心骨干和学科带头人，管理者和人力资源部门还应特别注意对他们这类群体的培训方式，努力为他们创造更优质的培训条件，才能保证医院的人力资源稳定长久。

最后，要在实际工作中摸索出一套适合本单位专业技术人才培养和医院长效建设的培训模式和机制，采取"缺什么补什么"的方法，有的放矢，不断提高人力资源管理水平，实现医院人才的健康可持续发展。正是因为加强医院人才队伍的培养即是医院人才队伍建设的需要，也是增强医院核心发展动力的需要。培训

成为员工技能提升、素质提高的重要途径，并能运用到实际工作中，培养和造就
一批医术高超、敬业爱岗的医师队伍，促进整体队伍的发展和壮大，为医院的高
质量发展提供强大后劲。

第四节 培训实施和效果评估

一、"一体化"培训管理

培训的实施离不开前期的培训规划、培训管理，培训管理决定了培训实施的
方法与技巧，既对培训内容有导向也对培训的效果评估有决定作用。

目前，人才管理已进入"云计算"时代，夯实企业内部人才供应链，吸引和
留住外来新鲜血液，持续优化人才管理"科学决策"，只有实现"一体化"，关注
人才体验和数据驱动，才可以更加高效地实现组织目标（见图6-4-1）。这是身
处云计算时代的企业开展人才发展战略必须面对的挑战。将人才管理技术和云技
术进行有效融合，努力实现人力资源管理的"选""育""用""留"环节的全面
打通。华西医院从员工体验和培训开始，对员工进行全部职业生涯周期的持续性
关注，持续性积累和整合人才全生命周期内的大数据，坚持以始为终，循环推
进，实现对人才管理决策的持续性优化，达到组织内外部人才供应链可持续性发
展目标的实现。因此，公立医院应该借助自身优势，认清自身劣势，立足于战略
性人才培养模式，打造企业内部人才供应链，突破短期化倾向的人才管理惯性，
发展目标定位长远（陈振民，2004：90）。

只有立足长远，践行人才全生命周期的打造，对人才管理进行优化，人才的
培育、培养、培训才能在全方位指导和呵护下发展成长，做好一体化培训管理，
才能方得始终。

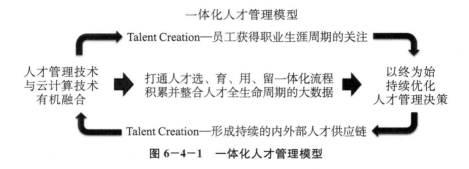

图6-4-1 一体化人才管理模型

二、"多元化"柔性培训机制

人力资源柔性管理是顺应管理理论和趋势的一种现代管理模式，是组织适应社会发展的必需的管理制度。"柔性管理"具体指以非强制（柔性）手段，结合对员工心理和行为的动态认知，构建潜移默化的行为影响依据，促使员工以组织发展需求为个人行为依据。"柔性管理"在当下人力资源为企业核心竞争力的背景下具有重要的客观价值。它是中国儒家思想的"仁爱"精神所在，是权力者实现管理的重要方式，这也是西方"人本主义"的体现，帮助管理者更贴近实际的制定管理措施（郝模，2013：88）。华西医院建院130年来，始终亲身实践"以人为本"的办院理念，人本主义和人文思想充实着华西精神的方方面面，而现代的"柔性管理"正是华西从历史到当日的核心管理理念，秉承着尊重员工的号召，带领员工走到了今天。

而在人力资源柔性管理制度的培训方面，若要满足柔性管理的基本原则，需要重视员工的主体需求、采取有效率的培训手段、建立长效的培训机制三个方面。首先，树立终身教育理念，实现教育的连续化和终身化。培训工作不能一蹴而就，必须要保证培训的长期性和有效性，更为重要的是，医疗领域正处于日新月异的发展中，医护工作者不断提升专业能力，这不仅是对职业发展的保障，也很大程度上决定了患者的生命健康。所以，在培训过程中加强医护工作人员的终身学习观念，相比于日常的培训工作，将起到更为理想的效用。其次，创建柔性化的教育培训机制，有效提高医院人力资源价值。华西医院具有丰富的人才储备，高学历人员进入医院工作后需要经过较长时间的历练和实践成为优秀的工作者，这就需要通过有效的培训工作，合理地凸显人才的价值，促进人才创造价值，满足医院自身的发展需求及医院在社会领域的工作实现。

另外，在柔性培训机制的基础上，公立医院人力资源发展呈现两个多元的趋势——员工背景多元化和人民医疗服务需求多元化，对公立医院人力资源发展提出了更高要求（钟以君，2013：52）。首先是公立医院员工背景的多元化，在对已有的人力资源管理的研究成果进行分析后发现公立医院的卫生人力构成呈现多元化特征，主要表现在出生背景、社会经济地位、年龄、地域、宗教等多个方面。这些特征使得员工培训过程应该更加重视对员工需求多元化的满足，从而实现满足员工个人化发展的需求，促进员工人际关系和谐，提升员工工作积极性的目的。

其次是人民医疗服务需求的多元化的趋向。需求必将刺激供给的变化，医疗服务需求的多元化和多层次必然要求医疗服务供给的多元化和个性化，这对卫生人力资源的培养提出了更高的要求。公立医院在卫生人才培养的过程中需要更加关注医疗服务市场的变化，及时完善人才培养的模式和理念，通过人力资源管理

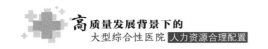

的发展，实现卫生人才培养的多样化，提升医疗服务市场的多元化需求，提升自身的发展能力。

最后是专业型管理人员的匮乏，2017年1月，国家卫生和计划生育委员会发布了《"十三五"全国卫生计生人才发展规划》，提出了全面提升医疗服务行业管理水平的理念，重视专业化、科学化专业人才的发展，推动建设高水平科学化专业性的卫生人才队伍。我国的卫生事业发展缺乏专业的卫生管理人员，公立医院也面临同样的问题，加强对专业卫生管理人才的培养，从学习借鉴国外先进发展经验，系统性建立卫生人才管理队伍，助力公立医院的高质量可持续性发展。

三、培训实施方法

通过不断进行项目培训，并对常规培训活动投入较高的关注度，能够在医院范围内形成良好的发展环境。公立医院因架构清楚、底蕴雄厚等因素，更加重视培训活动的开展并对培训效果有着较高的要求，正是因为有着"高效果"要求，公立医院才在不断的发展过程中不断调整、更新培训的形式和方法。医院本着对员工进行全部职业生涯周期的持续性关注，持续性积累和整合人才全生命周期内的大数据，坚持以始为终，循环推进，就是为了实现对人才管理决策的持续性优化，达到组织内外部人才供应链可持续性发展的目标（石宏伟、吕序榕，2019：85）。

因此，首先在培训活动开展之前，医院内部进行有效的需求分析，了解医护人员的培训兴趣点是非常必要的。如领导班子集体商议确定下一年的医院年度精品培训项目，确保相关培训活动能够充分发挥实际作用；又比如在全院范围内发送调查问卷，提供当下时代多个优秀院校或大型公立医院学习的主题，根据员工票数定出应举办的学习项目；抑或是根据医院平台的线上学习app后台数据，确定选课人数最多的几个学习项目进行重点打造，线上和线下可同步进行。

其次，尝试从培训内容角度入手，结合具体培训方法，总结实战经验。公立医院培训的主要内容为医院发展和历史、医院主要部门组织架构、医院科研工作、医德规范学习、学科建设及教学文化、临床研究体系、思想政治教育学习等内容。根据不同的内容，培训的实施方法就会不一致。例如部门组织架构和科研工作以及临床研究体系的内容，组织这类学习需前期做好调研工作，针对不同的学习员工，进行不同的内容学习；诸如医德规范和思政教育等，应在全院范围内进行，每位员工都应对此类内容有充分的了解，这也是在行业的立身之本。由于公立医院的特殊性，员工的职业道德应摆在首位，必须要加强员工医德医风教育，推进医德教育常态化、制度化，因此可通过学习和推广院内外先进典型人物事例的方式，感染熏陶员工精神，弘扬正气。

最后，从培训方式角度分析，利用多样性方法，使自身理解能力得到多样锻炼，进而收获最佳培训成果。公立医院培训大多是以专题讲座、学术会议、科室学习的形式为主，对于讲座和会议等学习项目，应以实际条件为出发点，争取在有限环境下做出最优方案以获得良好的学习效果。例如医院内部大型讲座应在空间环境较好的演播厅或会议厅进行，场面布置和平台搭建都要切合当下的学习主题，让学习人员在参与的同时体会到"沉浸式"的学习氛围，达到院校课程学生学习的热度和热点效应；因现有医院的主要培训方式是以固定授课为主，老师在台上不停地讲述，员工在台下被动地接受，这属于"填鸭式"培训，其效果受到讲师的专业素质、授课水平、现场气氛、学员心态的影响颇大，且效果难以掌握。应针对不同的专业技术岗位，不同部门逐步探索出卫生专业技术人员自行探究、沟通交流、专家帮带等灵活多样的培训形式，将固定不变的培训学习转变为更优化的探讨式学习；再是，科室内部的学习小组，应注重时效性知识更新和日常工作总结案例，将平日遇到的问题和难点进行开放式讨论和思考，结合医院实际规划和战略，从科室内部不同成员的角度出发，碰撞得出问题的最优化解决方案。员工也可进行案例分享和宣传，内部讨论应以员工为中心，以学习主题为重点，将小范围高效学习做到最好。

针对不同情况和对象制定不同的培训计划，逐渐形成符合医院人才战略发展规划、符合全员需求、覆盖面广且能相互补充的全方位培训体系。

四、培训效果评估

医院人力资源具有知识密集、终身学习的特点，公立医院的人力资源管理更加需要引进人才的培养和培训体系，为实现医院人才培养目标打下坚实基础。对内部员工进行有针对性的培训，有它的现实意义。不仅可以提高内部员工的积极性，且可以更好地挖掘他们的潜力。正是因为加强医院人才队伍的培养即是医院人才队伍建设的需要，也是增强医院核心发展动力的需要，因此，培训成为员工技能提升、素质提高的重要途径，以此运用到实际工作中。

对公立医院来说，人才的培养和培训离不开有心、有力的付出和坚持，但学习培训效果才是人才是否更迭发展最清楚的证明。因此，任何内容、任何方式的培训都离不开培训效果评估，医院在制定培训计划时必须明确培训目标以及评估后的奖惩。

首先培训效果评估的主要内容有学习评估，学习评估主要是指对被培训者在培训中所学知识和技能结果的直接评价。比如医院组织的培训学习中，根据课程架构和内容，以往期课程内容为主要考察点，按期对学习人员进行考试，在考试成绩中获得员工的学习结果，学习评估的方法是最直接的，因此也被运用得最多。

其次是反映评估，这指的是通过被培训者对课程设置、培训教师、培训安排

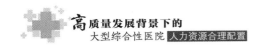

的直接反映来评价培训效果。反映评估重要的是要知晓被培训者的意见和建议，因此运用的大多数是问卷调查。公立医院大型培训的方案调整或内容调整部分依赖于问卷调查的结果。在问卷结果中获得对此后课程的调整和优化方案是此方法的优点。

再次是结果评估，结果评估指的是个人及组织工作质量、服务质量及态度是否提高。结果评估是最直接、最能反映学习培训是否发挥作用的评估方式，公立医院会利用年度工作考核、优秀集体评选来确定部门组织的工作是否有提高。

最后是行为评估，行为评估指的是被培训者回到工作岗位后行为是否发生了积极的变化。行为评估是隐性的评估方式，因行为的发生者和评价者都有行为的不确定性和主观性。一方面，行为发生者可以通过对自己的观察、记录、工作效率等去衡量自己的变化；另一方面，领导可通过观察被培训者回到岗位后的行为变化，这与领导者的心理评价机制、个人主见，被培训者的工作完成率、工作质效有关。

培训效果评估是培训工作完成后很重要的一环，要通过评估找到培训期间优势所在，不断优化后运用到之后的培训中，发挥出更大的使用价值；另外，通过培训效果评估也能发现其中问题，找到培训中不理想的因素和原因，尽力寻找途径解决，查漏补缺，这也正是组织培训的初衷和继续前进的得力助手。

第七章　激励机制的建设

第一节　医院历史文化建设

文化即"文而化之"，它是一个表达过程的动词，而不仅仅是僵硬的静态的文化成果。医院文化指医院在长期的发展过程中逐步形成的，并为全体人员遵守和奉行的价值观念、行为准则和环境氛围的综合反映，是领导倡导、员工认同并且能长期自觉执行的精神和物质的总和。主要包括精神文化、行为文化、制度文化和物质文化四个方面，具有思想引领、价值导向、行为规范、人心凝聚、员工激励等作用。以往，我们认为医院规模、医疗设备等物质条件能够在一定时间内推动医院发展。但在医院建设的实践过程中，我们清醒地意识到，要真正实现可持续的发展和跨越，就必须在文化建设方面下功夫。加强医院文化建设不仅是健全现代医院管理制度、推动医院内涵发展的重要途径，更是医院发展的强劲引擎和提升医院核心竞争力的动力源泉。

一、华西文化的内涵

拥有近130年历史的四川大学华西医院传承悠久、底蕴深厚。回望历史，从1892年的四圣祠街"一个人的西医诊所"至今，历代华西人坚守着"厚德精业、求实创新"的院训，实践着"关怀、服务"的理念，不懈努力。华西今日之成绩，追根溯源，得益于华西优秀的文化传承，凝心聚力聚智推动党建与事业融合发展。

四川大学华西医院坚持以人民为中心，以病患及师生员工的需求为导向，提供有温度的关心、爱护和照顾；在实践中锤炼品格，做到心胸宽广、重公轻私，刻苦钻研、精益求精，追求真理、实事求是，解放头脑、大胆革新；推动医（学）院事业高质量发展，建设世界一流研究型医院，让西部地区的老百姓能享受和东部地区一样的优质医疗服务。

我们的院训是"关怀·服务"，关怀是带有一种情感的、情怀的持续的关心、关注、爱护、照顾，服务是尽职履责，恪尽职守，为关怀对象提供支持与帮助。关怀是知、是理念、是宗旨；服务是行、是行动、是实践。如何实现知行合一，路径就是我们的院训"厚德精业、求实创新"。

院训在医教研管方面内涵都十分丰富。厚德在医疗方面体现在遵守"九项准则"、医学誓言、弘扬抗疫精神、承担社会责任等；教学方面体现在良好的师德师风、教风学风，加强思政教育等；科研方面体现在践行科学家精神，恪守学术道德、坚守学术诚信等；管理方面体现在讲政治（贯彻落实重大方针部署），守规矩（守纪律、公平、公开、公正），有担当（走在前、干在先、做表率）。精业在医疗方面是勤勉的工作作风，是亚专业与专病引领，也是诊疗规范的引领；在教学方面是提升教学能力，产出标志性教学成果；科研方面是既有严谨的科研设计，也有领先的研究方向，实现各项指标的引领；管理方面是实现科学管理，不断提升管理能力。求实在医疗方面体现在注重医疗安全、合理用药，实现价值医疗；教学方面体现出差异化教学，助学生成人成才；科研体现在既要保证数据真实可信，也要有完善的容错机制，实现基础与临床结合；管理体现在规范执行规章制度、严谨推进目标考核、及时进行问题整改；创新在医疗方面既重视医疗技术的创新，也重视服务模式的创新；教学方面包括教学方法的改革与育人模式的创新；科研方面通过资源模式的创新，解决卡脖子关键问题；管理方面既有模式创新，也有方法创新。

二、华西文化建设的抓手

四川大学华西医院提前谋划部署文化建设工作，为积极挖掘、传承、发展华西文化，充分发挥文化建设在医院发展中的导向、凝聚、规范、激励等功能，塑造医院及医务人员的良好形象，弘扬华西正能量，以《四川大学华西医院文化建设规划（2020—2022)》为抓手，扎实开展文化建设工作。

四川大学华西医院 2020—2022 年的文化建设的总目标是提升核心竞争力，促进医院事业发展。具体目标是健全完善符合医（学）院发展战略、反映华西优势特色的文化体系；制度导向、价值观念、行为规范、环境氛围、服务态度等方面充分体现华西文化特色，华西文化内涵更加丰富；外塑形象，内强素质，文化建设与发展战略更相适应，为医院的改革发展和稳定提供更加强有力的文化支撑。我院文化建设围绕规划工程、制度工程、氛围工程、典范工程"四大文化建设工程"建设开展。

（一）规划工程

从文化建设顶层设计，系统规划入手，总结、提炼、收集从医院建院以来形成的文化基础内容，总结提炼华西特质的文化核心内涵，逐步规划文化建设的管理体制和运行机制。启动院旗、院歌项目；规范院徽、标志使用；新院区、新大楼、新病房规划设计与布置（整体风格的传承方面）。

（二）制度工程

健全医院管理各项规章制度、道德规范、行为准则，建立医院文化建设的长效机制，将医院文化理念融入组织建设和制度建设；贯穿于医院运营管理环节和细节之中；渗透到资源配置、医疗、教学、科研业务价值链体系之中。注重制度导向，推进制度清理、修订工作；编制医（学）院员工手册；强化师生礼仪规范的监督执行。

（三）氛围工程

从医院的活动氛围、环境氛围等方面入手，统一规划，分步实施，形成具有华西特色的文化氛围。系统设计医院 VI 视觉识别系统；推进院内标示标牌规范、整理和更新；开展院区环境、绿化、景观改造；认真筹备 130 周年院庆；启动院史馆二期建设；开展常规重点活动氛围工程。

（四）典范工程

紧紧围绕中心工作，在各层面抓典型、树标杆，创新并整合宣传资源平台，多角度、多形式呈现与弘扬，"从点到面"提炼形成具有华西气质的"精、气、神"原则。选树优秀典型，完善评优评先体系；沉淀医教研管成果，出版华西著作；提升华西美誉度和影响力。

三、华西医院文化建设成效

华西的发展历程及今天取得的成绩，就是"关怀·服务""厚德精业，求实创新"这种优良文化的集中体现。

（一）医疗方面

医疗文化不是一句口号而已，它有着组织及制度的支撑。医院成立质量与安全管理委员会，院部科三级联动共同推进基础医疗质量管理、环节医疗质量控制、终末医疗质量管理的组织构架。建立了层级环节质量监控，开展了抗生素专项治理，推进了临床路径工作，实施了分级授权，建立了医疗安全防范早期介入机制，创新了院感防控机制。我们有 13 项非常严格的医疗核心制度，制度的有效执行，确保患者能获得高水准的医疗服务。我们对缺陷进行严格管理，为了降低门诊迟到率、提升手术准时开台率，门诊部每个月在院内公示科室、个人迟到

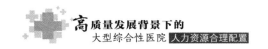

情况，医务部每个月在院内公示准时开台情况。

为了体现以病人为中心的服务理念，我们从 1998 年开始推行"医生跟着病人走"管床模式，我们建立了日间手术中心和入院服务中心。开发"华医通""华西健康"应用程序、自助服务机等一系列智能化便民服务；优化创新门诊预约体系、多学科联合门诊、专科疾病诊疗后复查门诊等医疗服务模式；建立病人信息登记电子档案，健全院后随访制度。在新冠疫情期间，成为全国首家开通线上门诊特殊疾病续方的医院，实现了患者"零排队、零跑路、零感染"。开设患者全程管理中心，通过多医院数据互联互通及智慧化分诊系统等智慧化全链条信息支撑，实现患者全病程、持续规范管理。

📖 典型案例 华西医院互联网医院，缩小心与心之间的距离

作为国家级疑难疾病诊治中心，我院在逐步实现线上门诊、处方开具、药品配送（包括冷链药品）和线上入院等互联网诊疗业务的基础上，于 2020 年疫情期间实现互联网医院医疗业务全面上线。

华西医院互联网医院在传统诊疗模式基础上结合人工智能技术，根据患者症状描述，智能匹配推荐线上医生接诊。医生线上诊疗后，患者足不出户即可进行线上缴费、线上配送、药品快递到家，可进行线上检查检验自助开单和预约、电子发票报销和体检线上预约、线上办理候床登记、线上办理病案复印手续和病案邮寄到家等便民服务。

专家们利用碎片化休息时间进行线上接诊，提升了诊疗能力，在一定程度上缓解了患者"看病难"的问题。尤其对于老少边远地区或省外的复诊患者，无须长途跋涉即可找到华西知名专家线上诊疗。

（二）教学方面

我们自 1993 年开始实行"院院合一"管理体制，医学院和医院"两块牌子、一套班子"。作为教学医院，华西历来都倡导"人人都是教师、人人都是导师"的文化理念，关怀和服务于学生，每一名本科生、研究生、规培生、进修生到了华西，都会配有导师，助力成长成才。医学生除了必备扎实的专业知识、技能之外，社会责任、读书文化、健康体魄同样重要，所以我们呼吁全体医学生都利用业余时间参与志愿服务，每学期读一本书，每人都有一项体育爱好。教学必须全身心投入，不能是临床时间之余的应付。医院政策要求每个学科都设置教学专职岗，全身心投入教学工作，同时还对教学文章做了明确的要求。

▣ 典型案例

作为全国首家开展"社会人"住院医师规范化培训的医疗机构，医院在积极探索住院医师培训的过程中，始终坚持以学员为中心，遵循医学教育的规律，践行医学人才培养的使命。

医院通过加大财力物力人力的投入，激发带教师资的积极性和住院医师培训的自觉性。为提升培训质量，真正让住院医师培有所成、训有所获，积极构建毕业后医学教育体系，优化培养方案，培养住院医师的临床能力和综合素养。重视住院医师思想政治建设和医学人文熏陶，专门开设了住院医师医学人文课程，包括历史、文学、临终关怀等方面的课程，同时深入基层，开展主题为"青年医师关爱行"的社会实践活动；积极开展评优活动；连续开展主题为"成长与绽放""初心与使命""蜕变与担当"的征文活动，对住院医师进行正确的人生价值引导。

（三）科研方面

科研文化体现在哪些方面？首先是科研基地的建设，华西在国内率先修建单独的科研园区，最早修建的华西科技园建筑面积有 4.6 万平方米，目前医研一体的科研平台达到了 32 万平方米，未来将导到 40 万平方米。有了硬件，还必须要有科研人才，华西现在已经形成了一个 500 人的专职博士后团队，"软硬"兼施成效显著。"追求卓越"的科研文化，让每一个华西人都不甘落于人后，医院定期公示 SCI 论文发表、国家自然科学基金申报情况，激励奋进。

▣ 典型案例 设立"华西创新日"，激励人人创新

2017 年，我院将建院日 11 月 3 日设立为"华西创新日"，并举办首届"华西创新日"系列活动，包括创新擂台赛、创新成果表彰、青年科学家论坛、院士论坛、华西创新成果展等，集中展示在医、教、研、管等各个方面取得的创新成果，优选创新项目和创新成果，在资源配置、资金支持等方面予以重点支持，以此为激励在全院树立浓厚的创新意识、建立良好的创新机制、形成全员关注和全院参与的创新氛围。目前，该活动已连续举办四届。华西创新日的设立是在新时代以实际行动践行"抓创新就是抓发展、谋创新就是谋未来"精神。

📖 **典型案例** 出台华西九条，激发员工科研热情

2018年8月，作为国家在卫生健康领域推进科技体制改革的一项试点任务，我院出台《科技成果转移转化九条激励政策》《促进科技成果转移转化实施方案（试行）》，以9类激励政策、36条落地措施激励科研成果转化。允许成果完成人与医院事先协议约定职务科技成果的权属或股权比例；成果完成人可在申请专利或专利技术成果作价投资前与医院以协议的方式事先约定科技成果的权属或股权比例，并允许成果完成人以个人名义占有股份。同时，提出了原创成果通过转让或许可取得的净收入，以及作价投资获得的股份或出资比例，提取80～90％的比例用于奖励。这个被业内称为"华西九条"的方案，极大调动了医院员工的科研积极性。为进一步推动重大前沿医学科技成果转化，"十四五"期间，我院还将实施华西"春雷计划"，建立"项目挖掘——成果转化——技术产品——市场推广"的全链条跟踪服务体系。完善的机制、激励的政策、创新的平台、配套的服务，使得我院步入了科技成果转化的快车道。

（四）管理方面

华西倡导"管理是专业、人人是专家"的管理文化，鼓励发表管理类文章、参与同行交流。创新是根植于华西土壤的文化内核，华西支部宝、绩效管理等管理创新在国内医院管理专业领域都得到了认可，运营管理部、统战部的设立，更是开国内医疗机构先河。

📖 **典型案例** 倡导微光精神，认同员工点滴付出

2017年，我院以"微光精神，创新引领"为主题，打造即时激励体系，设立"华萤奖"和"华创奖"。"华萤奖"以医、教、研、管中的微创新、微改变为奖励对象，关注像萤火虫一样的微光精神；"华创奖"聚焦创新引领，关注高精尖的技术与创新。通过覆盖大小两头，对每一位脚踏实地的华西员工、对每一项促进工作的创新思考都给予充分的肯定。创新提出与家人共享获奖成果的表彰机制，医院每季度召开"即时奖励表彰暨院领导午餐会"，获奖项目成员可获得家庭3人次的体检套餐或享受18次绿色有机果蔬配送，让每一位师生的荣耀与家人共同分享。截至目前，已成功开展了28期评选，共计申报508项，获评217项，表彰员工800余人次。

典型案例　构建"五维一体"医联体模式，引领西部医疗卫生事业发展

为充分发挥我院优势资源的引领辐射作用，切实践行国家以医联体为抓手促进分级诊疗有序发展的医改方针，我院自 2001 年起，因地制宜，创新探索了"五维一体"的医联体组织模式，现有以一体化运营管理模式为核心的华西城市医疗集团 2 个；以府院合作为基石，跨区域"华西医院＋城市医疗集团/县域医共体"的领办型医联体 12 个；以优质学科资源为支撑，临床研究为纽带的学科联盟 33 个；以慢病防控为突破点，"N＋1＋n"的城市社区联盟 2 个；以"一网双模"为载体，覆盖我国西部地区为主的 25 个省市自治区的远程联盟机构690 个。

20 年来，医院实现了集约优势、分级协同，开创了"五维一体"的医联体模式，提升医疗服务体系效能，增强区域内群众获得感。在医联体建设过程中，开创了医联体区域内自然人群健康队列研究，将医联体建设全面融入"大健康"战略。构建了"一网双模"人才培养体系，提升区域医疗服务能力。2001 年至今已培训各级各类医务人员超过 660 万人次，开展远程疑难病例指导 4.8 万例。建立国内首批面向全国基层医务人员的"华西云课堂"小程序。

回望建院 130 年的风雨历程与光辉岁月，华西一脉相承的历史文化，华西在新中国成立以来敢为人先的创新实践，正是当代"华西人"所拥有的最宝贵的财富，是推动华西走向高质量发展的必由之路。

第二节　医院文化维护与宣传

新时期，公立医院高质量发展对文化建设提出了新的要求。2021 年 6 月 4日，国务院办公厅印发了《关于推动公立医院高质量发展的意见》（国办发〔2021〕18 号），明确了如何建设公立医院高质量发展新文化。在这样的时代大背景下，我们在原有的文化建设基础上，还将进一步深化并挖掘以"关怀·服务"的理念、"厚德精业、求实创新"的院训为主体，以促进事业发展为目标的华西文化的内涵与外延。

一、合理的组织架构是医院文化建设的基本保障

四川大学华西医院文化建设的最高决策机构为党委常委会、党政联席会，由

书记、院长牵头负责，设立医院文化建设工作委员会（简称医院文化委），作为医院文化建设的议事机构，在院党政的领导下负责医院文化建设的具体工作。委员会主任由分管文化工作的副书记担任，成员由两办、医疗、教学、科研等相关职能部门负责人、党总支书记、内外科主任担任，秘书处设在党委办公室（近期转到党委宣传部）。

医院文化委工作范围主要包括精神提炼、理念教育、典范树立、平台建设、文化活动、氛围营造、制度建设、机制传承及科室文化建设等。按照党的路线、方针、政策，推进上级有关文化建设的决策部署在医院的贯彻落实。研究医院文化建设顶层设计，制定医院文化建设发展规划、年度计划及相关制度。收集、整理华西医院百年沉淀的文化基础内容总结、提炼、升华华西特质的文化要素。系统组织医院文化建设项目工作并督导实施。抓典型、树标杆，传播与弘扬具有华西气质的"精、气、神"。

医院文化委采用模块管理、项目推进的工作机制，抓好基础、发动、提炼、宣教、转化五个环节的工作，为党政联席会提供决策参考与建议，持续推动医院文化建设工作深入开展，逐步打造具有时代精神特质和华西医院特色的文化体系。

二、传承创新的载体是医院文化建设的特色抓手

近130周年的文化积淀，需要"新"华西人的传承与维护。我们既在思想上凝聚了文化共识，产出了"思政直通车"这样的思政教育示范品牌；也在环境上塑造了文化氛围，打造了"院史陈列馆"这样的文化基地典范。

以思想建设为重点，打造"思政直通车"品牌活动。以党建引领科普服务社会成效显著，开展演讲、知识竞赛、征文、文艺演出等主题文化活动，在重大事件、重大节日、重要任务时集中宣传，对职工进行爱党、爱国、爱岗、敬业等思想政治教育。创新开展"思政直通车"品牌活动，实现订单式培训、送课上门。传统思政学习以支部、科室为单位，开展命题式的集中学习，存在内容形式单调、群众参与度不高等问题。医院党委打破传统思政教育定式思维，在坚持常态化政治学习制度的同时，创新性地推出"思政直通车"项目。由全院职能部门、各支部推荐提供思政工作培训菜单，支部或科室根据实际需求自行选择培训题目，"思政直通车"送课上门。相比传统思想政治学习形式，该模式实现了全院优质思政学习资源的整合，目前已面向全院开设课程75门；进一步丰富了思政学习内容形式，在规定动作基础上增加菜单式选学，构建必学与选学相结合的学习形式；进一步调动了教职工参与思政学习的积极性，课程主讲人涵盖医院不同层级的人员，在全院形成干部、专家、普通党员共讲思政课的教育氛围。"思政直通车"项目自2017年实施以来，先后开展培训200余场，年培训教职工超

7 000 人次。2021 年，院党委又启动"思政直通车"精品课程项目，在持续推进原有"思政直通车"的同时，遴选一批高质量课程，重点打造精品课程。精品课程纳入全院员工继续教育体系，计算继续教育学分，实现思政教育与员工、学生成长相融合。强化思政工作与医院文化建设共同发展。

以史为鉴，打造医疗机构"院史陈列馆"的典范。历史是最生动、最有说服力的教科书。华西医院院史陈列馆位于医院行政教学园区八角楼二层，建筑面积1700 平方米。从 2011 年开始立项筹建，历时 5 年，于 2016 年正式建成开馆。由于该馆位于华西历史上著名的"医药城堡"标志性建筑——八角楼，因此"馆在历史中、历史在馆中"是其最显著的特点。史馆根据所在地为办公楼建筑特点，空间布局因地制宜的设计为八馆、一楼、一廊、一阁、一室；内容根据历史时间纵线和主题划分为九个部分。"大幕初启"馆展陈的是华西医院最早的起源仁济、存仁医院，仁济女医院初创时期（1892—1913）的历史；"灿然一方"馆展陈的是华西医院学院派——华西协合大学教学医院（1914—1949）的历史；"承前启后"馆展陈的是华西医院在新四川医学院附属医院（1950—1985）时期的历史；"继往开来"馆展陈的是华西临床医学院·华西医院（1985 至今）的历史；"社会担当"馆展陈的是华西医院自辛亥革命至今，历代华西人在民族、国家、社会的大事件中一直冲锋在前、勇于担当，做出了突出贡献的历史，体现出华西一脉相承的医者仁心、家国情怀和社会责任担当；校友资料电子陈列室展陈的是华西临床医学院自 1920 年以来的毕业生的名录、照片等文献的电子档案。华西医院的"院史讲解小分队"，向来访交流的各级各类单位介绍华西文化；聚焦科室组团式讲解，成为专科基地培训的特色项目；开展初中生、高中生院史专题讲解，让学生从小爱上华西临床医学文化；成为"暑期托管营"固定课程，为"华二代"上好家国情怀"第一课"。持续推进院史稿编撰及院史陈列馆二期改造工程，结合电子化的现代博物馆展陈方式，更好地呈现华西历史。

三、全方位的宣传矩阵是医院文化建设的"对外名片"

四川大学华西医院历来重视文化宣传工作，对外讲好"华西故事"，传递华西正能量。统筹规划全院医学科普工作，建立科普基础数据库，产出系列有影响力的科普作品，组织重要科普奖项申报。举办华西健康传播论坛、华西健康科普大赛、短视频推广、优秀高中生夏令营等多种科普品牌活动。《华西医院辟谣小分队医学科普读本》获 2021 年度四川省"科技进步奖二等奖（科普类）"，在行政职能部门尚属首次；荣获科技部"2020 全国优秀科普作品奖"及四川省科技厅"首届四川省优秀科普作品一等奖"。承办 2021 年新时代健康科普作品征集大赛老年健康及癌症防治表演类总决赛、首届华西健康传播论坛、第二届华西健康科普大赛。

1995 年创办院报《医院信息荟萃》，后改名《华西医院报》，每月一期，每期发行 10 万份，是全国医院院报中最大的报纸。全国医院中最早的自办电视台"天使电视台"成立于 1996 年，首创利用电视台和闭路电视系统召开"电视晨会"，成为对职工进行思想教育的重要阵地。2005 年建设医院网站，及时发布反映全院各方面工作的新闻信息。新媒体时代，建成国内医院最具影响力的新媒体矩阵，开通官方微博、微信公众号、短视频平台等，建设成粉丝 500 万的全国医院第一微信公众号，每期头条文章都达到 10 多万的阅读量。

加强同各媒体的合作和沟通，提出"医院和媒体，要合作不要斗争"的思想，建立起了互通信息，实现双赢的新闻宣传新机制，提升了医院良好的社会形象。以华西医院的模式、技术、人物、经验为切入点，关注全景、立体、深度的内容报道，同时做好短、平、快的新闻报道与喜闻乐见的科普报道，四川电视台《华西论健》栏目总计 469 期展示 257 名华西专家的智慧与情怀。

华西医院辟谣小分队，做最走心的健康科普。2016 年以来，医院紧密围绕《"健康中国 2030"规划纲要》"加强健康教育，提高全民健康素养，推进全民健康生活方式行动，强化家庭和高危个体健康生活方式指导及干预"的具体要求，从塑造自主自律健康行为、重点人群健康促进、重大疾病防治三个维度构建科普作品创作框架体系；同时，通过实时在线全网热搜话题监测、在线调查、粉丝互动等形式，及时捕获公众健康知识需求热点，有针对性地开展健康科普作品创作。"华西医院辟谣小分队"系列科普作品以公众最关心的健康知识误区辟谣为主题，全部采取以四川方言特色的表述形式，行文通俗易懂，原创插图活泼生动，极具辨识度，体现了系统性、科学性、特色性、趣味性的有机统一，深受大众欢迎，每个科普头条都达到 10 多万的点击率。截至 2021 年 1 月，医院累计原创科普文章 306 篇、科普短视频 99 个，出版《华西医院辟谣小分队医学科普读本》（1～5 册），出版发行全国首个由医院出版的健康日历——《华西医院辟谣小分队健康日历》（2020、2021），形成包括图文、视频、书籍、日历等多种形式，紧扣国家政策导向、契合社会公众需求的科普作品体系。

与新华文轩签订战略合作协议，出版《华西医学大系》系列丛书。2018 年 4 月 18 日，我院与新华文轩出版传媒股份有限公司合作的《健康中国·华西医学大系》出版项目正式启动，是双方合作的重要方面和旗舰项目，是讲好"华西故事"、展示"华西人"风采、弘扬"华西精神"的重大项目。出版了医学科普、临床实用技术、管理创新、应急及特殊读物等七个系列 38 部图书。项目充分利用和发挥出版社全类别、全媒介、全渠道的出版发行能力与华西医院优质医学出版资源优势，解读中国医学领域的"华西现象"，出版反映华西知识沉淀、有学术影响的专著系列，聚焦百姓喜闻乐见、有社会影响的科普系列，展示华西改革创新、有行业影响的管理系列等丛书，系统深入反映华西医院在学术研究、临床经验、人才建设、管理创新、科普传播、社会贡献等方面的发展成就。不断提升"华西医学大系"品牌影响力，结合 130 周年院庆推出院史、文化手册、管理经验手册等系列丛书。

创建华西特色文创产品，开办全国首家医院文创店"皮西西的店"。文创店的开设创意源起于医院春节期间院领导的科室慰问活动。连续几年一些有华西特色的春节文化慰问产品得到了大家的好评，但限量定制品并不能够直接向员工销售。究竟怎样才能让员工或校友合法、合理、合情地购买到这些独特的、有华西元素的"好东西"？这是考验管理者智慧的一道题。2018 年底，在院党委的支持下文创网店应运而生，线下实体店于 2020 年 9 月正式开张，这在全国医院尚属首次。文创店全部商品由宣传部负责前期构想策划和设计，由华西医院全资子公司——四川华西健康科技有限公司负责产品的实际落地及网店运营。这样的机制设置既免去了实际运营的公司对医院文化内涵把控的不准确、对文化亮点提炼的模糊，又弥补了医院职能部门在产品实际落地、运营销售方面的短板。华西文创远销近 30 个省，70 多个市，参加第八届成都创意设计周展览、澳门国际科技创新博览会。这些不贵重，却饱含深厚情谊，并带有鲜明华西特色的文化产品在潜移默化之间对医院的品牌进行了传播和宣传。

四、实现精细化管理是医院文化建设的目标

四川大学华西医院作为首批委省共建高质量发展试点医院，对照《关于推动公立医院高质量发展的意见》强调患者需求导向，注重医者文化、学术文化、关爱患者文化、医患和谐文化；弘扬伟大抗疫精神和崇高职业精神，构建特色鲜明的医院文化（如院训、愿景、使命等）；关心关爱医务人员的要求，以文化建设为抓手，狠抓制度执行，不断提升精细化管理水平。

抓文化建设就要抓制度执行。让"厚德精业、求实创新"的院训自觉地落实到具体的医教研管的方方面面工作中去。医疗方面，严格执行医疗核心制度，医疗质量和安全才能得到保障，患者的满意度才会得到提升。教学方面，严格执行教学和学生管理制度，教风学风才能得到强化，学生培养的质量才会得到提升。科研方面，严格执行科研管理制度，学术道德、科研伦理等问题才能得到有效规避。全院上下通过形成良好的制度文化，提升基础管理质量，确保各项事业平稳健康运行。

抓文化建设就是抓共情体验。共情是体验他人内心世界的一种能力，是能够设身处地地站在他人立场上考虑问题。这一点在医疗服务过程中至关重要。通过深化以患者为中心的服务理念，真正了解患者、关心患者、服务患者，建立"以人为本"的深厚医患关系，从而提供一流的临床服务和充分的人文关怀。具体来讲，就是持续优化门诊就诊流程，缩短检查等待时间，规范互联网就诊流程，优

化住院流程，规范会诊、转科、疑难病案讨论等制度，进一步规范、优化急诊流程等，从而进一步提升患者的就医体验。

抓文化建设就是抓凝聚力。良好的文化激发积极性。在精细化管理过程中，医院要体现以人为本，充分保障每一位师生员工权益，完善制度流程、创新激励机制，创造良好的发展环境、上升通道与沟通渠道。领导班子带头，引领团结互助的和谐风尚。优化工作环境、用餐质量，不断提升员工满意度。构建全周期关心关爱的"家"文化，解决员工的后顾之忧。四川大学华西医院正值建院 130 周年之际，医院将以此为契机，继续深化以医院理念与院训为主体、以促进事业发展为目标的文化内涵与外延。

不忘来时路，奋进正当时，医院要遵循"厚德精业、求实创新"院训，传承一代又一代华西人的优良作风、光荣传统和奉献精神，不忘初心、牢记使命，立足本职工作，主动担当作为，为医院实现高质量发展做出更大贡献，为保障人民群众的生命健康而努力奋斗。

第三节　员工保障与关怀

医院是员工施展才华的舞台和获得成功的平台，员工是医院的重要资源和宝贵财富，医院和员工是休戚与共、相辅相成的关系。医院提供先进的设备、尖端的技术和丰厚的资金等物质条件，员工掌握专业知识和技能，创造医疗服务价值，推动医院发展。国家制定了相关法律规定了员工应有的权益，医院首先要对员工的法定权益进行保障和维护，员工才能对医院产生信任感和安全感，激发工作热情和创造力；其次医院需在物质和精神层面对员工提供弹性关怀，重视员工的诉求，增强员工的归属感，减轻员工的后顾之忧，员工才能全身心投入本职工作，提升医疗服务质量，进而增强医院的竞争力，最终实现医院目标和员工个人目标的双赢。

员工法定权益主要包括享受劳动保护、享受社会保险和住房公积金方面，医院需在这两大方面保障和维护员工基本权益。员工关怀是指医院为员工制定的系统的长期的福利与支持项目，包括物质和精神两个层面。

一、保障员工享受劳动保护

劳动保护是国家和单位为保护劳动者在劳动生产过程中的安全和健康所采取的立法、组织和技术措施的总称。它是指根据国家法律、法规，依靠技术进步和科学管理，采取组织措施和技术措施，消除危及人身安全健康的不良条件和行为，防止事故和职业病，保护劳动者在劳动过程中的安全与健康，其内容包括：劳动安全卫生、女工保护、工作时间与休假制度等。

（一）劳动安全卫生

劳动安全是指在生产劳动过程中，防止中毒、车祸、触电、塌陷、爆炸、火灾、坠落、机械外伤等危及劳动者人身安全的事故发生。是劳动者享有的在职业劳动中人身安全获得保障、免受职业伤害的权利。

劳动卫生是指鉴别、评定、控制和消除生产过程和劳动环境中的有害因素，使职工的劳动条件符合卫生要求，以保护劳动者的身体健康。

1. 职业性有害因素

职业性有害因素是指生产工作过程及其环境中产生和（或）存在的，对职业人群的健康、安全和作业能力可能造成不良影响的一切要素或条件的总称。按性质可分为：

（1）生产环境因素：包括化学因素（废气、废水和废渣中的毒物）、物理因素（噪声、振动、非电离辐射和电离辐射等）和生物因素（致病微生物、寄生虫和生物病原物等）。

（2）社会经济因素：经济全球化、财富分配、文化教育水平，生态环境，医疗卫生制度等，都可影响职业人群的健康。

（3）与职业有关的生活方式：如不合理的劳动组织及作业轮班制度，超重体力劳动，操作过度紧张等。

在实际生产场所中，最为重要的是生产环境因素。医务人员在从事诊疗、护理活动过程中常见的职业性有害因素有放射线、传染病病原体、消毒剂、某些化学药品等。

2. 职业性有害因素对健康的影响

（1）工伤。

工伤是指职工在工作过程中因工作原因受到事故伤害或者患职业病。工伤范围一般由法律直接规定，我国《工伤保险条例》有规范的工伤范围。

（2）职业病。

职业病是指劳动者在职业活动中，因接触粉尘、放射性物质和其他有毒、有害物质等因素而引起的疾病。2013年12月印发的《职业病分类和目录》里法定职业病包括10类132种。其中与医院员工相关的法定职业病有职业性放射性疾病（主要为放射诊疗人员）和职业性传染病（医务人员HIV感染）两类。职业病属于工伤。

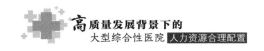

（3）工作有关疾病。

工作有关疾病指多因素相关的非特异疾病，与工作有联系，但也见于非职业人群中，如精神焦虑、抑郁、慢性非特异性呼吸道疾患、高血压、消化性溃疡及腰背痛等。另外医务人员在诊疗、护理操作过程中，可能出现被针头、刀片等锐器刺伤或划伤，或者皮肤黏膜被血液、体液污染等职业暴露。

3. 医院应采取的职业安全措施

（1）建立职业安全工作体制。

医院需严格执行国家的法律法规，落实《安全生产法》中医院应履行的各项制度和安全生产责任制，提升和建设安全文化。医院必须按照安全技术规程使各种生产设备达到安全标准，切实保护员工的劳动安全。坚持以人为本，做好安全教育和培训，从根本上强化员工的安全意识，规范员工的安全行为，保护员工的安全与健康，促进医院的可持续发展。

（2）制定安全防护对策。

医院内的工作场所需符合国家职业卫生标准和卫生要求，检测合格后方可使用，并需定期进行检测；给员工配备必要的防护用品和监测仪器，从而减轻危害；制定突发安全事件应急处理预案，配置急救设备，建立救援组织。如医院 X 射线机房、CT 机房需做质量控制检测，合格后才能使用；给放射诊疗人员需配备铅衣和个人剂量计等。

（3）提供卫生保健服务。

为了保障员工的职业安全与健康，医院应对员工提供卫生保健服务，如提供职业卫生服务咨询、定期安排健康体检等。对从事有职业危害作业的员工，医院应按照国家规定进行上岗前、在岗期间和离岗时的职业健康检查，建立职业健康监护档案。建立职业暴露上报机制，医院对发生职业暴露的员工按相关规定进行暴露后的随访，安排定期复查。实行员工工伤保险制度，一旦有员工发生工伤和职业病时，医院用相应的法规保障员工及时获得医疗救治、经济补偿和职业康复的合法权益。

（二）女职工保护

由于女职工在劳动中因生理特点造成的特殊困难，国家颁布了《女职工劳动保护特别规定》保护女职工健康。根据规定，医院不得安排女职工从事国家规定的禁忌从事的劳动，女职工在孕期、产期、哺乳期都应得到保护。

（1）女职工在孕期不能适应原劳动的，医院应根据医疗机构的证明，予以减轻劳动量或者安排其他能够适应的劳动。对怀孕 7 个月以上的女职工，医院不得延长劳动时间或者安排夜班劳动，并应当在劳动时间内安排一定的休息时间。

（2）女职工生育享受产假，其中产前可以休假 15 天；难产及生育多胞胎的，可增加产假天数。

（3）医院应当在每天的劳动时间内为哺乳期女员工安排哺乳时间；女职工生育多胞胎的，每天应增加哺乳时间。

（4）女职工生育的医疗费用及产假期间的生育津贴，均应按相关规定支付。女员工怀孕流产的，医院应当根据医务部门的证明，给予一定时间的产假。

（5）医院应当预防和制止工作中对女职工的性骚扰。

（三）工作时间与休假制度

根据《劳动法》规定，我国目前有三种工作时间制度，即标准工时制、综合计算工时制、不定时工时制。休息休假时间是劳动者根据法律法规不必从事生产和工作而自行支配的时间。医院可根据法律规定，结合实际情况，制定工作时间与休假管理制度。

1. 工作时间

国家实行劳动者每日工作时间不超过 8 小时、平均每周工作时间不超过 44 小时的工时制度。医院可根据医院内的不同岗位灵活制定工作时间制度。

2. 休息休假时间

（1）休息日标准。

劳动法第 38 条规定，用人单位应当保证劳动者每周至少休息 1 天。不能实行国家规定的统一工作时间的事业单位，可以根据实际情况灵活安排周休息日。

（2）法定年节假日标准。

我国现行法定年节假日标准为 11 天。具体为：元旦假 1 天，春节 3 天，清明节 1 天，劳动节 1 天，端午节 1 天，国庆节 3 天。

（3）年休假标准。

为了维护职工休息休假权利，调动职工工作积极性，我国制定了《职工带薪年休假条例》。医院员工连续工作 1 年以上的，享受带薪年休假。员工累计工作已满 1 年不满 10 年的，年休假 5 天；已满 10 年不满 20 年的，年休假 10 天；已满 20 年的，年休假 15 天。国家法定休假日、休息日不计入年休假的假期。

（4）探亲假标准。

1981 年国务院发布《关于职工探亲待遇的规定》，规定了国家机关、人民团体和全民所有制企业、事业单位的职工探亲假标准。根据规定，职工工作满 1 年，与配偶不住在一起，又不能在公休假日团聚的，可以享受探望配偶的假期待遇；与父亲、母亲都不能住在一起，又不能在公休假日团聚的，可以享受探望父母的假期待遇。同时，单位应根据需要给予路程假。探亲假期包括公休假日和法定假日在内。

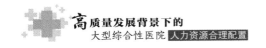

（5）婚丧假标准。

在我国，国有企业职工可以享受婚丧假。按照《关于国营企业职工请婚丧假和路程假等问题的通知》的规定，职工本人结婚或职工的直系亲属（父母、配偶和子女）死亡时，可以根据具体情况，由单位酌情给予 1~3 天的婚丧假。另外可根据路程远近，给予路程假。

二、保障员工享受社会保险和住房公积金

社会保险制度，指由国家依法建立的，使劳动者在年老、患病、伤残、生育和失业时，能够从社会获得物质帮助的制度。

按照我国劳动法的规定，社会保险项目分为养老保险、失业保险、医疗保险、工伤保险和生育保险。社会保险的保障对象是全体劳动者，资金主要来源是用人单位和劳动者个人的缴费，政府给予资助。依法享受社会保险是劳动者的基本权利。社会保险能够保障劳动者的基本生活，增进劳动者的体质，促进劳动者的身体健康，方便群众的生活。

医院均应按属地管理的原则，到纳税地所管辖社会保险经办机构办理社会养老保险登记手续。医院必须为其员工（退休人员除外）办理社会保险手续。

（一）基本养老保险

员工应当参加基本养老保险，由医院和员工共同缴纳基本养老保险费。医院缴纳基本养老保险费的比例，一般不得超过医院工资总额的 20%（包括划入个人账户的部分），具体比例由省、自治区、直辖市人民政府确定。个人缴纳基本养老保险费的比例统一为 8%。

（二）基本医疗保险

基本医疗保险费用由医院和员工双方共同负担，医院缴费率控制在员工工资总额的 6%左右，具体比例由各地确定，员工缴费率一般为本人工资收入的 2%。

（三）工伤保险

工伤保险不同于养老保险等险种，员工不缴纳保险费，全部费用由医院负担。工伤保险基金的征集比例应根据各行业工伤风险类别和工伤事故及职业病的发生频率实行行业差别费率和浮动费率，按用人单位工资总额的一定比例征集，标准为工资总额的 0.3%至 2.5%。

（四）失业保险

失业保险由医院和员工个人缴费，根据《失业保险条例》（国务院令第 258

号）对失业保险费缴纳的规定，医院应按照本单位工资总额的 1％到 1.5％缴纳失业保险费，员工按照本人工资的 0.5％缴纳失业保险费。

（五）生育保险

生育保险由医院缴纳参保费，员工个人不用缴纳任何费用。医院缴纳的参保费，按照本单位员工工资总额的一定比例计算，缴费比例一般不超过 0.5％，具体缴费比例由各地根据实际情况确定。

（六）住房公积金

住房公积金，是指国家机关和事业单位、国有企业、城镇集体企业、外商投资企业、城镇私营企业及其他城镇企业和事业单位、民办非企业单位、社会团体及其在职职工，对等缴存的长期住房储蓄。按我国规定，企业都应该给职员存缴住房公积金。住房公积金由两部分组成，一部分由医院缴存，另一部分由员工个人缴存。员工和医院住房公积金的缴存比例均不得低于员工上一年度月平均工资的 5％。有条件的城市，可以适当提高缴存比例。

三、员工关怀：物质福利和精神关怀

"以人为本"是员工关怀的基本理念，良好的关怀机制可以提高员工的工作积极性和归属感，减轻员工的压力与焦虑，从而凝聚人心。员工物质福利是指企业为员工举办的集体福利措施以及建立的某些补助和补贴，主要是指员工在工资、奖金以及社会保险之外的其他待遇，其目的在于保证员工身体健康，便利员工生产和生活，解决员工生活的特殊困难。同时要注重员工的精神需求和心理健康，了解员工的思想动态，有针对性地开展心理疏导，及时进行心理干预，为员工提供精神动力，促进员工的心身健康。

（一）企业年金

企业年金是一种补充性养老金制度，是指企业及其职工在依法参加基本养老保险的基础上，自主建立的补充养老保险制度。企业缴费每年不超过本企业职工工资总额的 8％。企业和职工个人缴费合计不超过本企业职工工资总额的 12％。根据上述规定，医院和员工可共同协商确定企业年金的缴费比例。

（二）集体福利设施

主要包括为解决员工的文化娱乐生活而建立的各种福利设施，如阅览室、图书馆、体育场、健身房、电影院等；为满足员工的基本生活需要、减轻员工的家务劳动而举办的各种福利设施，如职工食堂、疗养院、养老院、托儿所等。员工

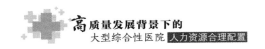

均可以平等享用上述各种集体福利设施，医院可以组织和开展各种文化体育活动，丰富员工的生活。

（三）困难补助

困难补助是指对生活困难的员工按照一定的标准给予的定期补助和临时性补助，包括因病住院，因公或非因工负伤、残废需要的生活补助。员工可直接或由所在部门工会小组向医院工会提出申请。

（四）其他各种福利费用

员工可按规定发生的其他福利费，包括丧葬补助费、抚恤费、遗属补贴、独生子女费、供暖费补贴、防暑降温费、交通补贴、通讯费补贴、生日费等。

（五）精神关怀

医疗行业是一个高压力的行业，员工的工作普遍具有劳动强度大、技术难度高和工作风险大等特点，员工的精神压力大，心理健康不容忽视。医院应关注员工工作中的状态，可以通过对员工进行定期心理测评，捕捉到员工的情绪问题并及时疏导；也可以定期组织讲座来宣传普及心理健康方面的知识，提高员工的压力管理能力。建立心理危机干预预警机制，对可能发生或正处于心理危机的员工开展有针对性的干预与援助，及时消除隐患。

第八章　人力资源考核评价

第一节　人力资源考核评价概述

中共中央办公厅、国务院办公厅于 2018 年 2 月印发的《关于分类推进人才评价机制改革的指导意见》指出，以职业属性和岗位要求为基础，健全科学的人才分类评价体系，实行差别化评价，鼓励人才在不同领域、不同岗位，作出贡献、追求卓越。国办最新印发的关于《完善科技成果评价机制的指导意见》强调，对具有重大学术影响、取得显著应用效果、为经济社会发展和国家安全作出突出贡献等高质量成果，提高其考核评价权重。这些纲领性文件，为高校建立完善人才评价机制明确了重点方向，提供了行动指南。

华西医院立足自身发展，根据人事部文件《事业单位岗位设置管理试行办法》、人事部教育部关于印发高等学校等教育事业单位岗位设置管理的三个指导意见的通知，积极整合人力资源配置，实现了医院人力资源岗位设置与考核评价工作与全国各高等学校同步接轨。

一、分类分级人事岗位设置

华西医院坚持党管人才，加快构建高端领军人才引育为主体，紧缺人才扩容和现有人才提质为两翼的"一体两翼"人才发展框架，形成人才竞争比较优势，为高质量发展提供坚强的人才支撑和智力支持。

要激发人才效能，更需完善分层、分类的新型人事管理体系，探索建立考核分流机制，形成分类清晰、能上能下的流动路径；推进职称制度改革，健全医教研管职称分类评价体系与申报机制；构建不同发展导向的人才岗位，加强人才分类评价机制建设，探索形成与岗位任职、业务授权、职称评聘等挂钩的管理机制。

目前，事业单位岗位分为管理岗位、专业技术岗位和工勤技能岗位三种类别（见图 8-1-1）。单位根据岗位性质、职责任务和任职条件，对事业单位管理岗

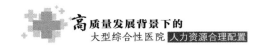

位、专业技术岗位、工勤技能岗位分别划分通用的岗位等级。

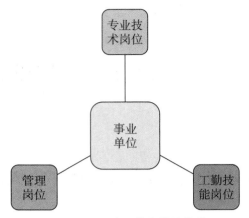

图 8-1-1 事业单位岗位分类

与"专业技术岗位"相对应的"专业技术职务",是根据实际工作需要设置的有明确职责、任职条件和任期,并需要具备专门的业务知识和技术水平才能担负的工作岗位。

参照事业单位岗位分类及职务划分标准,专业技术岗位共细分为 13 个等级,包括高级岗位、中级岗位、初级岗位三个层次。

专业技术职务中,高级岗位分为 7 个等级,即由高到低分为一至七级,其中,高级专业技术职务正高级岗位包括一至四级,副高级岗位包括五至七级;中级岗位分为 3 个等级,即由高到低分为八至十级;初级岗位分为 3 个等级,即由高到低分为十一至十三级。举例来说,医师系列专业技术职务一般分为 13 个等级:

(1) 初级医士:十三级

(2) 初级医师:十二级、十一级

(3) 中级主治医师:八级、九级、十级

(4) 高级副主任医师:七级、六级、五级

(5) 高级主任医师:一级、二级、三级、四级

各专业技术岗位的岗位工资、起点薪级参考国家相关规定执行,国家规定事业单位专业技术人员基本工资见表 8-1-1 所示:一级岗位 39 级,二至四级岗位 25 级,五至七级岗位 16 级,八至十级岗位 9 级,十一至十二级岗位 5 级,十三级岗位 1 级。薪级工资自员工入职定薪级后,随工作年限逐年增长。

表 8-1-1 2021 年事业单位专业技术人员基本工资标准表（单位：元/月）

岗位类别	岗位	工资标准	薪级	薪级工资标准	薪级	薪级工资标准	薪级	薪级工资标准	薪级	薪级工资标准	薪级	薪级工资标准
						薪级工资						
正高	一级	6770	1	335	14	879	27	1860	40	3218	53	5043
	二级	5370	2	365	15	941	28	1950	41	3337	54	5231
	三级	4660	3	395	16	1003	29	2040	42	3456	55	5419
	四级	4080	4	425	17	1070	30	2139	43	3575	56	5632
副高	五级	3420	5	458	18	1137	31	2238	44	3704	57	5845
	六级	2950	6	493	19	1209	32	2337	45	3833	58	6058
	七级	2740	7	530	20	1283	33	2436	46	3962	59	6271
中级	八级	2370	8	567	21	1357	34	2545	47	4103	60	6484
	九级	2130	9	614	22	1434	35	2654	48	4244	61	6750
	十级	1940	10	661	23	1516	36	2763	49	4385	62	7016
初级	十一级	1740	11	713	24	1598	37	2875	50	4526	63	7282
	十二级	1720	12	765	25	1680	38	2987	51	4667	64	7548
	十三级	1585	13	822	26	1770	39	3099	52	4855	65	7814

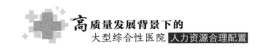

除了专业技术人员，医院对分级别管理人员、工勤人员的绩效考量也给予充分考量，针对不同级别、不同职称、不同类别的医院员工，积极探索相对应的岗位设置与薪酬体系，进而实现人尽其长的考核评价体系。

二、分类分级人事考核体系

2016 年中共中央发布的《关于深化人才发展体制机制改革的意见》明确提出，人才分类评价要把重点放在分类政策上。防止简单套用党政领导管理评价办法，以此管理和评价科研机构学术带头人和专业人才；要创新人才评价机制，突出道德、能力和绩效评价，完善人才评价和考核方法，改革职称制度和职业资格制度等。2018 年，中共中央办公厅、国务院办公厅印发的《关于分类推进人才评价机制改革的指导意见》，明确提出要研究制定分类推进人才评价机制改革的指导意见。

高校附属医院作为承担全社会广泛的公益性医疗任务及部分行政职能的单位，在我国社会主义建设的过程中起着举足轻重的地位。为卫生医疗单位选拔出优秀人才直接关系到人民的基本生活质量和社会的稳定发展。人才职业发展过程中的人事考核的公正与效率，最终会反映在单位的人力资源实力上。高水平大学附属医院人才作为重点领域人才，迫切需要响应国家政策，建立更科学的人事考核评价体系。因此，华西医院着力构建了符合现代医院特点的分类分级人事考核管理体系，主要包括以下几方面。

第一，从 2004 年开始，华西医院在国内率先开展人员聘用制度改革。近年来，医院主要以合同聘用和第三方劳务派遣的方式解决事业发展的人力需要。编制内职工从 2012 年至 2021 年退休 589 人，增补 32 人，平均每年相对减少约 62 人；分流至医生集团的聘用职工总量增加 950 余人，有效扩充了医卫人力资源队伍、适应医院发展需求；医院在国内率先依托医院本体，建立"医生集团"系统化管理，构建了人才双向流动的"蓄水池"和"分流器"，全面激发了各层级、各职系、各年龄段人才的活力和潜能；

第二，华西医院率先打破身份（编制）管理、构建按岗位实施分类管理的人事多元化体系，建立动态、灵活的用人机制。为突破普通员工数量受编制所限、高端人才短缺等限制医院进一步发展的短板，医院于 2013 年正式建立了分系列分层次的新型人事管理体系。全院职工分为"骨干层、中间层、基本层"三大层次。其中，骨干层为编制内员工或聘用制员工，人事关系属四川大学临床医学院的为教育事业编制，人事关系在医院的属于卫生事业编制或聘用制；余下的聘用制职工又划分为中间层和基本层。（见图 8-1-2 所示）；

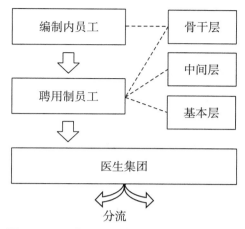

图 8-1-2　华西医院人力资源分层管理体系

所有层级的员工均实行同工同酬，包括按国家规定的事业单位工资标准发放基本工资，购买社保、公积金，享受带薪年假。但不同层级又能够体现出一定的差别，比如参加养老保险的类型不同：编内人员参加的是四川省机关事业单位养老保险和职业年金，聘用人员参加的是成都市城镇职工基本养老保险和企业年金。

第三，华西医院率先建立分职系、分层级的考核评价与晋升机制，打造"能上能下"的人才流动通路，形成了以岗位管理为核心、纵向五大系列（医疗、教学、科研、行政、后勤）、横向三大层次（骨干层、中间层、基本层）的分类、分层、分级的新型和现代化医院人力资源岗位分级管理体系（见图8-1-3）；

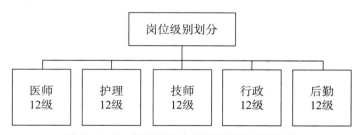

图 8-1-3　华西医院人力资源岗位级别划分

在人才评价机制改革的背景下，配合生产方式的改变，以岗位管理为核心，以岗位职责为导向，华西医院在事业单位岗位分类结构的基础上，构建了以岗位管理为核心、纵向五大系列（医疗、教学、科研、行政、后勤）、横向三大层次（骨干层、中间层、基本层）的人事岗位结构，体现不同系列、不同岗位、不同层次的特点，结合每一职系职业生涯期限、发展规律、学习成长、风险负荷、价值贡献等因素，量身制定各职系多层级的职业生涯成长通道，同时科学规划各职系事业发展平台，设置与层级相匹配的岗位，构成分系列的员工职业生涯发展的

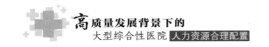
完整规划，使各职系员工明确自己的职业发展和上升途径及各岗位的价值标准和方向，引导员工朝更高的专业职级层次发展。

医院在划分层级的同时，建立了从基本层到骨干层的明确和动态的考核晋升机制，从学历、工作年限、个人综合业绩等各方面对职工进行综合评价，有效激发了整个人才队伍的潜力与活力。

同时医院在用人政策上坚持"绝不以出身论英雄，绝不以身份设置天花板"，即使是基本层职工，只要品德好、能力强，肯努力，也能不断上升层级，目前医院有不少的聘用制职工已经担任了部长、主任等领导职务。

华西医院立足于分层、分级、分类的人事管理体系，为深入贯彻落实上述意见，加快形成导向明确、精准科学、规范有序、竞争择优的人事考核评价体系，在人力资源分类考核方面作出了深入实践和积极探索。

第二节　分类分级的人力资源考核评价

华西医院把深化改革作为推动人才发展的根本动力，力求完善人力资源考核评价体系，在建设大人事的信息系统和人员分层分类管理的基础上，积极为各类人才实现价值提供机会和条件，促进医院发展方式向主要依靠科技进步、员工素质提高、管理创新转变。医院积极建立人才医疗、教学、科研等综合积分评价体系，构建差异化的人才评价标准；全面推进职称制度改革，探讨专业技术人员在医、教、研、多系列职称晋升体系中申报及评聘的实施办法和管理机制；注重多种激励手段并用，构建人才能上能下及本部与医生集团双向流动的配套机制。

目前，华西医院秉承人才是第一资源，紧跟国内分级、分类人才评价机制改革的大方向，确立了五大系列（医疗、教学、科研、行政、后勤）的综合考核评价积分系统，并于2022年增设多系列高级职称的选择性申报。

临床医生是附属医院的核心工作队伍，需要承担医疗、教学、科研、社会服务及其他工作，构建能适应医院医疗人才成长和发展的良好氛围和评价体系，有助于调动人才积极性和创造性，推动临床、教学、科研工作的全面创新和发展，从而有力地推动双一流大学的建设工作。

以医师系列为例，根据2022年修订的高级职务申报条件，主任医师、副主任医师聘任的业绩要求包括临床工作、教学工作、公共服务、医疗工作、科研业绩，且要求5项全能。从中可看出，华西对医师的要求是临床、教学、科研并重。

其中临床、医疗工作为必备项，包括无学术道德、师德不良记录，担任临床相应职位 5 年及以上，诊治、会诊任务量必须完成；科研工作包括论文、项目、获奖、累计经费、先进医疗技术、成果转化 6 项，采用积分制，每项都有积分规则，只需在规定的年限内，排列组合其中几条，达到一定的总分，并不要求 6 项全能；完成教学工作的 32 学时包括大课、见习、实习、住院医师、进修生、远程教学，担任研究生（主任医师）或本科生导师（副主任医师）；此外，公共服务要求四选一，参与指导学生学术型社团；积极承担教育教学、科学研究等方面的公共服务；承担学校或上级部门要求的支教、挂职、援疆、援藏、援外、扶贫、义诊、灾后重建等社会公共服务；完成年度规定的其他公共服务工作要求。综上可见，积分制下，医师岗位虽然是临床教学科研并重岗，但是个人发挥特长的机会却多了，对科研工作和教学工作的要求也更能各尽其长。

对于多系列职称，华西医院会引导临床医师首先专注于临床工作。对于不参加多系列职称申报的医师来说，专注临床工作而无须耗费相当的精力从事大量的研究工作即可实现作为医师的职业目标。其次，参加教授、副教授跨系列申报的必须是已经在临床上达到校聘高级职称的医师，且教职主要是出于个人的学术追求，可以说临床教学科研并重方向是一个可供自由选择的方向。

如何做好医院人力资源分类考核评价，在保障医疗、教学、科研、社会服务等各项工作的同时，建设一支充满活力和创新能力的学科队伍，推进学科建设的良性可持续发展，是高水平大学附属医学院面临的一个重要命题。综合国内分类评价政策和工作实际，可作出如下考量。第一，尊重医疗卫生人才成长规律，主要依托领军人才队伍，来建设和优化临床学科人才队伍。学校层面需要从临床学科建设、临床教学的需求出发，优化临床教授、副教授的评聘条件，提高评聘名额，以提高临床学科队伍选拔的力度，增加临床学术型医师的影响力和竞争力。要从政策上支持临床学术型人才，保障其从事学术工作（包括教学、科研等）的时间，并保障其个人待遇不受影响，甚至高于非临床学术型人才；同时，要给予其团队配套支持，以有效发挥临床学术队伍在学科建设中的重要作用。第二，附属医院层面，要理顺医疗服务与学术研究的关系，把学科人才队伍建设当作附属医院的重要工作来抓，要着眼于医疗服务、人才培养及科学研究的综合发展目标及内在逻辑关系，为人才队伍发展提供充分的成长环境和进步空间。坚持引进、培育和留住人才并重，最终形成人人皆可成才、人人尽展其才的用人制度环境，推动医院的临床、教学、科研工作和社会服务的全面创新与发展。进一步完善人才评价标准，改进人才评价方法，积极推进人才评价改革和完善构建人力资源考核评价服务体系，构建与建设与中国特色社会主义制度相适应的高校人才考核评价制度。

第九章　绩效薪酬管理

第一节　绩效薪酬概述

　　医院薪酬是医院对员工为医院创造价值所付出的脑力劳动和体力劳动而支付的报酬。一般可以分为经济性薪酬和非经济性薪酬两类，经济性薪酬包括基本工资、绩效奖金、津贴补贴、年度奖励、保险福利、持股、利润分享以及带薪休假等；非经济性薪酬包括工作环境、工作氛围、个人发展机会、能力提升和职业安全等（张英，2002）。管理者通过制定和调整员工的薪酬形式、薪酬结构、薪酬水平和薪酬标准等内容，确保医院在劳动力市场上的竞争性，吸引和稳定优秀人才，同时通过公平合理的薪酬分配制度激发员工的积极性和创造性，使医院和员工形成利益共同体，给医院带来良好的社会效益和经济效益，促进医院发展（杨红，2005）。

　　国外较多采用的医院薪酬类型包括按服务项目支付、按人头支付以及固定工资制。按服务项目支付薪酬是根据具体的服务项目类型及数量向医师或相关服务提供者支付相应的报酬。按人头支付薪酬是根据诊治患者的数量支付相应的报酬，而固定工资制是对受雇于某一医疗机构或健康计划的员工支付固定报酬，不考虑其提供的服务数量或质量等因素。然而在医院薪酬管理的发展中逐渐发现，按服务项目支付薪酬，可能诱导医师通过过度医疗或不合理使用医疗服务项目等行为增加自身收入，并且导致医疗费用持续上涨，对医疗服务有效性及初级医疗保健产生不利影响。按人头支付薪酬不能体现对不同疾病严重程度的患者所付出的劳动差异。固定工资制不利于有效激励员工的积极性，影响医院服务效率（吴奇，2012）。因此国外开始积极探索和实践多种新的医院薪酬制度，例如绩效薪酬、按治疗事件支付薪酬和责任性医疗组织，本书主要介绍绩效薪酬。

一、医院绩效薪酬概念

绩效是对组织内部的个人或者集体，在一定时间条件下完成的可描述性工作行为以及可衡量性工作结果，以及组织对内部的个人或集体通过指导并改善其能力与素质，并预计其未来在一定时间条件下所取得的工作成效的总和（鲁先锋、倪伟光，2006）。医院绩效薪酬是指结合医院运行发展的合理预期和医院战略绩效的总体要求，根据医院员工的劳动强度、技术含量、责任大小以及所需要承担的风险程度，以劳动业绩为主要考核依据的薪酬核算。

医院绩效薪酬是一种随工作绩效变动的薪酬，将绩效考核结果与薪酬制度进行挂钩，既是对绩效考核的有效应用，也是医院薪酬方案的一个重要组成部分，通过奖励达到医院绩效标准的员工，或者通过激励员工完成医院某些设定好的绩效目标，既能充分发挥薪酬激励作用，又能起到绩效管理的作用。

二、国内外医院绩效薪酬制度

（一）国外医院绩效薪酬制度

目前国外积极探索和实践医院绩效薪酬制度的国家有美国、英国、法国、巴西、澳大利亚、新西兰和韩国等，其中比较具有代表性的是美国、英国和法国。

1. 美国医院绩效薪酬制度

美国大多实行医院质量激励示范项目（HQID），其考核涉及五大临床领域：服务的协同性、服务有效性与人群健康、患者安全、患者体验和过度使用与效率评价，包含三十四个绩效评价指标。激励方式为奖励与处罚并重，考核对象的绩效得分必须达到最低的绩效标准，才能获得相应的绩效支付奖励，否则需要承担相应的惩罚。

2. 英国医院绩效薪酬制度

英国将支付方式直接与医疗服务的质量联系起来，建立"质量和结果评价框架"（QOF，Quality and Outcomes Framework）（王青、刘丽杭，2008）。其绩效评价基于临床实践、服务数量和质量、公共卫生和患者体验四个方面，覆盖临床和公共卫生两个领域，合计八十一个绩效评价指标，并且每年会适当进行调整，全科医生进行考核达标后则可获得额外的奖励收入。

3. 法国医院绩效薪酬制度

法国多实施针对全科医生实行改善医疗行动计划（CAPI）。全科医生与当地医疗保险部门自愿进行签约，根据服务人群的规模确定支付标准，并根据国家公共卫生服务指标的达标或进步情况进行绩效奖励，其绩效评价指标体系涉及两个

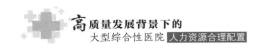

领域：全科诊所组织和管理、行医水平和服务质量，合计二十九个指标。

综合概括美英法等国的医院绩效薪酬制度，主要具有以下特点：在绩效考核的内容上，重点关注和评价医疗服务质量；在绩效指标的选择上，注重考核指标的可测量性和可获得性；在绩效目标的设计上，大部分指标都设置了门槛值，考核对象需要达到一定的标准才能获得绩效奖励；拥有较完善的功能强大的信息系统支撑，便于提取绩效考核所需要的数据；绩效薪酬制度并非为医院最主要的薪酬制度，在总体薪酬构成中所占的比例较小。

（二）国内医院绩效薪酬制度

2009 年，国务院出台的《关于深化医药卫生体制改革的意见》《医药卫生体制改革近期重点实施方案》指出，要以保障人民健康为中心，规范各种医疗行为。在人事制度改革方面，要求推行岗位管理制度和聘用制度，实行以岗位工作量及服务质量为主的综合绩效考核，完善分配激励机制，充分调动医院工作人员的积极性。2016 年 8 月，习近平总书记在全国卫生与健康大会上提出了医疗卫生领域的"两个允许"政策，一是医疗卫生机构的薪酬水平可以进行适度调整，二是医疗卫生机构的收入除去成本和各项基金之后的剩余部分可以奖励给为医疗卫生机构做出贡献的员工。2017 年 1 月，《关于开展公立医院薪酬制度改革试点工作的指导意见》发布，《意见》中指出，要持续加强事业单位薪酬分配制度改革和医疗卫生体制改革，要改革公立医院的薪酬制度，建立起符合医疗卫生行业特点的公立医院薪酬制度，激发医院员工的积极性，提升公立医院整体的服务质量。《关于深化公立医院薪酬制度改革的指导意见》（人社部发〔2021〕52 号）提出了实施以增加知识价值为导向的分配政策，建立适应我国医疗行业特点的公立医院薪酬水平决定机制，健全与岗位职责、工作业绩、实际贡献紧密联系的分配制度，调动医院和医务人员积极性，不断提高医疗服务质量和水平，更好地满足人民群众的医疗服务需要。

国内医院的薪酬制度从原来的职务等级工资制、结构工资制、专业技术职务等级工资制，发展到现在开始推行岗位绩效工资制，采取固定工资与绩效奖金相结合的方法，常用的绩效薪酬模式包括：

1. 基于岗位职级系数的绩效薪酬模式

结合岗位、职务、职称等因素设定不同岗位级别并配置相应系数，各个级别间需设置一定差距，按系数进行绩效薪酬核算。该模式操作比较简单，能够实现同岗同筹，也有利于医院进行成本控制。然而在该模式下医院员工的绩效薪酬增加与职级晋升直接挂钩，若晋升无望时没有其他机会以获得绩效薪酬的较大幅度提升。该模式将对员工工作积极性产生不利影响，甚至出现消极怠工或离职现象。另一方面，该模式下岗位职级的稳定性导致员工的绩效薪酬也相对稳定，不能体现同岗同级员工之间实际付出的劳动价值的差异，无法充分发挥薪酬激励作用。

2. 仅基于工作量的绩效薪酬模式

该模式仅仅根据医院员工的实际工作量作为考核依据计算员工的绩效薪酬，例如按照门诊人次数、住院人次数、手术人次数等工作量指标进行绩效薪酬考评，虽能体现多劳多得原则，对员工产生一定程度的激励效应，但无法体现医疗服务项目中的一些差异。如按手术人次进行绩效薪酬考评时，无法体现不同手术级别、手术风险、手术难易程度及手术所消耗资源的差异，较为粗放，同时也不满足精细化运营的要求，不能利用绩效引导医疗技术水平的提升及学科建设的发展。

3. 基于收支结余的综合绩效薪酬模式

根据医院整体经营情况，以不同科室的收支结余能力为主要参考依据，将核算后的结余部分结合科室增收节支情况、服务数量和服务质量等效率指标进行综合评估，即可获得各科室当月的绩效薪酬额度。由于一定的历史原因，该模式在国内医院的绩效薪酬考评中占主要方式，但随着医疗卫生体制的不断深化改革，以收支结余为主要参考的绩效薪酬考评模式已经不再符合现代医院发展的规律和要求，越来越暴露出其在理论上存在的缺陷以及在实践上存在的问题：

（1）不符合卫生经济学的客观规律。医疗行业具有自身的特殊性，不同科室的功能定位和病种结构差异较大，在治疗疾病的过程中使用医疗辅助设备的机会也有较大差异，以收支结余作为主要参考指标，则会导致使用医疗辅助设备多、处置治疗收入高的科室因为收入高、"结余"相对更多，从而获得的绩效薪酬越多，然而这部分科室并不一定就是劳动价值最高的科室。

（2）受医疗服务价格影响。医疗服务区别于一般商品，除了具有商品性，还具有福利性，医疗服务的价格不是通过市场供需调节自发形成，而是由政府相关部门根据国民经济的发展水平和地区居民的承受能力等因素综合考虑制定，因此医疗服务的价格一般低于医疗服务价值，且不同医疗服务的价格差异不能代表其价值差异，用基于医疗服务价格的收入来考评体现医疗服务价值的绩效薪酬，存在先天性不合理。

（3）成本分摊可能存在不合理。在对院内各科室进行设备折旧、房屋折旧、水电费、管理费等间接成本的分摊时，由于分摊的模糊性，可能存在分摊不合理的情况，影响结余结果（秦永方，2015）。

（4）可能诱导过度医疗。收支结余结果直接关系到个人薪酬多少，可能诱导医务人员出于趋利动机而产生过度医疗行为，导致医疗费用不合理增长，患者就医负担加重。

（5）制约医院医疗服务能力建设。在开展新技术新项目、购买新设备时，科室考虑到相应的成本，可开展可不开展的项目可能选择不开展，可买可不买的设备可能选择不买，影响科室提升医疗技术的积极性，制约医院医疗服务能力的建设。

4. 基于知识价值和业绩导向的岗位绩效薪酬制度

随着我国经济体制的逐渐完善和医药卫生体制的深化改革，薪酬管理的重要性愈发突显，各地开始探索实践以知识和绩效为主导的薪酬制度改革。于是在国外绩效薪酬制度的基础上，结合我国本土化发展，借鉴企业相关绩效薪酬理论和方法，不断优化改进目前绩效薪酬制度，解决目前绩效薪酬考核相对粗放、绩效考核与薪酬体系的关联性不强、绩效考核很大程度上还是考虑工作量与业务收入等指标、对医疗服务质量和患者安全与满意度考核不足等问题，形成能更好体现医院员工的劳动价值，突出多劳多得、优绩优得的科学合理分配理念的绩效薪酬制度。基于知识价值和业绩导向的岗位绩效薪酬制度逐渐成为医院绩效薪酬设计的主流。

第二节　绩效薪酬方案设计

一、绩效薪酬方案设计的基本原则

（一）公平性原则

公平性原则是进行绩效薪酬方案设计时需要遵循的首要准则，包括外部公平性、内部公平性及个体公平性。外部公平性体现在医院自身的绩效薪酬水平与外界相同层级医院类似岗位相比是否能够体现公平。内部公平性体现在医院内的员工在差异化的岗位职责、工作内容、所需技能和工作环境中是否能够得到公平的对待，能否合理反映不同岗位之间绩效的相对价值差异。个体公平性体现在对于医院内相同岗位的员工，在工作内容相同、工作绩效和对医院的贡献没有明显差异时，所获得的绩效薪酬不应有明显的差距；若存在员工个人的技能、资历、工作绩效及贡献的差异，也能得到公平的差异性体现。

（二）激励性原则

激励性原则的核心内容是讨论如何通过薪酬杠杆激励员工，提高工作热情和工作效率，以取得更好的工作成绩。激励理论作为薪酬管理理论的基础，是建立科学完善的薪酬制度的前提和保障。

1. 需求层次理论

需要层次理论的代表美国行为科学家马斯洛认为，人的需要从低到高分为五个层次即生理需要、安全需要、社会需要、尊重需要和自我实现需要（Maslow，1943）。其中生理需要和安全需要处于最低层，社会需要、尊重需要处于中间层，而处于最高层的是自我实现的需要，是人的终极需要。人的行为在受到需要和欲望的影响与驱动时，只有尚未满足的需要才能影响其行为，已满足的需要很难起到激励作用。主导需要决定着人的行为，在主导需要被满足后，人的需要便会向更高层次发展。人的低级需要被满足后，曾经为满足这些需要所提出的措施，便不再具有激励作用。人的高级需要越是能得到满足，就越能产生令人满意的激励效果。

2. 期望理论

期望理论是美国心理学家弗鲁姆提出的，该理论指出激励力是期望、关联性以及效价的函数。其中，期望是员工对自己通过一定的努力完成既定工作任务可能性的自我判断，它所揭示的是个人努力与绩效之间的关系；关联性是员工对于达到既定绩效水平之后是否能够得到组织报酬所具有的信心，它反映了绩效与奖励的关系。效价是员工对于获得的报酬对个人需求的满足程度的判断，它反映了奖励与个人需求之间的关系。很显然，只有当个人感到上述三种关系比较紧密时，才会有较高的激励力。期望理论认为，一种行为倾向的强度取决于个体对这种行为可能带来的结果的期望强度以及这种行为对结果的吸引力。

3. 双因素理论

美国心理学家赫茨伯格在需要层次理论的基础上发展并建立起双因素理论（Herzberg，207）。双因素论认为对员工行为产生主要影响作用的有两种因素：激励因素和保健因素。其中，保健因素是对员工的不满意产生影响的主要因素，对于医院而言，是指医院政策、行政管理、监督、与主管的关系、工作条件、与下级的关系、地位安全等方面的因素。激励因素是指能对员工的满意产生影响的主要因素，如工作富有成就感、挑战性，职业生涯的发展和成长等。保健因素不足必然导致员工不满意，但是保健因素再多也不会为员工带来更多的满意，所起的作用是维持性的。只有足够的激励因素才能让员工感到满意，从而激励绩效的产生。

绩效薪酬是基于激励理论具有激励作用的报酬，因此在设计医院绩效薪酬方案时，要充分体现绩效薪酬的激励性。对符合医院发展需求的有益的行为进行正向激励，通过提高绩效酬金的奖励方式促进此类行为的持续发展，对阻碍医院发展的行为进行负向激励，通过扣减绩效酬金的惩罚方式减少此类负面行为。正向激励能吸引医院员工更好地参与医院工作，接受度往往较好，单纯的负向激励虽然能鞭策绩效较低的医院员工提高绩效，但在实施过程中可能会遭遇一定的阻力。在绩效薪酬方案设计中应将正向激励和负向激励相结合，根据医院当前发展阶段及发展重点，动态调整正向激励和负向激励在绩效薪酬中所占的权重，例如在医院某个重点项目的初始发展阶段，为更好地鼓励员工参与其中并充分发挥主观能动性，采用较多的正向激励、较少或没有负向激励的效果往往更好；而对于某些进入稳定运行阶段的项目或是有指令性要求的项目，可以通过逐渐增加负向激励的权重从而更好地达到提高绩效的效果。

（三）合理性原则

过高或者过低的绩效薪酬都会对医院员工的工作积极性产生影响，从而影响医院整体绩效。过低的绩效薪酬无法充分体现医院员工的劳动价值，导致员工工作效率下降，甚至造成人才的流失，而过高的绩效薪酬会降低绩效薪酬激励作用的边际效应，同时也会增加医院的人力成本负担。因此在设计医院绩效薪酬方案时应具有合理性，保持在相对合理的范围内。

二、绩效薪酬方案设计的步骤

医院绩效薪酬方案设计的方法一般有以下几个步骤：

（一）梳理工作岗位

从医院整体发展需要出发，基于工作流程的顺畅和工作效率的提高，梳理目前的工作岗位。分析不同岗位之间划分的合理性，判断工作职责是否清晰，各个岗位间的工作联系是否清晰、合理。工作分析的结果是形成岗位清单和各个岗位的工作说明书。岗位说明书是通过对岗位基本信息、职能与任职条件等内容的描述，梳理出岗位在组织结构中的位置、功能及所要达到的目标和标准的一种规范性管理类文件（潘佳佳、张文良，2019）。梳理工作岗位能对医院各类岗位的工作内容、工作性质、工作任务、工作条件和所需的任职资格要求、考核指标、工作联系等要素有一个相对的标准和规范，使每个岗位的工作目标更加明确、更加具体，为客观公正的评价岗位提供了详细的岗位信息数据和科学论据，便于对不同岗位进行绩效薪酬的设计。

（二）进行岗位价值评估

岗位价值评估是通过对院内各个职系各个岗位进行考察、分析和调查，系统定量比较不同岗位的责任能力资格条件、努力程度、风险大小和工作环境等特性，评估各岗位的相对重要性和价值地位，以确定不同岗位对于医院的"相对价值"。将岗位价值评估的结果转化为薪酬等级并确定合理的薪酬水平，既是同工同酬和按劳分配的重要体现，也是确保医院的薪酬在市场中具有竞争性，吸引医院发展所需的高素质人才，避免医院优秀人才流失，增加医院对人才的凝聚力。选择某种岗位价值评估工具，根据医院自身实际情况选择组织医院内部专家或外部专家逐个对岗位进行评价。常用的岗位价值评估工具如下：

1. 配对比较法

配对比较法是一种定性的岗位价值评估方法，将所有需要评估的岗位放到一起，进行两两之间的配对比较，若一个岗位的价值高于另一个岗位则可加一分，以此类推，把所有岗位与其他岗位依此进行对比，计算每个岗位所得分数后从高到低进行排序，继而划定各个岗位的具体等级。配对比较法属于岗位价值评估的定性类方法中较为细致的方法，注重岗位的自有价值，并通过岗位间的逐一对比确定岗位的相对价值，但该方法仍然存在定性类方法共通的具有较大主观性的问题，并且评估过程较复杂，适用于岗位间差别较大、岗位数量较少的情况。

2. 海氏评价系统

海氏评价系统是一种因素评分法，它将岗位划分为知识技能水平、解决问题的能力、承担职务的责任三个维度，每个维度再分解出不同的因素，其中知识技能水平维度包括专业知识技能、管理技巧和人际关系技巧三个因素；解决问题的能力维度包括思维环境和思维难度两个因素；承担职务的责任维度包括行动的自由度、职务责任和职务对结果的作用三个因素，由此共同构成三维度八因素的岗位价值评价系统。对每个岗位的三个维度分别确定权重，对八个因素进行赋值并确定各自的评分标准，将八个因素的评分结果乘以权重，最终得到该岗位的评分总分，对每个岗位的总分进行排序，可以得到各岗位的价值排序。海氏评价系统的三维度八因素具有较高的代表性，可以系统、多维度地体现专业技术型岗位的特点，能较为客观地对每个岗位进行评价，同时也能反映不同部门不同岗位间相对价值的差异。

3. 美世职位评估体系

美世职位评估体系是一种集点打分制方法，它将岗位价值分为影响、沟通、创新和知识这四个对职位大小有决定性作用的关键维度，每个维度包括 2~3 个因素，影响维度包括该职位在组织内部的影响层次、规模、贡献大小；沟通维度包括该职位的沟通情景和沟通性质；创新维度包括该职位的创新能力和职位的复杂性；知识维度包括该职位的知识水平要求、应用深度和团队角色。每个因素有不同级别和对应的权重分，使用该方法进行岗位评估时，只需在每个因素选择适当的级别，即可获得对应的分值，将所有分值相加即可获得该岗位的总分。该方法评估过程简单，易于理解和推广，是一种适用于所有层级的综合性评估体系。

（三） 岗位分类与分级列等

岗位分类可以分为横向分类和纵向分类，横向分类一般是指将工作内容相关度较低的进行划分，纵向分类是指将相关度较高但是难易程度、任职条件等进行划分，即分级（周朝华，2018）。按照岗位价值不同、作用不同进行区分，是一个从粗到细、从横向归类到纵向归类的过程。首先，对岗位进行横向的职系分类，如医师、技师、护理、行政后勤等岗位类别。其次，根据每类岗位的难易程度、所需的技术水准、责任大小、风险程度等的评价结果按照一定的分数段进行纵向的岗位分级。在分级的基础上再进一步考虑不同岗位级别的重叠幅度。分级时应当考虑两个平衡：不同职系间岗位的平衡和同类职系岗位的平衡。不同职系和级别的岗位薪酬水平不同。

（四） 设定薪酬水平

根据上一步的岗位分等列级的结果，对不同级别的岗位设定薪酬水平。薪酬水平的设定要考虑医院薪酬策略和外部薪酬水平，以保证医院薪酬的外部竞争性和公平性，以保障医院薪酬的吸引力和控制医院重点岗位员工的流失。

薪酬的水平策略主要是通过外部薪酬调查来制定医院相对于当地市场的薪酬行情以及竞争对手薪酬水平。医院可以选择的薪酬水平策略有以下几种类型：

1. 市场领先策略

采用这种薪酬策略的医院，薪酬水平在同行业的竞争对手中是处于领先地位的。领先薪酬策略一般基于以下几点考虑：医疗服务市场处于扩张期，有很多的市场机会和成长空间，对高素质人才需求迫切；医院自身处于高速成长期，薪酬的支付能力比较强；在同行业的市场中处于领导地位等。

2. 市场跟随策略

采用这种策略的医院，一般都建立或找准了自己的标杆医院，其医疗服务与管理模式都向自己的标杆医院看齐，同样的，薪酬水平也参考标杆医院。

3. 成本导向策略

成本导向策略也叫落后薪酬水平策略，即医院在制定薪酬水平策略时不考虑市场和竞争对手的薪酬水平，只考虑尽可能地节约医院运营、服务和管理的成本，这种医院的薪酬水平一般比较低。采用这种薪酬水平的医院一般实行的是成本领先战略。

4. 混合薪酬策略

这种策略指在医院中针对不同的部门、不同的岗位、不同的人才，采用不同的薪酬策略。比如对于医院核心与关键性人才和岗位的策略采用市场领先薪酬策略，而对一般的人才、普通的岗位采用非领先的薪酬水平策略（徐茂国，2008）。

（五）确定薪酬结构

以设定的岗位薪酬水平为该岗位的薪酬总额，根据不同职系岗位性质确定薪酬结构构成，包括确定固定部分与绩效浮动部分比例以及工龄工资各种补贴等其他工资构成部分。一般来讲，级别越高的浮动部分比例越大，岗位对工作结果影响越大的岗位浮动比例越大。

薪酬构成主要是指医院总体薪酬所包含的固定薪和变动薪所占的比例。固定薪和变动薪各自在总薪酬的占比是薪酬设计中很关键的问题，一般而言，供医院选择的薪酬构成策略有：

1. 高弹性薪酬模式

这是一种激励性很强的薪酬模型，绩效薪酬是薪酬结构的主要组成部分，基本薪酬等处于非常次要的地位，所占的比例非常低（甚至为零）。即薪酬中固定部分比例比较低，而浮动部分比例比较高。这种薪酬模型，员工能获得多少薪酬完全依赖于工作绩效的好坏。当员工的绩效非常优秀时，薪酬则非常高，而当绩效非常差时，薪酬则非常低甚至为零。

2. 高稳定薪酬模式

这是一种稳定性很强的薪酬模型，基本薪酬是薪酬结构的主要组成部分，绩效薪酬等处于非常次要的地位，所占的比例非常低，甚至为零。即薪酬中固定部分比例比较高，而浮动部分比较少。这种薪酬模型，员工的收入非常稳定，几乎不用努力就能获得全额的薪酬。

3. 调和型薪酬模式

这是一种既有激励性又有稳定性的薪酬模型，绩效薪酬和基本薪酬各占一定的比例。当两者比例不断调和变化时，这种薪酬模型可以演变为以激励为主的模型，也可以演变为以稳定为主的薪酬模型。

绩效薪酬是医院薪酬制度的重要组成部分，绩效薪酬在整体薪酬中所占的比例会显著影响医院员工对薪酬的态度。绩效薪酬的占比越大，对薪酬激励强度的关注就越多，也就是提升员工对绩效薪酬的感知度，从而达到激励员工工作积极性、提高员工对薪酬的满意度的效果，但绩效薪酬的占比不是越高越好，过高的绩效薪酬占比导致固定薪酬比例较低，容易造成人员不稳定。绩效薪酬在整体薪酬中的占比非固定不变，而是动态的，随着医院不同发展阶段做相应调整，例如在医院发展刚起步的初创期，应以固定薪酬为主，减少或不考虑绩效薪酬的占比，随着医院进一步发展，再逐渐增加绩效薪酬的占比以激励医院绩效不断提高，直至医院发展进入稳定期/衰退期，应再次降低绩效薪酬在薪酬中的占比

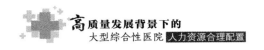

（魏佳栋，2010）。

绩效薪酬所占比例的配置包括切分法和配比法两种方法。切分法是根据岗位评价结果和外界相同层级医院薪酬水平，确定不同岗位的整体薪酬水平，再针对不同岗位的重要性和贡献程度对固定薪酬和绩效薪酬的占比进行切分。配比法则是根据岗位评价结果和外界同层级医院薪酬水平，确定各个岗位的固定薪酬水平，一般将其定位于医疗行业薪酬水平的相对低位，再在此基础上适当上浮一定比例，使总体薪酬水平处于医疗行业薪酬水平的中高位，以此确定绩效薪酬的占比。

（六）进行薪酬测算

基于各个岗位确定的薪酬水平和各岗位上员工的人数，对薪酬总额进行测算。针对岗位某些员工的薪酬总额和增减水平进行测算，做到既照顾公平又不能出现较大幅度的偏差。

（七）完善绩效薪酬制度规定

医院应对薪酬定级与调整等作出规定，从制度上规定员工工资开始入级和今后岗位调整规则（周进，2018：102）。薪酬调整包括医院总体自然调整、岗位变动调整和绩效调整。在岗位绩效薪酬中应该对个人薪酬调整和绩效考评的关系做出规定。对绩效薪酬发放的时间、发放形式等也需做出适合医院情况的规定。

此外，应从制度上明确医院绩效薪酬的分配方式，医院绩效薪酬的分配一般包括两种方式：一种是医院将绩效薪酬根据个人/医疗组的绩效情况直接一级分配到个人/医疗组，另一种是医院将绩效薪酬先一级分配至各个科室，再由各个科室对个人/医疗组的绩效进行考核，将科室的绩效薪酬总额重新划分后进行二级分配。院科二级分配可以体现科室对绩效薪酬分配的自主权，但二级分配过程是否公平公正，直接关系医院员工对医院整体绩效薪酬方案的评价与认可，在实践中经常出现科室二级分配原则与医院一级分配原则不相符的情况，严重者甚至完全背离医院绩效薪酬方案的总体原则，阻碍全院绩效薪酬考核分配工作的顺利进行（仇媛雯、贲慧、姚品品等，2019）。因此在进行绩效薪酬方案设计时，对于医院能直接考核到个人/医疗组的业务绩效，尽可能选择能直接分配到个人/医疗组的一级分配方式；对不能直接考核到个人/医疗组的业务绩效，要确保院科二级分配的公平性和公正性。通过成立科室绩效薪酬管理小组，针对科室二级分配情况定期或不定期开展讨论和自查，同时接收科室全体员工对绩效薪酬分配的合理意见和建议，进行上传下达。同时成立医院绩效薪酬审计小组，定期对各个科室的绩效导向是否落地、绩效薪酬二级分配方案是否合理和绩效薪酬实际分配结果进行审计核查。

第三节 分系列绩效薪酬体系设计

一、医师系列绩效薪酬体系设计

(一)医师的概念

由于医疗的不确定性,在执行医疗行为的过程中,患者的生命有高度的不确定风险,为了保护人民健康,规范意识执业行为,保障医师和公众的合法权益,推进健康中国建设,由中华人民共和国第十三届全国人民代表大会常务委员会第三十次会议于 2021 年 8 月 20 日通过《中华人民共和国医师法》,自 2022 年 3 月 1 日起施行。《中华人民共和国医师法》明确规定,医师是指依法取得医师资格,经注册在医疗卫生机构中执业的专业医务人员,包括执业医师和执业助理医师。

根据医师法分类,执业医师分为临床医师、中医医师、口腔医师、公共卫生医师四类。本节主要讨论临床医师的绩效薪酬制度。临床医师根据工作特点和模式的不同,可分为手术医师、非手术医师、医技医师。在设计其绩效薪酬制度时应根据不同类别临床医师的工作模式差异量身定制契合其职业生涯发展的绩效薪酬制度。

(二)医师职业生涯发展

公立医院的医务人员大多数属于知识型员工,管理大师德鲁克提出知识型员工一方面具有较强的学习和创新能力,能充分利用现代科学技术知识提高工作效率,另一方面他们更在意自身价值的实现,重视精神激励和成就激励,喜欢富于挑战性和创造性的工作。一般来说,随着职业生涯的发展,医务人员对于所属医院的忠诚度将降低,如果医院的发展不能与医务人员个人的职业生涯规划相吻合,可能会造成医院人力资源的缺失(门学博,2010)。基于此,根据医院的战略目标及员工的自我发展计划,做好公立医院医务人员的职业生涯管理,将对促进组织发展和员工个人职业生涯发展有着十分积极的影响和意义。

1. 医师的教育训练

医师是终身教育的职业。医师工作的临床医疗、临床教学、临床研究三方面紧密联系,缺一不可,否则医学教育就缺乏完整性。在医师绩效薪酬设计中需要平衡医师医教研工作间的关系,引导医师的职业发展。

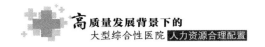

2. 医师的成长

实习医师、住院医师、主治医师、医疗组长，是医院临床工作中最主要的角色，也是一般医师的成长路径。医师在不同的成长阶段有不同的责任和权力，也应匹配不同的薪酬。

（三）医师岗位特点

1. 知识的独占性

根据经济学的理论，凡是具有知识独占性的产品或服务，其价格通常无法完全通过市场机制的有效运行来达到价量的供需平衡；反之，产品或服务的价格荣誉受到供应者操控，医师这项行业依据法律规定，是涉及人民生命安全的工作，须具有医师执业资格才能执业，正是具有这种知识独占的性质。独占性使医师的薪酬水平在大多数国家处于高薪行业。

2. 高投入性

一个临床医师，需要经过至少5年的医学类本科教育，毕业进行为期3年的住院医师规范化培训后，再依据各专科培训标准与要求进行2~4年的专科医师规范化培训，才能成为有良好的医疗保健通识素养、扎实的专业素质能力、基本的专科特长和相应科研教学能力的临床医师。培训以参加本专科的临床实践能力培训为主，同时接受相关科室的轮转培训和有关临床科研与教学训练。从经济学的角度，医师成长的时间成本很高，而医师的供给弹性较小，每年只有固定的医师数量投入医疗服务行业。另外，在实习和住院医师培训期间，其身心所受的压力在社会各行业中名列前茅，医师为了补偿其医学教育与训练的机会成本，期望执业后能获得较高薪酬水平，即高投入性。因此，对医师的绩效薪酬设计应保障医师获得相应的投入回报。

3. 创造需求性

医疗行业中，医师和患者之间的信息并不对等，患者缺乏充分的医学知识。医师在对患者进行诊疗的过程中，医师具有相对的权威性，患者的诊疗需求往往可以由医师在主导，这就可能造成医疗服务的"诱导需求"。也是医疗费用高速增长的原因之一。医师的绩效薪酬设计需避免"诱导需求"，回归医疗本质。

4. 责任工作的回报性

从医师工作特点来看，医师是具有高度责任性和高度使命感的工作。为了持续更新与掌握世界最先进的医疗技术，提供患者最佳的医疗诊治，更需要不断地研究、学习，继续教育成本在社会行业中也处于高位。因此，这种责任工作需寻求薪酬的回报性。

因此，医师作为医院高层次专业技术人才，如何建立体现医师岗位职责和知识价值的薪酬体系，是医院薪酬改革的关键点。通过建立适合医师发展的人员岗位级别设置，根据医师职业生涯规划，结合医师工作的绩效评估，设置相应医师岗位和级别。

（四）医师绩效薪酬水平的确定

根据薪酬水平策略，对于医院而言，学科发展和医疗质量是医院的生存之本，而决定医院学科发展水平以及质量和效率的关键性职系是医师职系。因此，对于医师用市场领先薪酬策略有利于体现其专业价值及留住人才。

虽然经济诱因不是医师在医院工作的唯一原因，但是对于医师而言，满意的薪酬制度是其选择医院工作不可或缺的必要条件。因而提供合理且市场领先的绩效薪酬，评估医师成长的机会成本，保障医师的薪酬需求，才能让医师在经济上无忧，从而尽心尽力地去照顾病患，提供最高品质的医疗服务。

在医师绩效薪酬制度设计中，以医院发展目标，依据历史数据作为人力支出预算管理的测算基础，根据市场领先薪酬策略，结合医师人力资源和职业生涯规划合理确定医师绩效薪酬总额。

（五）医师绩效薪酬设计

医师的薪酬主要由岗位固定薪酬及绩效变动薪酬两部分组成，不同构成的薪酬设计各有其优缺点，见表 9-3-1 所示。因此在设计薪酬时应根据医师绩效薪酬构成策略结合医师的职业生涯发展，不同层级的医师对医院的贡献、绩效考核的目标以及自身知识价值积累不同，其绩效薪酬构成也应体现出差异。从低级别医师成长到高级别医师其绩效薪酬构成变化趋势：高稳定薪酬模式→高弹性薪酬模式→调和型薪酬模式→高稳定薪酬模式。不同类型的医师具有不同的工作模式和特点，在设计医师薪酬构成时也需要量身定制其薪酬构成模式。

表 9-3-1　医师不同薪酬构成的比较

变动薪占比高	优点	①责任划分清楚，赏罚分明； ②较能发挥个人的潜能与空间； ③以个人能力及对医院的贡献程度来评估薪酬高低； ④为配合医院发展的需要，培养合适的人才，注重学科发展。
	缺点	①适者生存，不适者立刻被淘汰； ②造成同事之间争求绩效，彼此竞争产生个人英雄式的表现； ③保健因素低，如医师患病，薪酬会大幅下降。

固定薪占比高	优点	①较注重年资与岗位； ②人员流动率低，对医院较有向心力； ③培养人才、工作轮调，个人学习的机会多； ④依年资与岗位给薪，较能够吸引医师久留。
	缺点	①缺乏内部竞争性，人员安于现状，造成新的平均主义； ②对卓越有能力者，难以体现贡献，甚至受到排挤； ③薪酬未能与个人绩效结合，对医院的资源的分配造成浪费。

医师绩效薪酬设计为：

医师绩效薪酬＝岗位固定薪酬＋绩效变动薪酬

岗位薪酬能体现医师个人知识积累、学科贡献、历史贡献、学习成长成本等指标体系，以岗位层级价值系数体现，层级不同薪酬不同。其计算公式为：

岗位薪酬＝岗位层级价值系数×岗位薪酬标准

绩效薪酬主要体现医师工作效率、难度（CMI、RBRVS）、质量、医疗安全、服务满意度等指标体系，以单项奖励计算，贡献不同薪酬不同。其计算公式为：

$$绩效薪酬 = \sum（工作量 \times RBRVS（CMI）系数 \times 分配标准）\times$$
$$（质量、安全、服务满意度）考核系数$$

根据公平性和激励性理论结合医师的职业特点，医师绩效薪酬的分配一般采用一级分配到个人/医疗组。

二、技师系列绩效薪酬体系设计

（一）技师的概念

根据《医疗机构从业人员的行为规范》，技师是指医疗机构内除医师和护士以外的其他从事医疗辅助服务的卫生技术专业人员，包括核医学科、放射科、超声科、心功能科、检验科、康复科、病理科、药剂科、营养科等各种医疗辅助检查科室以及部分临床医疗科室下设的检查治疗室的技师，部分技术从业人员需要获得国家行政许可方能上岗，如执业药剂师、康复治疗师、放射物理师等，技师系列具有专业从业人员范围广泛的特点。

（二）技师职业生涯发展

在构建技师系列的绩效薪酬制度时，应注重与其岗位和职业生涯发展阶段相契合。技师的职业生涯应合理设置晋升级别和条件，一般包含职称、年资和临床、教学、科研等综合性业绩评价要求，见表9-3-2所示。根据不同医院的级别定位、发展要求和人力结构合理设置各级别晋升条件，理想情况下各级别人员数量分布应呈正三角形。

表9-3-2　某大型医教研综合发展三级甲等医院技师职业生涯设计

岗位	级别	准入条件
正高级技师主管	1级（必备全部条件）	1. 任正高级专业技术职务10年及以上；2. 在本学科有较大国际或国内影响力，临床技能业绩特别突出且担任技术组长7年及以上；任专委会全国常委；3. 博士/硕士生导师；4. 省学术技术带头人
	2级（必备全部条件）	1. 任正高级专业技术职务8年及以上；2. 担任技术组长5年及以上；3. 任省级专委会副主委及以上；4. 省卫生厅技术带头人及以上；5. 任硕士生导师
	3级	任正高级专业技术职务，未聘为1级、2级岗位
副高级技师长	4级（必备全部条件）	1. 任副高级专业技术职务10年及以上；2. 在本专业技能操作方面达到地区领先水平；任技术组长3年及以上；任省级学委会委员及以上；3. 省学术技术带头人后备人选、省卫生厅技术带头人后备人选；4. 硕士生导师
	5级	1. 任副高级专业技术职务5年及以上；2. 任技术组长1~2年；3. 市级学会委员及以上
	6级	任副高级专业技术职务，未聘为4级、5级
中级技师	7级	任中级专业技术职务5年及以上，医疗工作业绩突出，担任特殊岗位
	8级	任中级专业技术职务3年及以上
	9级	任中级专业技术职务，未聘为7级、8级岗位
初级技术员	10级	任初级专业技术职务5年及以上
	11级	任初级专业技术职务3年及以上
	12级	任初级专业技术职务，未聘为10级、11级岗位

（三）技师岗位特点

技师系列内根据工作职责的不同也设置了不同的岗位，具有不同的岗位要求和价值，同一个科室的技师，按照工作内容、职责的不同也存在不同的岗位设置，比如药剂科设有调剂药师、临床药师和配制药师，放射科设有检查技师和介入技师，放疗科设有物理师和治疗技师等。

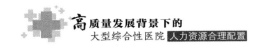

1. 不同技师岗位对劳务技术的要求各有不同

技师岗位种类繁多，工作性质和特点差别较大，对设备耗材的需求和对劳务技术的要求各有不同。有的技师专业如实验医学科的部分岗位，需要依靠大量设备和试剂来开展工作，且设备有日趋自动化的趋势，未来对人力的需求会进一步降低。有的技师专业主要依靠人力开展，例如康复技师、病理技师和药剂师等岗位。但随着医疗技术的发展，现况也可能改变，如自动发药机的出现，可部分替代目前调剂药师的工作。有的技师专业对大型设备和人力都同等依赖，例如放射影像技师和放疗技师等。

2. 技师岗位的质效直接影响临床诊疗过程的质效

技师岗位直接参与诊断或治疗的过程，对临床诊疗的质效至关重要，如出现问题会形成诊疗流程和质量的瓶颈，延长确诊时间和平均住院日，甚至造成医疗差错，影响患者的就诊体验和满意度。

3. 技师岗位应重视团队的协作与产出

与医师相比，技师岗位的成长周期和知识技术能力要求相对要低一些。医师在考核中更重视其个体的效率和产出，医院也逐步在强化面向医疗组的一级考核。而技师岗位的考核往往更重视团队的整体协作和产出情况，体现医技平台对诊疗的支撑作用，因此对于技师岗位，医院通常实行院科二级考核模式。

因此，在构建技师的绩效考核和薪酬体系时，应充分考虑技师的岗位特点，合理规划技师的职业生涯发展，合理体现技师岗位的劳务技术价值，合理反映医院的运营和质量管理要求，支撑医技业务的可持续高质量发展。

（四）技师绩效薪酬水平的确定

在饱和工作量下基于岗位价值，对技师岗位的薪酬进行合理匹配定位，要兼顾医院内外的公平性和激励性。与医疗行业的同级别医院相比薪酬水平不可差别过大，否则容易造成人员的流失。与医院内其他职系相比薪酬水平差距应合理，否则容易引发公平性问题；技师职系内部的不同岗位之间，由于岗位职责和价值的不同，在薪酬水平上也应体现出合理差距，否则缺乏公平性和激励性。在合理定位岗位薪酬水平的前提下，根据评估的实际工作负荷饱和度，可测算出岗位实际薪酬水平。

（五）技师绩效薪酬设计

目前国内技师岗位的绩效薪酬结构大多为固定薪酬加变动薪酬模式，固定薪酬部分一般与个人级别或职称年限等挂钩，变动薪酬部分一般与绩效考核结果挂钩。通常情况下技师岗位的变动薪酬部分应占较大比重，但实际两者的占比与医院所处的发展阶段、战略目标和科室具体的发展需求紧密相关。如果医院和科室处于业务规模的扩张阶段，变动薪酬部分可设计较多，体现薪酬的激励性；如果医院处于业务稳定或注重学科建设的阶段，则固定薪酬部分可设计较多，体现薪酬的保障性和岗位价值。

根据技师绩效薪酬构成策略结合职业生涯设计，不同层级技师对医院的贡献、临床的支持以及自身成长不一样，其绩效薪酬构成就不一样，从低级别技术员成长到高级别技师主管其绩效薪酬构成变化趋势：高弹性薪酬模式→调和型薪酬模式→高稳定薪酬模式。

技师绩效薪酬计算公式为：

$$技师绩效薪酬 = 岗位固定薪酬 + 绩效变动薪酬$$

岗位薪酬可体现技师历史贡献、个人成长、学科贡献等指标体系，以岗位层级价值系数体现，层级不同薪酬不同。其计算公式为：

$$岗位薪酬 = 岗位层级价值系数 \times 岗位薪酬标准$$

绩效薪酬能体现团队工作效率、难度（以 CMI/RBRVS 衡量）、质量、成本管控、服务满意度等指标体系，以团队绩效计算，由团队二次分配到个人。其计算公式为：

$$团队绩效薪酬总额 = (\sum 工作量 \times RBRVS 系数 \times 分配标准) \times$$
$$(质量、安全、服务满意度) 考核系数 \pm 成本管控绩效$$

三、护理系列绩效薪酬体系设计

（一）护理职系的概念

根据《医疗机构从业人员的行为规范》，护理职系是指经执业注册取得护士执业证书，并依法在医疗机构从事临床护理工作的一类人员，其专业技术职称分为护师和护士两类。

（二）护理人员职业生涯发展

护理人员的职业生涯是指护理人员从事护理工作，去实现护理专业领域内的行为历程。对于护理人员的职业规划，管理者通过护理职业路径的设计，为护理人员提供自我认知和成长的管理方案，核心是个人职业目标与组织提供的机会的配合。护理管理者通过合理的引导，使护理人员的职业生涯与护理岗位的需要结合起来，实现双赢（代燕、李继平，2008）。

护理人员的成长模式和职业生涯规划包括自我评估，护理职业生涯机会评估，护理职业发展路径选择，个人职业生涯目标设置、计划与实施、评估与调整等。为了引导护理人员找到适合自己的职业发展路径。薪酬制度的设计力求公平，不偏向于任何一种模式，给每一种发展提供同样的薪酬保证，但同时突出不同的工作规律和特点，因此，在护理薪酬制度设计中，充分考虑护理人员的职业生涯规划和职业路径，对一个护理人员来说，成长模式不仅仅限于"护士－护理组长－护士长"这种传统职务模式，还有"护士－护师－专科护师－临床护理专家"这种专业技术模式，另外，由于是教学医院，还存在"护士－护理教学老师－护理教学组长－护理教育专家"这种教学模式。多样化的职业生涯规划，使护理人员看得到前途，护理工作变得更加有意义。无论选择怎样的模式，都会有相适应的薪酬制度支撑，有利于吸引和留住优秀护理人才，发挥每个人的特长，提高整个护理队伍的素质。改革后的护理薪酬呈现重叠式上升结构。

（三）护理岗位特点

医院的护理队伍是一个提供护理技术服务的群体，直接影响医疗质量、医院形象和患者满意度。在医院因新医改医疗付费制的改变面临巨大的运营挑战时，医院必须通过充分调动临床一线护理人员的工作主动性和积极性，获得病患满意度的提升，实现角色定位的转变，促进自身发展。因此，科学公平的护理薪酬制度必不可少，护理人员薪酬制度的设计和实施正是医院人事分配制度改革的重点，也是人事分配制度改革能否成功的试金石，更是医院发展和深化公立医院薪酬制度改革的指导意见精神的重中之重。

护理岗位具有专业性、服务性的特点，并以其专业化知识和技术为人们提供健康服务。现代护理的发展与传统印象中南丁格尔时期的护理已有所不同，护理学在知识、结构，护理的目的、对象、作用等方面都随着学科发展和人类健康的需求发生了变化。护理专业也从以疾病为中心的护理到以患者为中心的护理，如今以人类的健康为中心的护理概念成为主流，健康维护和健康促进成为社会发展的强劲动力，使护理专业有了更广阔的视野和时间领域（李梦茹，2014）。

护理工作具有 24 小时不间断的团队工作性质。护理工作模式是以整体护理为主。整体护理是指护理人员在进行护理活动时，要以人的功能为整体，提供包括生理、心理、社会、精神、文化等方面的全面照护和帮助。因此与护理人员自身特点相结合的激励性原则是薪酬设计的重要基础。

（四）护理职系绩效薪酬水平的确定

同工不同酬的弊端使在临床第一线的聘用护理工作缺乏积极性，护理队伍人员不稳定，对医院的医疗质量有着潜在的隐患，因此，护理职系绩效薪酬水平的确定应保证内部公平。同时，也应保证薪酬的外部竞争性，在本地区同类医院中处较高水平以留住人才，吸引人才。

另一方面，在确定绩效薪酬水平的过程中，应慎重考虑绩效酬金发放的历史水平，注意各护理单元、各层级护理人员等测算水平与历史水平的差异。清理出测算后绩效酬金增长、降低及持平的各护理单元数、变化水平及护理人员数及变化水平，以及在总体中的比例，尽量使从历史高水平降低的金额及人数比例不过大，以稳定人心、构建和谐的工作氛围。若设置方案中从高降低的金额及人员比例过大，建议医院考虑适当地补贴，使历史水平中绩效酬金低的能得以合理地提高，同时又不至于对历史水平中绩效酬金高的影响过大。

（五）护理职系绩效薪酬设计

护理职系绩效薪酬制度的设计思路是根据护理人员团队工作的特点，划分为岗位酬金模块、夜班薪酬模块、工作量绩效薪酬模块、质量考核薪酬模块、成本管理薪酬模块、护士长管理岗位绩效考核薪酬模块和特殊防护绩效。

1. 岗位酬金模块

护理人员岗位绩效酬金的设计参考学历、年资、职称、工作职责等因素。

2. 夜班薪酬模块

由护理主管部门定出每一级护理人员每月应承担的夜班数，其数量与岗位级别挂钩。岗位级别越高，值夜班数量应越少，每个夜班的酬金越高；反之，岗位级别越低，值夜班数量应越多，每个夜班的酬金相对较低。即岗位级别与夜班数量呈倒三角、与酬金呈正三角状态。各护理单元护理工作质量考核及夜班安排考核由护理主管部门负责完成，并每月按时将详细数据提供给医院，护理工作质量具体考核内容及标准由护理主管部门制定。各层级护理人员月夜班量的具体要求由护理主管部门制定相关规定，护理主管部门每月考核各护理单元夜班安排的合理性及是否符合基本要求，并进行相应考核。根据护理主管部门要求的各层级护理人员基本夜班数，计算不同工作负荷等级护理单元及各护理岗位层级夜班补助标准，并每年定期进行调整，以指导护士长对其护理单元内护理人员的考核。护理质量考核、夜班数考核，以及各种病事假的扣发等扣减金额，允许吃缺，但全额交由护理主管部门掌握，护理主管部门再根据实际工作量、人员安排、任务完成情况等分配到各护理单元或科室。

3. 工作量绩效薪酬模块

以历史月均工作量为总基数，以历史月均人均工作量即劳动生产率为基准，确定工作量绩效薪酬分配方案，随工作量和劳动生产率的增减，护理人员工作量绩效酬金总额增减保持趋势一致性。护理单元人均护理负荷的变化是工作量绩效酬金增减的依据。护理工作效率指标的筛选宜简单、易获取，主要的指标为：实际使用床日数、出院者平均住院日、出院病人数等，这些指标按一定权重对护理单元工作量进行考核。

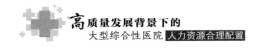

4. 质量考核薪酬模块

护理质量考核与医疗质量考核结合成科室质量考核评分，作为科室质量考核绩效酬金分配的核算指标。护理人员的质量考核绩效酬金同时受医疗质量考核的影响，尤其是医师个人医疗行为的影响，如病历等级、平均住院日长短等，且质量考核各科室间差异度较小，难以体现质量差异，质量管理在医疗工作中是重点。因此，在医护绩效分配分开核算的同时，对护理单元单独进行护理质量考核和质量考核绩效酬金设计，更有利于护理人员责权利的统一。护理质量考核绩效酬金模块占护理人员绩效酬金的比例由护理主管部门根据护理工作的管理重点和要求确定。力求体现质量差异，奖罚分明，仍实施总额控制，结构调整的原则，奖励金额的来源是质量考核绩效酬金扣款部分。

5. 成本管理薪酬模块

医院工作量及收入的增加，并不意味着医院收益的增加，相同工作量及收入情况下，成本是医院效益的决定性因素，因此，成本管理是医院管理的核心，其中护理职系在医院成本管理中起着非常重要的作用。为实施成本考核，由医院物资配送部门每月提供各护理单元及科室配送报表，作为成本考核的依据。与工作量有关的消耗性材料是考核重点：计价材料、高值耗材与收入挂钩，确保收回应收费用；非计价材料在同类科室间比较，根据管理优劣与绩效分配挂钩。成本考核的结果与护士长岗位任职挂钩。各护理单元可控成本指标的确定应根据历史数据测算后明确，原则上按是否满足基本要求进行考核后给予相应的奖励或扣减，不按考核系数的方式归入总体考核系数中。

6. 护士长管理岗位绩效考核薪酬模块

承担该岗位职责的人员根据管理的跨度、难度、负荷、质量等进行分配。

7. 特殊防护绩效

部分工作性质较特殊的护理单元，如传染病房、结核病房、精神科精神障碍病房、核医学病房、放射检查室等，给予特殊防护绩效（成翼娟、李继平、袁璐，2008）。

护理人员薪酬分配应坚持"总额控制，结构调整"的原则。医护分开是护理人员薪酬制度改革的重要措施，即护理人员的酬金按职系从原科室中分离出来后统一实施分配。要保障护理人员团队的酬金不变，所以实施"总额控制，结构调整"的原则，目的是调平配齐，减少差距，同工同酬，注重绩效。护理人员绩效酬金的发放以护理单元为单位，各护理单元的效率、质量及成本控制等指标下发各护士长参考，由护士长完成对各护士的具体考核，护理主管部门监督考核结果，护士长的考核由护理主管部门完成。

四、行政后勤系列绩效薪酬体系设计

（一）行政后勤的概念

行政后勤即传统意义上的医院职能保障部门，是医院行政领导下的参谋、规则制定和服务支撑保障机构，承担医院的组织管理和服务保障工作。职能保障部门的作用发挥制约着管理保障系统功能的性质和水平，限制着管理保障系统功能的范围和大小。

（二）行政后勤人员职业生涯发展

职业生涯规划也叫"职业生涯设计"，是指个人职业奋斗目标与组织事业发展目标相结合，并为实现这一目标做出行之有效的安排一个完整的职业规划。

职业生涯规划是绩效薪酬设计最核心的环节，由职业定位、目标设定和通道设计三个要素构成，见表9-3-3。

表9-3-3 某三甲医院行政后勤技术系列职业生涯设计

级别	准入条件	工作质效要求
专业技术一级岗（必备）	1. 任正高级专业技术职务15年及以上；2. 本专业工作时间20年	1. 无学术道德、师德不良记录，无医德，医疗、教学事故，无二级及以上缺陷；2. 每年的工作量达到医院规定的岗位工作量；3. 考评期内平均每年以第一作者或通讯作者在核心或统计源及以上期刊发表论文至少1篇以上
专业技术二级岗（必备）	1. 任正高级专业技术职务9年及以上；2. 本专业工作时间15年	
专业技术三级岗（必备）	1. 任正高级专业技术职务3年及以上；2. 本专业工作时间10年	
专业技术四级岗（必备）	任正高级专业技术职务，未聘为1级、2级、3级别岗位，或任副高级专业技术职务9年及以上且本专业工作时间15年	1. 无学术道德、师德不良记录，无医德，医疗、教学事故，无二级及以上缺陷；2. 每年的工作量达到医院规定的岗位工作量；3. 考评期内以第一作者或通讯作者在核心或统计源及以上期刊发表论文2篇及以上
专业技术五级岗（必备）	1. 任副高级专业技术职务6年及以上；2. 本专业工作时间10年	
专业技术六级岗（必备）	1. 任副高级专业技术职务3年及以上；2. 本专业工作时间5年	

级别	准入条件	工作质效要求
专业技术七级岗（必备）	任副高级专业技术职务，未聘为 4 级、5 级、6 级别岗位，或任中级别专业技术职务 9 年及以上	1. 无学术道德、师德不良记录，无医德，医疗，教学事故，无二级及以上缺陷；2. 每年的工作量达到医院规定的岗位工作量；3. 考评期内以第一作者或通讯作者在核心或统计源及以上期刊发表论文 1 篇及以上
专业技术八级岗	任中级专业技术职务 6 年及以上	
专业技术九级岗	任中级专业职务，未聘为 7 级、8 级岗位	
专业技术十级岗	任初级专业技术职务 6 年及以上	1. 无学术道德、师德不良记录，无医德，医疗，教学事故，无二级及以上缺陷；2 每年的工作量达到医院规定的岗位工作量
专业技术十一级岗	任初级专业技术职务 3 年及以上	
专业技术十二级岗	未聘为 10 级、11 级岗位	

（三）行政后勤岗位特点

行政后勤管理和服务保障职能要求，行政后勤员工具有"知识型集约"和"技能型集约"的特点并交替存在，是医疗行为的服务部门，围绕医疗决策的主体"临床"开展外延工作。由于行政后勤部门岗位不同，参与临床管理服务保障工作的深浅有差异，承担的责任、风险也有较大不同，在设计薪酬体系时必须以体现岗位价值、承担责任风险大小为导向，应向高风险、责任大的岗位和部门倾斜。行政后勤岗位，有的较好量化岗位内容，但更多是在多因素和不确定的环境下发挥个人的知识、技能创造性完成工作，如医保政策研究岗位，干部保健岗位，医患纠纷岗位等。鉴于此，绩效方案在设定时应充分了解岗位特性，理解岗位压力，通过横向纵向比对、全面评估，应用能调动员工积极性的考核配套方案。应全面考虑能体现行政后勤岗位价值的各种因素，在薪酬构上合理多样化，其薪酬结构如：技术等级薪酬（主要以技术职称、履职年限和工龄为依据）、责任薪酬（主要以承担的责任和风险为依据，需配套的评价指标量化考核）、业绩薪酬（主要综合考虑工作量的大小、工作效率与质量、员工满意度）、项目薪酬（比如承担改造项目、施行重大基建项目）等。

（四）行政后勤薪酬水平的确定

医院薪酬的发放水平取决于医院的经营管理能力和投资者的支持力度，按照以收定支的原则，医院管理者首先要对可投入的人员总费用进行规划与预算，然后才能据此确定薪酬的结构和水平。而行政后勤职系的薪酬规划，需要在医院整体薪酬预算情况的基础上进行。

医院管理人员主要服务于临床和医技科室，其贡献的评价主要是整个医院的业务发展和运营效果。一线业务人员的薪酬待遇从某种程度上反映了医院整体的业务发展和运营效果，那么职能部门人员的薪酬定位就应该以一线业务人员的薪酬水平为重要依据。

根据医院临床各职系分级分层管理的绩效结果，采用横向纵向对比法，如同级别不同系列对比，同岗位不同级别对比，分别讨论确定临床与行政管理岗位、与行政普通岗位、与后勤专业技术人员岗位的绩效差异程度，或者绩效倍数。这一步骤是确定行政后勤职系绩效体系构建的开端和基础。

同时，开展薪酬调查了解其他同级别、同地区兄弟医院行政后勤人员的薪酬水平，也是绩效定位的重要参考。可以通过查阅公开的报告与数据，从医院管理咨询公司或专业的数据调查公司获得，通过向医院的人力资源管理人员了解，向医院相应的员工了解，也可以向到本院应聘人员了解等。

（五）行政后勤绩效薪酬设计

行政后勤绩效薪酬设计的基础是定岗定员，其规划主要是根据医院管理的规模与功能（具体主要看医院等级病床规模、是否医学院附属医院或教学医院等），结合医院战略发展要求，对未来管理技术人员需求和供给进行预测，确保员工的数量和质量能与医院发展要求相适应，最终实现人员总量与医院规模相适应，个人能力与岗位任职资格及有关条件要求相适应。

定岗定员的目的是合理设置各级岗位和人员，此过程是确定组织内部完成各项职责的人员配备过程。当一个岗位被确定之后，就会有人数和人员资质的要求产生。资质有欠缺不能与岗位匹配的，人力资源或部门项目小组有提高员工能力的责任和义务。通过定岗定员，可以评价职能部门员工的工作负荷程度和标准工作量，从而对薪酬的合理程度进行判断。因此，定岗定员是薪酬分配的一项基础性工作和最基本的工作。行政后勤岗位主要把握以下几点设岗原则：

1. 功能需要原则

医疗、教学、科研、预防保健是现代医院的主要功能。满足医院功能的需要，是编制岗位的主要依据。因此，应区别医院的不同等级和任务、不同的专业、不同的功能、不同的条件，从功能和任务的实际需要出发确定医院的人员岗

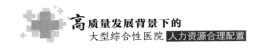

位数量。

2. 因事设岗原则

因事设岗是在管理服务保障业务流程优化的基础上因事设岗，是岗位设计最基本的原则。设置岗位要按照医院行政后勤各部门的职责范围划定岗位，不应因人设岗，岗位和人应是设置和配置的关系，使"事事有人做"，而非"人人找事做"。

3. 精简高效原则

精简高效原则又叫最低职位数量原则，是指医院应根据其目标或任务科学地确定岗位数，应充分考虑人力成本，以最少的投入获得最高的效率。如果岗位数量过多，就会造成职位虚设、机构臃肿、人浮于事，从而增加运行成本；相反，如果人员编制过少，则会造成职能不全、人力不足，从而影响医院整体任务的完成或整体目标的实现。因此，客观要求在进行岗位数量规划时，做到组织结构优化，配置合理，并使个体的潜能和创造力能充分发挥。

4. 责权对应原则

责权对应原则即在组织中各个岗位拥有的权力应当与其承担的责任相对等。将医院工作的特定技术水平要求与员工的专业技能有机结合起来，"将合适的人安排在合适的岗位"，充分发挥每位员工的专业技术特长，同时赋予本岗位而非承担岗位的人员，应有的决策权、建议权、组织权等，使岗位能动权力与岗位要求相对应，做到人才、岗位、责权三者统一，调动员工积极性。

5. 系统性原则

医院是系统组织，其目标或任务要由众多人员的具体工作相互配合、协调一致才能完成。因此，每个人的具体岗位设置都要遵从系统性原则，要从总体上以及机构之间、职位之间的联系来分析确定，做到合理配置，包括合理的层次结构、合理的年龄结构、合理的知识结构。

6. 动态发展原则

医院人力资源编制应该根据医院发展、学科建设、工作效率、经营管理水平等因时因地制宜，实施动态管理，以满足医院发展的客观要求。

行政后勤绩效薪酬构成设计思路是根据行政后勤岗位特点以及员工职业生涯发展相结合，一般采用高稳定薪酬模式。

行政后勤绩效薪酬构成的计算公式为：
$$绩效薪酬＝岗位薪酬＋绩效薪酬$$

岗位薪酬体现行政后勤员工个人岗位价值、个人历史贡献等指标体系，以岗位层级价值系数体现，层级不同薪酬不同，占总绩效薪酬比例较大。其计算公式为：

$$岗位薪酬＝岗位层级价值系数×岗位薪酬标准×绩效考核系数$$

绩效薪酬体现了团队改革性工作、临时突发任务、服务改进等指标体系，以团队绩效计算，由团队二次分配到个人，占总绩效薪酬比例较小。其计算公式为：

$$团队绩效薪酬总额 ＝（\sum（改革、应急性项目）×分配标准）×绩效考核系数$$

五、科研系列绩效薪酬体系设计

（一）科研职系的概念

科研职系一般是指在医疗机构内以疾病病理、诊断、治疗活动等特定主题进行科学研究为主要工作内容的一类人员即科研人员，该类人员是医疗机构学科建设和创新的动力和核心竞争力的源泉，也是医疗机构重要的战略资源之一。科研人员的工作目标和结果对医疗机构的学科建设和创新具有核心的作用，是人力资源中的稀缺资源，在医疗行业人力市场上具有很强的竞争力，也是激烈争夺的目标。

（二）科研人员职业生涯发展

科研人员的职业生涯发展包含事业发展和个人成长两个维度，体现形式为岗位与岗级。首先要横向做好科研职系岗位规划如科研助理岗、科研 PI 岗、高级 PI 岗、首席 PI 岗等；然后根据评价结果按照一定的分数段进行纵向的岗位分级；最后考虑不同岗位级别的重叠幅度。通过岗位与岗级体系设计，使科研人员明确自己的职业发展和上升途径，也更好地清晰知道各个岗位的价值标准和方向，引导科研人员朝更高的专业职级层次发展，从而建立了科研人员职业发展的上升通道。

（三）科研岗位特点

特点一：脑力劳动为主，具备自主创新能力，专业知识掌握程度高，可替代性较低。特点二：培养周期长，需接受较长时间的专业知识学习和研究技能培训，学习成长成本高。特点三：研究工作过程不易控制，难以评价衡量，研究产出难以预期，成果短期难以呈现，失败风险较大，投入产出难以评价，成本管理难度较大。特点四：追求自我价值的实现意愿强烈，关注自身价值的认可和提升，自主管理意愿强烈，不愿受过多约束，管理难度和成本较高。

（四）科研绩效薪酬水平的确定

医疗机构科研职系的绩效薪酬水平设计作用是科研人员的价值货币化，主要由两方面决定：一是内部岗位价值，二是外部薪酬水平，最终是由医疗机构的绩效薪酬战略和运营效益决定，形成科研职系年度绩效薪酬预算总额。

1. 内部岗位价值

根据岗位分等列级的结果，对不同级别的岗位设定薪酬水平。内部岗位价值重点解决内部公平性，营造鼓励创新的氛围，实现医院的发展战略，提升学科发展的目标。

2. 外部薪酬水平

基于医疗机构的发展战略和运营效益决定。医疗机构不同的发展战略对于科研职系外部绩效薪酬水平影响巨大。对于以学科建设为主、建设高水平研究型医院为战略的医院，研究人员对于实现医院战略至关重要，一般会采取市场领先策略，医院运营情况影响不大，研究人员的薪酬水平较高，绩效薪酬对于吸引和保留优秀的研究人员作用增强；对于以临床为主、学科建设并重为战略的医院，研究人员对于实现医院战略重要性降低，医院运营情况将决定是否采取市场领先或低于市场策略，研究人员的薪酬水平不确定性增加，绩效薪酬对于吸引和保留优秀的研究人员的作用减少；对于以临床医疗为主、鼓励学科建设为战略的医院，运营将是医院的核心要务，研究人员对于实现医院战略重要性大幅降低，一般不会采取领先市场策略，研究人员的薪酬水平相对较低，绩效薪酬对于吸引和保留优秀的研究人员的作用相对较低。

（五）科研绩效薪酬设计

科研职系"成本＋价值"绩效薪酬即"年薪制＋项目制"：

$$绩效薪酬＝岗位绩效薪酬＋项目绩效薪酬$$

1. 岗位绩效薪酬

"成本"部分为岗位绩效薪酬，是对医疗机构科研人员历史自身的知识积累和累计贡献的体现，其计算公式如下：

$$岗位绩效薪酬＝工资津贴＋福利＋岗位绩效$$

其中工资津贴即政策性工资，以研究人员自身工龄和职称为基础由地区工资政策决定。福利是基于地区政策性项目，由医疗机构整体运营效益决定。岗位绩效又分为月岗位绩效与年岗位绩效两部分。月岗位绩效是基于研究人员岗位和岗级，主要体现历史贡献和学习成长的价值；年岗位绩效由研究人员当年科研绩效考核结果的价值体现，薪酬水平由医疗机构当年绩效薪酬预算和年度运营效益决定。两者权重组合不一样对科研人员的激励作用也不一样，各有优势与不足。月岗位绩效占比权重大于年岗位绩效时，对科研人员的历史贡献积累和学习成长体现较好，有利于科研人员潜心研究提高研究质量，不必为绩效去追求短期效益，更符合科学研究的目的，不足在于积累到一定的贡献后，易使科研人员失去继续研究的动力。而月岗位绩效占比权重小于年岗位绩效时，对科研人员的历史贡献积累和学习成长体现不足，不利于科研人员潜心研究提高研究质量，其优点在于高绩效高回报，有利于提高科研产出。月岗位绩效与年岗位绩效所占权重一致时对于科研人员的历史贡献积累和学习成长与当年科研业绩体现均衡，但也会影响科研人员对于研究的态度，不利于科研人员产出高质量的成果。

2. 项目绩效

项目绩效即"价值"部分则是科研人员科技成果对社会贡献的价值体现，是一种一次性货币奖励与长期绩效的组合式绩效薪酬，以"学术价值＋社会贡献"为主要的绩效考核导向，其结构为成果奖励、专利转化与科技成果入股等以长期激励机制为主。

项目绩效薪酬是技术要素和创新成果参与分配机制的一种绩效薪酬制度，是科研人员研究成果对当前社会实际经济贡献和水平的价值体现。

参考文献

安力彬，李文涛，岳彤，等，2019. 在新时代背景下践行《护理学类专业教学质量国家标准》[J]. 中国实用护理杂志，35（28）：2161－2164.

柏亚妹，2019. 基于自理理论三级甲等公立医院分级护理体系研究 [D]. 南京：南京中医药大学.

蔡思，赵淑珍，冯尘尘，2020. 医护助一体化协作模式在内分泌科门诊中的应用 [J]. 西南国防医药，30（08）：755－758.

陈红，蒋红，2013. 护理工作量影响因素的研究进展 [J]. 护理学杂志，28（10）：90－93.

陈君，2020. 马斯洛层次需要理论在高校研究生双导师制联合培养模式中的应用 [J]. 北京印刷学院学报，28（1）：101－103.

陈宇婧，2020. 基于工时测量的养老机构护理人力资源配置研究 [D]. 南京：南京中医药大学.

陈园园，朱滨海，2015. 某三级综合医院医教研综合质量评价研究 [J]. 中国卫生事业管理，32（08）：583－585＋626.

陈玥含，潘杰，李苑彤，2021. 公立医院人才引进和招聘过程中存在问题及解决对策 [J]. 质量与市场（17）：55－57.

陈振民，2004. 公共政策学——政策分析的理论、方法和技术 [M]. 北京：中国人民大学出版社.

成翼娟，李继平，袁璐，等，2008. 护理人员薪酬改革方案的设计与实施 [J]. 中国护理管理（09）：45－46.

程棣妍，乔甫，2018. 医院感染预防与控制专职人员核心能力和专业发展的国际进展 [J]. 华西医学（3）：249－252.

仇嫒雯，贲慧，姚晶晶，等，2019，基于 RBRVS 与 DRG 的公立医院绩效薪酬考评应用探索 [J]. 中国卫生经济，38（04）：72－75.

储爱琴，司圣波，徐冬，2019. 以患者为中心的智慧门诊建设体系及运行成效分析 [J]. 中国数字医学，14（01）：67－69.

代燕，李继平，2008. 职业生涯规划的理论基础 [J]. 中国护理管理（01）：

78－79.

德鲁克，2009. 德鲁克管理思想精要［M］. 李维安，译. 北京：机械工业出版社.

邓芳丽，2015. 日本临床护理人力配置方法及标准［J］. 中国护理管理，15（8）：1017－1019.

丁凯雯，乔建红，许翠萍，等，2017. 国内外病人分类系统的研究进展［J］. 护理管理杂志，17（09）：637－639.

董凝凝，2020. 公立医院人力资源管理存在的问题及对策研究［D］. 南昌：江西师范大学.

杜锡林，杨振宇，殷祥烨，等，2017. 初级临床医师岗位胜任力探究［J］. 医学与哲学（A），38（02）：78－80.

段丽娟，蒋艳，申文武，2015. 大型综合医院诊断性门诊护理人力资源配置现状研究［J］. 护士进修杂志，30（16）：1455－1457.

范阳东，张青，欧阳明，2020. 基于平衡记分卡的三级公立医院绩效考核指标体系的构建［J］. 卫生软科学，34（2）：30－35.

方鹏骞，谢俏丽，刘毅俊，2016. 我国医院卫生人力资源现状分析与展望［J］. 中国医院，20（07）：60－62.

封梅姣，2016. 公立医院人力资源优化配置研究［D］. 衡阳：南华大学.

弗林，2006. 医疗机构人力资源管理［M］. 李林贵，杨金侠，译. 北京：北京大学医学出版社.

龚雨欣，2019. 知识型员工忠诚度的影响因素及管理对策［J］. 企业改革与管理（24）：66－67.

顾昕，2017. 论公立医院去行政化：治理模式创新与中国医疗供给侧改革［J］. 武汉科技大学学报（社会科学版），19（05）：465－477.

郭剑平，苏荣瞬，2021. 专业硕士联合培养基地双导师制的实践研究［J］. 东莞理工学院学报，28（4）：116－121.

郭娟，李彩丽，蒋艳，2021. 基于秩和比法的四川省2019年护理人力资源配置现状分析［J］. 护理学报，28（22）：64－69.

郭彤，翟良锴，马丽叶，2021. 新时代国际化人才培养战略研究［J］. 教育教学论坛（30）：185－188.

韩法礼，2014. 军队A医院人力资源管理现状及其管理对策研究［D］. 兰州：兰州交通大学.

韩羽，2021. 聚焦战略性新兴产业 壮大高水平工程师队伍 人力资源社会保障部等部门联合发布《专业技术人才知识更新工程实施方案》［J］. 中国科技产业（11）：2.

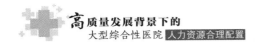

郝模，2013．卫生政策学［M］．北京：人民卫生出版社．

贺新闻，2014．战略人力资源管理［M］．北京：高等教育出版社．

洪朝阳，2021．新时代大型公立医院高质量发展的实践与思考［J］．卫生经济研究，38（07）：3−7．Up−side

胡天辉，2012．重庆：分级分类开展事业单位"公招"［J］．人才资源开发（5）：52．

姜安丽，2014．护理学本科教育标准及专业认证［J］．中华护理教育，11（05）：326−329．

郎锦义，王培，2016．2015年中国大陆放疗基本情况调查研究［J］．中华放射肿瘤学杂志（6）：541−544．

李超红，冯运；2012．关于开展医院岗位设置管理的实践与思考［J］．中国医院，1（16）：61−63．

李大江，张卫东，曾智，2007．加强住院总医师制，提升住院总医师质量［J］．现代预防医学（11）：2129−2130．

李凡凡，2018．W公司招聘管理研究［D］．西安：西安石油大学．

李杰，2016．霍普金斯医院人力资源管理浅析［J］．中国卫生人才（2）：55−59．

李竞玮，2009．基于核心竞争力的医院人力资源综合评价指标体系的研究［D］．大连：大连医科大学．

李莉，2017．现代企业知识型员工激励方案研究［J］．文化创新比较研究，1（15）：123−124．

李玲利，王晶，赵莹莹，等，2021．"双一流"背景下护理学科建设的探究［J］．中华护理教育，18（5）：4．

李鲁，2003．社会医学［M］．北京：人民卫生出版社．

李梦茹，2014．基于岗位分析和绩效管理的宽带薪酬设计思路［D］．广州：南方医科大学．

李若菲，2017．基于工时测量法构建的产科病房护理人力资源配置模型［D］．昆明：昆明医科大学．

李依亭，2019．基于员工满意度调查的重庆某混合所有制医院岗位设置研究［D］．重庆：重庆师范大学．

梁立，2018．新形势下公立医院财务岗位配置和管理调研探究［J］．时代经贸（33）：30−31．

梁万年，2007．卫生事业管理［M］．北京：人民卫生出版社．

廖钧，梁立，2018．管理会计视角下公立医院财务岗位配置问题［J］．深圳中西医结合杂志（19）：197−199．

林小丹，庞震苗，李燕，2020．我国医院床护比发展的研究［J］．黑龙江医学，

44（09）：1284−1285.

刘建清，夏文波，李晶晶，2018. 普通高等大学本科专业类教学质量国家标准内容分析 ［J］. 高等继续教育学报，31（5）：28−34.

刘剑，2020. 交流·融合·共赢：将基层党组织建在学科上的思路探析 ［J］. 教书育人（3）：23−25.

刘思娣，李春辉，李六亿，等，2016. 中国医院感染管理组织建设 30 年调查 ［J］. 中国感染控制杂志（9）：648−653.

刘文新，2013. 事业单位专业岗位分级聘任方法的新尝试 ［J］. 才智（19）：264.

刘中亚，2002. 分类管理·分层管理·分级管理 ［J］. 干部人事月报（1）：17.

刘壮，田蕾，孙宝志，等，2016. 辽宁省临床医师岗位胜任力分析及评价研究 ［J］. 中国卫生统计，33（05）：842−844.

鲁先锋，倪伟光，2006. 赫茨伯格"双因素理论"的作用 ［J］. 现代企业（03）：59−60.

马万里，潘江涛，魏肖，等，2022. 优化公立医院绩效考核管理的对策思考 ［J］. 医院管理，39（2）：61−63.

毛瑛，刘锦林，杨杰，等，2013. 2011 年我国卫生人力资源配置公平性分析 ［J］. 中国卫生经济，32（08）：35−38.

门学博，2010. 公立医院医务人员职业生涯管理及对策研究 ［D］. 天津：天津大学.

孟华兴，张伟东，杨杰，2006. 人力资源管理 ［M］. 北京：科学出版社.

牛丽华，杜晓霞，贺金萍，2017. 负荷权重法在护理工作量统计中的应用 ［J］. 当代护士（9）：178−180.

帕门特，2012. 关键绩效指标：KPI 的开发、实施和应用 ［M］. 张丹，商国印，译. 北京：机械工业出版社.

潘佳佳，张文良，2019, 公立医院职能部门绩效考核评价体系构建——以岗位说明书撬动管理瓶颈 ［J］. 江苏卫生事业管理，30（03）：294−298＋304.

裴治纲，2018. 基于胜任力的医院人力资源规划 ［D］. 北京：北京中医药大学.

彭剑锋，2011. 人力资源管理概论 ［M］. 2 版. 上海：复旦大学出版社.

钱明平，费鸿翔，袁静，等，2016. 住院总医师在医政管理中的作用研究 ［J］. 中国当代医药，23（23）：142−144＋148.

秦永方，2015. 公立医院绩效评价与薪酬分配制度研究 ［J］. 卫生经济研究（09）：44−46.

任蓓蓓，李元栋，2021. 基于价值链理论的高校师资队伍建设战略成本控制策略研究 ［J］. 黑龙江高教研究，39（12）：26−31.

盛旺生，杨洁，刘宏伟，2021．后疫情时代下某大型三甲公立医院的人才招聘方式探析［J］．现代医院（8）：1218－1220．

施扬达，2020．高端人才引进机制创新分析［J］．黑龙江科学，11（17）：110－111．

石宏伟，吕序榕，2019．我国卫生人力资源发展状况研究［J］．生产力研究（16）：85．

石磊，2013．完善行政事业单位国有资产分类分级监理的对策研究［J］．财政监督年（6）：54－58．

舒影岚，陈艳萍，吉臻宇，等，2019．健康医疗大数据研究进展［J］．中国医学装备，16（01）：143－147．

税章林，苟悦，袁璐，等，2020．突发急性传染病的门诊防控策略初探［J］．中国医院管理，40（03）：27－29．

宋冠远，2014．中建八局一公司招聘体系优化设计研究［D］．济南：山东大学．

苏俊，2006．商业银行人力资源管理评估体系研究［D］．南宁：广西大学．

苏臻颖，2014．东莞市民营医院人力资源现状研究［D］．福州：福建医科大学．

孙宝志，李建国，王启明，2015．中国临床医生岗位胜任力模型构建与应用［M］．北京：人民卫生出版社．

孙侠，2017．高端人才引进的现状分析和未来发展方向研究——以西咸新区为例［J］．经济研究导刊（26）：79－80．

谭政，2019．门诊护理人力资源配置与护理管理方案分析［J］．智慧健康，5（30）：196－197．

唐敏，唐漳先，2021．胜任力模型下医院行政人员招聘体系优化研究［J］．江苏卫生事业管理（11）：1437－1440．

田蕾，孙宝志，2015．对我国七省市抽样调查临床医生岗位胜任力的现状及其评价［J］．医学教育管理，1（01）：29－33．

汪丽颖，2019．医院成本中人力资源成本管控策略［J］．财经界（34）：247－248．

汪文新，2010．深圳市公立医疗机构内部设置和人力资源配置标准研究［D］．武汉：华中科技大学．

王传毅，赵世奎，2017．21世纪全球博士教育改革的八大趋势［J］．教育研究（2）：142－151．

王惠民，王清涛，2016．临床实验室管理学［M］．高等教育出版社．

王贾嘉，2019．当前公立医院人力资源管理研究［D］．太原：山西大学．

王静，2017．基于胜任力模型的南京某医院护理人员招聘体系构建与应用［D］．南京：东南大学．

王青，刘丽杭，2008．英国全科医师支付方式的改革与发展趋势［J］．中国卫生经济，27（12）：82-85.

王蓉，杨惠云，骆艳妮，等，2015. 利用移动护理信息系统进行护理工作量测量的研究［J］. 中华护理杂志，50（01）：14-17.

王绍鑫，王磊，秦晓东，等，2019. 美国医疗机构医院感染管理机构和卫生技术规范体系介绍［J］. 中国卫生监督杂志（4）：347-352.

王淑英，张连荣，徐希云，2008. 门诊护理人力资源配置研究［J］. 护理学杂志（11）：1-3.

王艳，孙宏玉，陈华，等，2011. 北京市三级医院护士招聘及人才需求情况的调查［J］. 中华护理杂志（8）：714-717.

王译萱，2020. 国际合作办学视域下高校跨文化人才的培养［J］. 学园，13（21）：58-59.

王雨晴，徐晨慧，2019. 医学学术会议筹办实务研究［J］. 现代医院管理，17（01）：52-54.

卫李梅，胡琳琳，金平阅，等，2016. 国外医疗卫生领域行业组织功能定位及启示［J］. 中国卫生政策研究，9（12）：29-33.

魏佳栋，2010. 企业如何设计高弹性的绩效工资？［J］. 现代企业教育（23）：36-37.

吴奇，2012. 公立医院薪酬体系的优化研究——以F医院为例［D］. 厦门：厦门大学.

吴少玮，余晓云，贺哲，等，2022. 主诊医师负责制下医疗组管理制度的实施策略与思考［J］. 中国医院管理，42（01）：57-59+63.

吴杨昊天，沈燕飞，韩雪梅，2020. 突发公共卫生事件背景下中外医院感染管理体系的比较研究［J］. 医学与法学（5）：85-88.

萧鸣政，2009. 人力资源开发与管理［M］. 北京：科学出版社.

谢向辉，申昆玲，王爱华，2015. 关于医学生岗位胜任力培养的几点思考［J］. 继续医学教育，29（06）：58-59.

徐茂国，2008. 中国公立医院激励性薪酬体系的设计研究［D］. 重庆：西南大学.

徐敏，易文婷，2013. 美国医院感染管理运行机制及启示［J］. 中华医院感染学杂志（7）：1638-1540.

徐思璞，丁萍，李蕊，2020. 安徽省新冠肺炎定点医疗机构医院感染管理部门人力资源现状调查［J］. 中国感染控制杂志（12）：1076-1081.

徐玮，柏亚妹，王丹丹，等，2017. 护理工作量测量方法研究进展［J］. 护理研究，31（24）：2956-2959.

徐兴，2015. 宁夏N医院人力资源配置优化策略研究［D］. 银川：宁夏大学.

焉妮，封贤艳，2017. 论公立与私立医院人力资源管理的差异化［J］. 中国经贸（8）：96－97.

杨红，2005. 试论医院薪酬管理的重要性［J］. 生物磁学（03）：86－88.

杨洁，盛旺生，刘宏伟，2021. 人员素质测评方法在三甲公立医院招聘中的应用［J］. 现代医院（7）：1039－1042.

杨润华，2018. 探析双一流建设下高校人力资源校院二级管理［J］. 南方企业家（4）：2.

杨旸，2014. Rz 医药公司人力资源招聘与培训管理研究［D］. 成都：西南交通大学.

叶凡，张林，杨长青，2019. 主诊医师负责制：打造敏捷高效的医疗生产模式［J］. 中国医院，23（06）：29－31.

应斌武，李建，何霞，2020. 现代医院检验科运营管理［M］. 电子科技大学出版社.

曾春明，蒋庆庆，马觉，等，2020. 新医改背景下医务人员职业精神的培育对策研究［J］. 中国卫生产业，17（02）：191－193.

詹晖，孙浩然，2020. "双一流"背景下吉林省高校高端人才引进策略研究［J］. 吉林工程技术师范学院学报，36（3）：11－14.

张川，贾小溪，李卫红，2021. 基于改善医疗服务推进门诊服务模式优化创新的医院高质量发展研究［J］. 中国医院，25（11）：79－81.

张国庆，2004. 公共政策分析［M］. 上海：复旦大学出版社.

张健，2008. 医院人力资源管理——药学部分分册［M］. 杭州：浙江科学出版社.

张莉，2015. 本、硕、博贯通式人才培养模式的利弊分析及对策研究［J］. 学位与研究生教育，6：13－16.

张林，2021. 加快新医科建设 推动医学教育创新实践［J］. 中国大学教学（4）：6.

张鹭鹭，王羽，2014. 医院管理学［M］. 2版. 北京：人民卫生出版社.

张薇，王志红，2009. 国外社区护理工作量化管理的研究进展及启示［J］. 中华护理杂志，44（10）：953－955.

张英，2002，现代医院绩效考核与薪酬系统建设［J］. 中国医院管理（11）：36－37.

张英，2020. 医院人力资源管理［M］. 2版. 北京：清华大学出版社.

张莹，李映兰，彭伶丽，等，2013. 负荷权重法在计算病区护理工作量中的应用［J］. 护理学杂志，28（21）：51－54.

张宇斐，史冬雷，盖小荣，2019. 基于岗位分析和工作量的门诊护士人力资源配置分析［J］. 广西医学，41（23）：3090－3093.

张志红，刘春卿，2017. 地方高校本－硕－博教育贯通的创新人才培养模式探索［J］. 安徽工业大学学报（社会科学版），34（1）：83－85.

赵大仁，曹勋，温尔刚，等，2021. 医务管理高质量发展，路在何方？［J］. 中国医院院长，17（16）：89.

赵曙光，2001. 人力资源管理研究［M］. 北京：中国人民大学出版社.

赵曙明，周路路，马希斯，等，2012. 人力资源管理（中国版）［M］. 13 版. 北京：电子工业出版社.

中国科协调研宣传部，2020. 中国科技人力资源发展研究报告（2018）——科技人力资源的总量、结构与科研人员流动［M］. 北京：清华大学出版社.

钟以君，2013. 关于金融支持社会办医的几点思考［J］. 金融经济（8）：52.

周朝华，2018. 基于资源相对价值尺度（RBRVS）思想的外科医师技术岗位等级研究［D］. 武汉：华中科技大学.

周成静，2020. 医改背景下医院管理的有效措施［J］. 家庭科技（5）：2.

周迪，2018. 国有企业人力资源管理体系建设的探讨［J］. 中外企业家（19）：102.

周昀，程永忠，李为民，2018. 四川大学华西医院主诊医师负责制的探索与实践［J］. 中国卫生事业管理，35（11）：816－818.

朱薇，2019. 舒城县事业单位公开招聘问题研究［D］. 合肥：安徽大学.

朱正业，王野全，2017. 现代化背景下的事业单位改革探索与实践——以合肥市市政分级管理体制改革为例［J］. 安徽广播电视大学学报（3）：6－10.

邹俐，邓金瑞，2020. 事业单位全员分级跟踪绩效考核的必要性和基本思路［J］. 经济师（8）：263－265.

CROUCH R，WILLIAMS S，2006. Patient dependency in the emergency department（ED）：reliability and validity of the Jones Dependency Tool（JDT）［J］. Accid Emerg Nurs，14（4）：219－229.

DUFFIELD C，ROCHE M，MERRICK E T，2006. Methods of measuring nursing workload in Australia［J］. Collegian，13（1）：16－22.

HERZBERG F，2017. Motivation to work［M］. London：Routledge.

HESLO L，LUMMER V，2012. Nurse staff allocation by nurse patient ratio vs. a comuterized nurse dependency management system：a comparative cost analysis of Australian and New Zealand hospitals［J］. Nurs Econ，30（6）：347－355.

MASLOW A H，1943. A theory of human motivation［J］. Psychological review，50（4）：370.

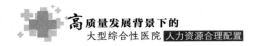
RAUHALA A，FAGERSTRÖM L，2007. Are nurses' assessments of their workload affected by non-patient factors? An analysis of the RAFAELA system [J]. J Nurs Manag，15 (5)：490—499.

后　记

　　回顾我国卫生健康事业的百年发展历程，党领导我们树立了为人民健康服务的理念，明确了卫生健康工作方针，构建了卫生健康政策体系、服务体系和保障体系，培养了一支医术精湛、作风优良的医疗卫生人才队伍，人民健康水平持续提高，主要健康指标居于中高收入国家前列，经受住了新冠疫情的重大考验，中华民族以强健的身姿屹立于世界民族之林，取得了举世瞩目的伟大成就。尤其是党的十八大以来，以习近平同志为核心的党中央坚持把人民健康事业，放在优先发展的战略位置，作出"全面推进健康中国建设"的重大决策部署，颁布实施《"健康中国 2030"规划纲要》，开启了健康中国建设的新征程。党的十九届五中全会进一步明确"全面推进健康中国建设"的战略部署，展望了到 2035 年"建成健康中国"的远景目标，全方位、全周期维护人民健康迎来前所未有的机遇，我们有条件、有底气、有信心实现建成健康中国的美好蓝图。

　　当今世界正处在大发展、大变革、大调整时期。世界多极化、经济全球化深入发展，科技进步日新月异，知识经济方兴未艾，新冠疫情仍在全球流行，我国仍面临多重疾病威胁并存、多种健康影响因素交织叠加的复杂局面，快速增长的老龄人口养老和健康支持需求持续增加，卫生健康工作在接受挑战中也孕育着更多生机和希望。通过科学、合理的人力资源岗位设置，促进卫生人才更快、更强的发展是在激烈的国际竞争中赢得主动的重大战略选择。在新时代条件下，我们必须树立新的管理理念，时刻掌握人力资源管理新趋势、新思维、新战略，从多元化的视角思考人力资源创新趋势与管理的未来。只有进行人力资源的管理创新，寻求新的技术与方法，才能在发展迅速的新时代浪潮中保持长青的竞争力。

　　特别感谢四川大学华西医院姬郁林教授在本书撰写过程中提供的悉心指导和帮助！同时还要感谢参与编写的同事们的认真和努力，秘书张瑞琦的辛勤付出，以及四川大学出版社的大力支持，在大家的齐心协力下，本书才得以付梓！欢迎同行单位的专家学者提出您的宝贵意见或建议。